Guidance on Medical Translation and Language Services

医学翻译与语言服务指南

北京康茂峰科技有限公司 组织编写

樊为国 王 宁 金鸿泽 著

知识产权出版社
全国百佳图书出版单位
—北京—

图书在版编目（CIP）数据

医学翻译与语言服务指南 / 北京康茂峰科技有限公司组织编写；樊为国，王宁，金鸿泽著．— 北京：知识产权出版社，2025. 3. — ISBN 978-7-5130-9686-7

Ⅰ. R2

中国国家版本馆CIP数据核字第202503GK31号

内容提要

本书全面涵盖医学翻译工作者所需掌握的知识与技能，系统回顾中国医药注册资料和法规翻译要求的演变，特别关注中国加入国际人用药品注册技术协调会后采用的通用技术文件和电子通用技术文件管理体系，结合详细丰富的案例，对通用技术文件中模块3、模块4、模块5各部分的翻译技巧、注意事项进行详细阐述，对医疗器械、诊断试剂、法律法规等医学翻译实践进行深入挖掘，同时介绍翻译领域中新技术的应用，对翻译服务供应商、采购方的管理及规范提出建设性意见，帮助他们更好地应对医学翻译中的各种挑战。

本书适合医学翻译从业者及对医学翻译感兴趣的读者阅读。

责任编辑：王志茹　　　**责任印制**：孙婷婷

医学翻译与语言服务指南

YIXUE FANYI YU YUYAN FUWU ZHINAN

北京康茂峰科技有限公司　组织编写

樊为国　王　宁　金鸿泽　著

出版发行：知识产权出版社有限责任公司	**网　址**：http://www.ipph.cn
电　话：010－82004826	http://www.laichushu.com
社　址：北京市海淀区气象路50号院	**邮　编**：100081
责编电话：010－82000860转8761	**责编邮箱**：laichushu@cnipr.com
发行电话：010－82000860转8101	**发行传真**：010－82000893
印　刷：北京中献拓方科技发展有限公司	**经　销**：新华书店、各大网上书店及相关专业书店
开　本：787mm×1092mm　1/16	**印　张**：25.5
版　次：2025年3月第1版	**印　次**：2025年3月第1次印刷
字　数：480千字	**定　价**：128.00元

ISBN 978-7-5130-9686-7

序　一

进入21世纪以来,人类生命科学与信息科学的深度融合推动全球医药创新和技术突破呈现颠覆性、爆发性的增长。当代医药创新产业已进入高技术产业与高技术服务业一体化发展的全新时代。

当代医学翻译在医药创新中已不同于传统的医学翻译。其已改变传统运行方式,融入社会医药创新产业体系,在医药创新高技术产业快速发展中,伴随着医药创新高科技产业一起成长,正逐渐演变为医药高技术服务业,对创新药品与医疗器械的创新研发、全球流通,医学疾病预防、治疗及康复应用与医药健康知识传播,快速推进全球医学科学技术进步,造福全球患者,大幅度提升全人类的健康水平,发挥着至关重要的作用,为人类健康事业的发展作出不可替代的贡献。

在全球医药卫生领域,医学翻译不仅要搭建不同国家和地区药品监管机构与制药企业之间沟通的桥梁,确保药物研发所涉及的各个学科及技术的信息精准传递,让不同国家监管机构的审评人员能够精准掌握药品的研发、生产和质量控制的每一个细节,掌握所有的研发信息,而且要通过专业的翻译技术管理、严格的组织分工管理,保障全部研究文件、注册申报资料达到系统性、完整性和规范性的专业水准,实现医学翻译加速创新药品研发进程,缩短药品进入市场的时间,创造出医学翻译独特的市场价值与社会价值。

我们应清醒地认识到,医学翻译作为医药高技术服务业,还面临诸多挑战。医学翻译不仅是一种不同个人叠加式的技术再创造,而且是一种服务范围涵盖医药创新全产业链、技术与知识密集,需要依赖高素质人才、运用先进的技术手段和技术平台及有效整合资源的专业化管理。它对翻译者和组织者提出很高的要求:不仅需要深厚的医学背景知识和对不同国家相关法律法规、技术标准要求的精通，还需要国际化的视野、敏锐的语言感知力和严谨的职业态度，需要具有多学科交叉能力，综合运用、理解不同领域的最新知识和技术用语，以及运用人工智能机器翻译实现组织自我进化的能力。在这一过程中，翻译者必须不断地学习和适应，以保障翻译工作的精确性和专业性；组织管理者必须适应医药创新产业的不断变革发展，推动医学翻译管理创新，始终与医药创新并行在推动人类健康的大道上。

感谢樊为国、王宁和金鸿泽三位同志在繁忙的工作之余编著《医学翻译与语言服务指南》一书，为医药创新行业提供他们对医学翻译领域的真知灼见、分享发展医学翻译组织的丰富管理经验。本书不仅详尽地阐述通用技术文件和电子通用技术文件及其翻译的精细要求，还深入剖析医学翻译的实务操作，为管理翻译项目提供全方位指导，并分享医学翻译技术的前沿动态。

我向关注医学翻译质量，致力于推动医药创新、医疗健康事业发展的专业人士推荐该书。在本书中，无论是初出茅庐的医药新人，还是经验丰富的行家，都能找到解决医学翻译问题的方法或获得新的工作思路。

纵有千淘万漉的辛苦，终得吹尽狂沙的甘饴，衷心祝贺《医学翻译与语言服务指南》付梓。

許嘉齐

2025年1月

（许嘉齐，国家药品监督管理局药品审评中心原主任）

序　二

随着医药行业的创新和国际化，信息更新迭代提速，医学翻译成为确保知识准确传播的重要环节。每一项新发现、每一份研究报告、每一条法规的出台，都可能对全球人类健康产生重要影响。因此，我们有责任确保这些信息能够准确无误地传递给每一个有需要的人。

在这一过程中，医学翻译不仅是传播知识的重要桥梁，而且是文化交流的关键纽带，使不同国家的医生、研究人员和患者能够共享最新的医疗成果。在此背景下，医药专业人士亟须学习新药和医药设备国际推广的专业知识，深刻了解国际法规和政策，以推动全球创新，确保行业的全球合规性。

《医学翻译与语言服务指南》是一本兼具实用性的专业参考书，包括通用技术文件和电子通用技术文件的详细介绍、中国医药注册资料法规要求的变迁、通用技术文件与医药文件翻译实例、翻译技术、参考标准等内容，不仅向新入行的药物注册人员普及业务基础知识、翻译流程，而且为注册人员的翻译工作带来切实的便利。除翻译专业知识之外，本书还介绍有效的工作策略和方法，帮助医药行业从业者提高工作效率和翻译产品质量，从而助力他们更好地顺应市场变化，把握行业趋势。

然而，医学翻译之路充满挑战与机遇，从专业术语的精确性到文化差异的适应性，从时效性的压力到质量与成本的平衡，每个方面都考验着从业者的专业素养和决策智慧。本书深入洞察医学翻译行业所面临的挑战与机遇，展望未来前景，同时强调医学翻译在精确传播医疗成果和促进全球医疗信息共享方面发挥重要作用。

医学翻译的世界是广博的、科学的，仍然有许多领域需要我们不断学习与精进。我们希望通过医学翻译在医药创新的道路上进一步助力增进医药组织、专家、研究人员和患者之间的了解，共同参与医药创新，共享医药知识与经验，进而扩大共识、加强合作、促进全球医药行业的发展。

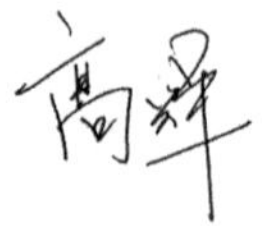

2025年1月

（高辉，强生创新制药中国区注册事务部负责人、中国外商投资企业协会药品研制和开发工作委员会注册工作组联席主席、国际药物信息协会监管科学专业委员会委员、北京协同医药医学创新促进中心政策法规工作组副主任委员）

序　三

在这个信息迅猛增长的时代，医学知识和技术的飞速进步为全球健康事业带来翻天覆地的变化。作为一名深耕翻译多年的从业者，我深知医学翻译在连接不同语言和文化中的重要作用，它不仅是语言转换的过程，而且是文化、知识和专业技能的融合。

医学翻译对全球医学知识的传播和交流发挥着至关重要的作用。它确保医学发现和研究成果能够超越语言的界限，被世界各国的医生、研究人员、患者理解和采用。在全球化的大背景下，医学翻译不仅加强国际医学的沟通与合作，而且推动医学的持续进步。

在医学翻译的过程中，我们如同航海者在知识的海洋中探索，面对着不断出现的挑战。培养精通专业的高级翻译人员是一项艰巨的任务，尤其是在薪酬水平并未完全反映其所需专业性和技能时。此外，价格与质量的矛盾、市场的恶性竞争、不统一的质量标准、术语的混乱，以及机器翻译可能带来的误导，都严重影响医药翻译成果的准确性和可读性。同时，极高的时效性要求也为医学翻译的复杂性增加新的维度。

《医学翻译与语言服务指南》一书详细介绍中国医药注册资料法规翻译要求的演变，探讨药品、药典、医疗器械及体外诊断试剂注册文件翻译的发展，还深入探讨医学翻译的实务操作，包括药品注册资料通用技术文件的介绍、重点文档翻译技巧，以及电子通用技术文件递交的流程和挑战。这些内容旨在帮助翻译者提高翻译质量和效率。最后，书中介绍了医学翻译技术，包括翻译工具、相关技术和管理系统，为读者呈现全面的医学翻译技术概况。

本书基于对医学翻译重要性的深刻认识和对该领域专业知识的深入研究，旨在为读者提供一个全方位的医学翻译指南，帮助他们在这个快速发展的领域中找到自己的位置、提高翻译质量、更好地服务于全球医疗健康事业。我们期待本书能够成为医学翻译领域的标杆之作，引领读者进入一个更加广阔和深入的医学翻译世界。

愿本书能成为您在医学翻译旅程中的良师益友，无论您是初入行的新手，还是资深的专业人士，都能在这里获得有价值的信息并受到启发。

2025年1月

（王晓辉，中国互联网新闻中心总编辑、中国翻译协会副会长、中国翻译研究院副院长、北京语言大学博士生导师）

自　序

医学翻译的历史源远流长，其根源可追溯至古代文明时期，古埃及人、希腊人和罗马人在医学知识交流过程中便已开始使用翻译。到了中世纪，人们将阿拉伯医学文献翻译为拉丁语，从而对欧洲的医学产生了深远影响。随着文艺复兴的到来，医学文献数量的激增进一步推动翻译活动的发展。尤其是从19世纪末至20世纪初，随着医学科学的发展，翻译已经成为科学交流中不可或缺的重要组成部分。特别是在第二次世界大战后，国际合作的加深和技术的创新开启了医学翻译的新篇章。

尽管我国医学翻译的历史相对较短，但其发展速度之快、影响范围之广前所未有。随着我国改革开放的深入和医药行业的迅猛发展，医学翻译的需求激增，翻译质量和专业性也随之成为行业关注的焦点。然而，由于起步较晚，我国医学翻译在发展过程中面临着专业人才短缺、翻译标准不统一、专业术语缺乏标准化等诸多挑战。

回顾中国医药监管政策的变迁，我亲历了这一行业从初步框架到成熟规范、从跟随者到引领者、从本土思维到国际视野的深刻转变。20世纪90年代以前，中国的药品市场以仿制药为主，创新药物的审批相对稀少且审批效率远远落后于欧美国家。2015年，中国新药的平均批准时间比美国晚5~7年，临床试验的审批程序几乎成为新药上市的瓶颈。

2017年，中国正式加入国际人用药品注册技术协调会（The International Council for Harmonisation of Technical Requirements for Pharmaceuticals for Human Use，ICH），并在次年成为管理委员会成员。这一重要突破不仅使中国的药品监管政策与国际标准接轨，而且为国内外新药的同步上市铺平道路。通过实施旨在加速药品审评审批流程改革的一系列政策，中国显著缩短了新药的审批时间。这标志着中国的医药管理向“科学化、法治化、国际化、现代化”稳步迈进。同时，这一变化也深刻影响中国医药产业的创新生态。

作为在医药行业从业多年的一名老兵，我亲眼见证了中国医药行业的发展及监管政策的逐步完善。在医学的广阔天地中，翻译工作不仅是语言的转换，更是连接不同文化、传播深厚医学知识的桥梁。然而，令人遗憾的是，目前医学翻译领域尚缺乏系统全面的专著论述，导致从业者在面对医学信息时缺乏足够的理论支持和实践指导，影响翻译质量和专业水平的提高。因此，《医学翻译与语言服务指南》的问世，旨在填补这一重要的学术空白，为广大医学翻译工作者提供系统化、专业化的指导。

本书深入探讨中国药政法规中有关翻译及文件格式要求的历史演变、关键词汇的标准化，以及医学翻译所需遵循的最佳实践规则，旨在帮助翻译者全面了解这一领域的专业要求，在实际工作中更有效地应对法规带来的挑战，确保翻译结果的合法性与准确性。本书还为医学翻译工作者提供实用的技巧和方法，通过对常见的翻译难点和实际案例的解析，帮助读者更好地理解医药行业的专用语言和背景，从而提高翻译的准确性和流畅性。本书着重介绍药学、临床与非临床文件的翻译技巧，并结合真实案例进行深入分析，确保读者能够在实际工作中得心应手。本书还涉及供应商管理及服务方自身管理、最新人工智能技术的应用，旨在对有关医学翻译的各方面进行深入介绍和说明。

《医学翻译与语言服务指南》的出版对我国医学翻译的发展具有重要意义。它不仅为医学翻译工作者提供全面的参考指导，明确翻译工作的质量标准与专业要求，而且为医药行业的国际交流与合作提供坚实的语言服务支持。本书的出版助力我国医学翻译事业向标准化、专业化迈出更坚实的一步，为解决现有的翻译问题提供可靠的参考与指导。

自2002年成立以来，北京康茂峰科技有限公司始终专注于制药行业的医学翻译，为国内外制药公司提供全方位的语言服务。我们深知，医学翻译不仅需要卓越的语言表达能力，更需要对医药行业的法律法规及科学的流程管理有深入了解，并紧跟技术发展的步伐。

本书的顺利出版离不开学界和业界多位合作伙伴多年来的支持与鼓励，也离不开北京康茂峰科技有限公司所有同事的努力与贡献。对此，我向来自不同单位的朋友及公司的小伙伴表示诚挚的感谢。未来，我们将继续砥砺前行，期待在这充满变化与未知的求索之旅中结交更多良师益友，共同让智慧与希望的种子扎根发芽、茁壮成长。

“不经一番寒彻骨，怎得梅花扑鼻香。”希望每位读者在阅读本书后，能够收获新的知识和灵感，在繁忙的翻译实践中不断进步、超越自我，为推动医药行业的发展贡献力量。愿本书能成为您在医学翻译事业中的得力助手，助您开启高效、准确的翻译之旅。

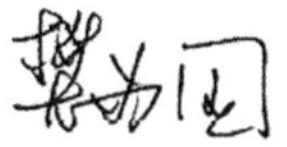

2025年1月

（樊为国，北京康茂峰科技有限公司总经理、国际药物信息协会中国RA社区药政事务运营工作组核心成员、中国翻译协会理事）

目　录

第一章　医学翻译概述

医学语言服务是以医学翻译为核心，旨在支持健康产业生态体系的发展及其在全球范围内的交流与合作，涉及为整个健康产业及其相关活动提供专业的语言能力、知识、产品和技术等服务。医学语言服务的种类丰富多样，包括基于语言技能的口译、笔译、医学写作、本地化等，以及以提高语言能力为目标的专业应用服务，如培训、认证、调研、咨询、营销、管理及人工智能解决方案等。

“医学翻译”这一术语涵盖医疗翻译、医药翻译、药学翻译、健康翻译和健康医疗翻译等相关概念。医学翻译是翻译学领域的一个重要分支，是不同国家和文化之间医疗信息沟通的纽带。医学翻译是一种高度专业化的行业，医疗技术的飞速进步孕育了源源不断的新医学知识和研究成果，并向医学翻译人员提出了更高层次的挑战。这些翻译人员不仅要掌握全面的能力，而且要紧跟医学的最新发展，不断吸收、学习新领域的知识，还要精通最新的医学术语和翻译技巧。同时，他们也在顺应机器翻译技术带来的变革，人工智能和机器翻译的进步已使医学翻译更加高效与便捷，推动了整个医学领域的发展。

第一节　医学翻译的历史与现状

一、医学翻译的历史

医学翻译的历史源远流长，其渊源可追溯至古代文明时期，古埃及人、古希腊人和古罗马人在医学知识的交流中便已经开始运用翻译。中世纪，阿拉伯医学文献被译为拉丁语，对欧洲的医学产生深远的影响。文艺复兴时期，随着医学文献数量的激增，翻译活动日益频繁。从19世纪末至20世纪初，随着科学医学的发展，翻译成为科学交流不可或缺的组成部分。第二次世界大战后，国际合作的加强和技术的创新开启了医学翻译的新篇章。

当今，医学翻译已成为全球医疗保健行业的重要支柱，包罗万象，其内容涉及药品说明书、医疗器械注册资料、药政法规及指导原则，乃至医学论文和专业期刊。在医学翻译的过程中，准确和专业都是至关重要的，因为任何细小的错误都可能导致患者的误诊、治疗不当，或者药品、医疗器械产品注册评价时的误判。

医学翻译是一个挑战与机遇并存的领域，随着越来越多的从业者和企业加入，市场竞争日趋激烈。医学翻译者和医学翻译企业不仅要应对市场竞争带来的内卷、质量波动及价格压力等问题，而且要致力于提高员工素质和企业的核心竞争力。然而正是这些挑战铺就了医学翻译者与企业的创新、进取之路，促使他们不断学习，紧跟最新的医学知识和技术，以提升翻译的专业水准，共创医学翻译行业的繁荣发展。

二、医学翻译的现状

在为医药企业提供翻译服务的过程中，目前医学翻译还存在以下问题。

（一）没有官方的翻译质量标准

目前，中国药品注册资料及相关文件翻译尚未形成统一的译文质量评价标准，因此对医学翻译公司的翻译质量评价经常是大相径庭的。例如，某家翻译服务提供商如果采用相同的人员和操作模式，那么服务的结果可能是医药企业甲客户对翻译服务质量评价很高，而医药企业乙客户的评价可能是一般，甚至不好。

2009 年，国家药品监督管理局药品审评中心尝试统一规范中文翻译中的专业术语，并创制标准用词词汇表，但因术语统一工作量巨大、困难重重，最终并无结果。目前，虽然正在推广使用《监管活动医学词典》（*Medical Dictionary for Regulatory Activities*，MedDRA）[1]，但其中一些常见术语的译法与国内行业广泛接受的用词存在显著差异，如 2021 年 24 版以前的 MedDRA 中的 Diarrhea 译为“泄泻”，直到 2022 年 25 版 Diarrhea 才被改译为常用的“腹泻”。

当前，对医药注册资料翻译质量的评价主要以注册部门人员的标准为依据，由此产生的问题是不同企业甚至同一客户内部的不同部门、不同人员之间对译文风格和用词都有不同的要求。这些多样化的要求不仅增加了翻译服务提供商的时间成本，而且给其整体管理带来极大挑战。

（二）医学翻译人才的需求存在极大缺口

众所周知，翻译工作往往是单调的，甚至乏味、枯燥的，所以这项工作可能不会被多数年轻人选择，但医学翻译对译员的要求又是非常高的，一名优秀的医学翻译人员必须具备扎实的专业知识、出色的外语能力及精湛的语言表达技巧。每一位客户都希望其送去翻

[1] 国际人用药品注册技术协调会．监管活动医学词典[EB/OL]．(2024-03-01)[2024-06-18]．https://admin.new.meddra.org/sites/default/files/guidance/file/whatsnew_27_0_English.pdf.

译的文件内容可以达到专家水准。这就形成了对医学翻译专业人才的需求与现有人才供应之间的巨大鸿沟。其中的原因可能包括但不限于如下方面。

（1）医学翻译人员的受重视程度相对较低。

（2）与其他行业收入相比，医学翻译人员的收入相对偏低。

（3）翻译专业的多数毕业生不愿意将翻译作为自己的职业。

（4）客户对医学翻译质量的要求不断提高。

（5）客户对医学翻译时效的要求日益严格。

（三）医学翻译的时限紧迫

众所周知，在药物成功上市的过程中，每一阶段的研发和报批过程均是对申请人资金投入的严峻挑战。多数医药企业普遍要求在最短时间内完成注册申请，以便药物能尽早上市并回收投资。这一要求使为注册资料预留的翻译时间变得更加紧迫。这种迫切的需求，即短期内完成大量注册资料的高质量翻译，对翻译公司的质量管控、人才储备和流程制度都提出了空前的挑战。

以上是对医学翻译行业目前面临的主要问题的深入分析和思考。要解决这些问题，需要行业内各参与方同心协力。提高医学翻译在社会中的认可度和翻译人员的收入水平、加强对翻译人才的培养和引导、改进质量管理和优化工作流程等措施，将共同推动医学翻译质量的提高和整个行业的发展。我们希望通过本书能为医学翻译行业的进步贡献一份力量，进而助力中国医药产业实现全球领先。

第二节　医学翻译的特点

作为一种特殊的翻译类型，医学翻译广泛应用于国际医学交流、医学文献、药物及仪器的使用说明等方面，翻译的准确性关系患者的身体健康，因此对翻译人员的专业水平有极高的要求，这使市场近年来对可信的医学翻译有越来越多的需求。

作为一个独特的翻译门类，医学翻译在国际医学交流、医学文献编撰及药品和医疗器械说明书的编写等多个领域发挥不可或缺的作用。由于翻译质量直接关系到人类的健康和安全，所以医学翻译对翻译人员的专业能力提出极高的要求，可靠的医学翻译需求量近年持续攀升。下面对合格的医学翻译应具有的一些主要特点进行简要阐述。

医学翻译有质量要求高、内容多而广及子领域多等特点，如图1-1所示。

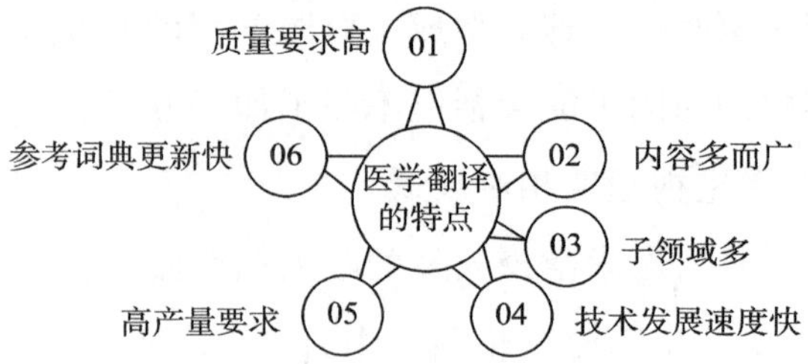

图 1-1　医学翻译的特点

1. 质量要求高

医学翻译对准确性的要求极高，因为任何细小的错误都可能直接影响患者的健康，甚至生命。因此，医学翻译必须经过严格的校对和审核流程，以确保翻译的质量。

2. 内容多而广

医学领域涉及庞杂的学科和理论，如生理学、病理学、药理学、心理学、内科学、外科学等。医学文献不仅包括科学研究论文和临床研究报告，而且涉及药品说明书、患者指南、医疗设备使用手册、医学教育材料等丰富多样的内容。

3. 子领域多

医学的子领域多，从基础医学研究到临床应用、从公共健康到精神和心理健康、从传统医学到最新的生物技术，每个子领域都有其特定的术语和知识结构，因此医学翻译工作者需要具有相关领域背景。

4. 技术发展速度快

医学是一个高速发展的领域，其中的技术和知识不断地更新。医学翻译需要紧跟科学技术的最新发展，以确保翻译内容的现代性和科学性。

5. 高产量要求

随着全球化和国际合作的深入，医学文献和信息的交流增加，药物研发须在最短时间内完成，这就对医学翻译的产量提出更高的要求。医学翻译机构和个人都面临着完成大量翻译任务的挑战。

6. 参考词典更新快

医学术语是特定、精确且不断发展的。为了保证术语的准确性，医学翻译者需要经常更新他们的参考资料和词典及在线资源和数据库。

7. 遵守行业标准与法规

医学翻译须严格遵守行业规范、国际法规及指导原则，尤其是在药品、医疗器械等领域，其中包括各国的药政法规，以及国际组织，如国际人用药品注册技术协调会(The International Council for Harmonisation of Technical Requirements for Pharmaceuticals for Human Use，ICH）的指导原则、诊断和治疗指南等。

8. 跨文化交际能力

在翻译医学文献时，翻译者需要了解目标文化的医疗体系和患者期望。跨文化交际能力对准确传达信息至关重要。

可以说，随着医学领域知识的不断增加与全球化步伐的加快，医学翻译的市场需求逐渐扩大，翻译工作的质量标准也不断提高。专业医学翻译人员不仅需要具备深厚的语言功底和医学知识，而且要不断更新认知，密切关注医学的新进展与翻译技术的新动态。

第三节 医学翻译的挑战

在过去的十年中，医学翻译领域确实取得显著的进步，但也遇到不少挑战。医学科技的飞速进步带动了对医学翻译的需求不断增长。尽管如此，该领域的翻译任务仍然充满挑战，要求翻译人员不但要有扎实的医学基础、精准的语言运用能力，而且要对源文本有深刻的理解。

在一项医药企业对医学语言服务的评价调查[1]中，排在前四位的评价为：第一，当前语言服务人才的医药专业知识较为欠缺；第二，语言服务从业者的外语水平参差不齐；第三，语言服务人才教育和培养体系与行业需求不匹配；第四，语言服务人才对行业需求缺少充分的认识。医学翻译面临的主要挑战如图 1-2 所示。

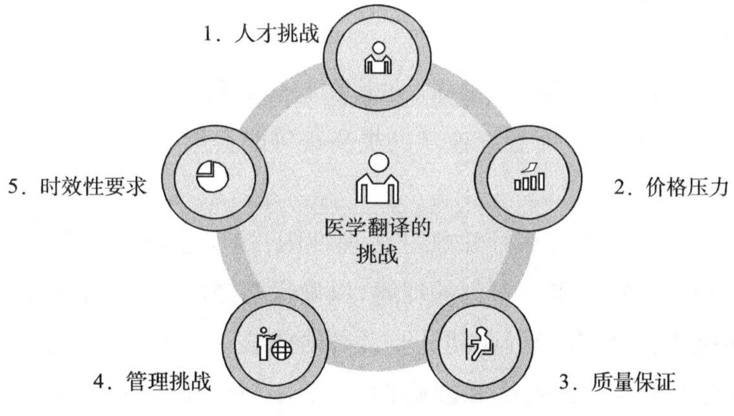

图 1-2 医学翻译的挑战

[1] 中国外文局翻译院，中国翻译协会医学翻译委员会，广东外语外贸大学，等. 中国医学语言服务行业发展蓝皮书(2023)[EB/OL]. (2023-04-06)[2024-06-20]. http://tascs.etims.cn/upload/2023/04/a1da2473-7d8d-42fe-84e4-df481ff6fe89.pdf.

医学翻译领域面临诸多挑战，这些挑战涵盖从人才的培养与招聘、定价策略的制定到质量保证、流程管理及时效性要求等多个方面。虽然这些挑战在整个翻译行业中普遍存在，但对专业知识要求极高的医学翻译领域来说这些挑战尤为突出，对从业者的能力提出更多考验。

1. 人才挑战

医学翻译要求翻译人员不仅要有极强的语言转换能力，而且必须具备一定医学知识和翻译经验。这种复合型翻译人才并不容易找到。培养这种专家需要更多的时间和资源，而现有的教育体制未能较好地将语言学习与医学专业知识相结合。

2. 价格压力

翻译市场对医学翻译服务的价格极为敏感。经费有限的研究机构、非营利组织等可能无力支付高昂的医学翻译费用。同时，翻译公司因市场竞争而不得不控制翻译服务价格。这直接影响翻译人员的收入和翻译公司的利润空间，进而可能影响翻译服务质量。

3. 质量保证

质量是医学翻译最重要的考量因素。保证翻译质量需要做到精确的术语使用、文本的流畅性及翻译的准确性。为保证翻译质量，需要进行多次校对和审核工作，这可能会增加翻译成本和工作量。

4. 管理挑战

医学翻译项目往往需要开展大量的管理工作，如项目协调、时间安排、人员分配、质量控制等。高效的项目管理是确保翻译的时效性和质量的关键，但也可能因沟通不畅、资源分配不均、流程不清晰而受阻。

5. 时效性要求

医学翻译往往面对紧迫的时间要求，尤其在新药研发、紧急公共卫生事件中，快速而正确的翻译显得尤为重要，然而翻译速度的提高很可能会影响翻译质量。

6. 法规和伦理要求

医学翻译须严格遵守相关医疗法规和伦理准则，违反它们可能会导致严重的法律后果。翻译人员必须对这些要求有深刻的理解，以确保翻译内容符合目标国家的相关要求。

要应对上述挑战，医学翻译行业和从业者必须持续提高服务的专业性，增强项目管理能力，利用创新技术提高翻译效率和准确性，还要不断优化成本管理，通过专业培训、行业认证及与医学专家的紧密合作，不断提高医学翻译人才的能力。

第四节　医学翻译的前景及改进

作为连接全球医疗信息与知识共享的重要纽带及促进新药研发的关键工具，医学翻译随着全球医疗需求的增长及医药产业的发展而不断发展，其前景被普遍看好。

一、医学翻译的前景

1. 全球医疗市场的扩大

随着全球人口的老龄化及新兴市场的崛起，对医疗服务和产品的需求不断增长。这意味着医学翻译需求将随之增长，以支持药品、医疗设备、健康保健信息和产品的全球化交流、推广。

2. 新药研发推动需求

全球对新药和治疗方法的需求不断增长，支持跨国临床试验和研究的医学翻译需求也会相应增长。

3. 国际合作的深化

全球的医学研究和临床试验要跨越语言和文化障碍，就要依靠高质量的医学翻译来实现。同时，公共健康问题（如传染病流行、慢性病防控）的全球性挑战促使国际组织之间加强沟通与合作，这也使医学翻译变得更加重要。

4. 法规要求的日趋严格

随着全球对医疗产品和服务的法律法规要求日趋严格，相关文件、说明书、临床数据等的翻译需求也将随之增加，尤其是在合规性方面，准确的医学翻译直接关系到医疗产品的市场准入和销售。

5. 技术的进步与融合

机器翻译和人工智能的发展将会使医学翻译变得更加高效、准确。虽然机器无法完全取代专业翻译人员，但它们可以辅助进行初稿翻译和术语数据库管理，使翻译人员能将更多精力放在文档的准确性和文化的适应性上。

6. 个性化医疗的兴起

基因组学、精准医疗和个性化治疗方案的发展需要对大量个性化的医学资讯、临床数据进行翻译，以适应不同地区和患者群体的需求。

7. 人们健康意识的增强

随着健康意识的增强，人们对可获取的医学资讯和健康知识的需求日益增长。因此，将这些信息翻译成多种语言以帮助非英语母语国家的患者或消费者理解和应用，是未来发展的一个趋势。

8. 规范和质量标准的统一

为了确保翻译的准确性，全球范围内医学翻译的规范和质量标准将进一步统一。

9. 监管合作提高效率

国际药品监管机构在批准药物上市方面的合作可能会减少医学翻译工作，但也提高了对翻译工作的效率和准确性的要求。

二、医学翻译服务的改进

1. 人才培养

未来医学翻译市场的扩大将促使高等院校和专业机构开发更专业的培训课程，以培养能同时掌握医学知识和语言技能的翻译人才。此外，跨学科的教育模式将更受欢迎，以使翻译人才能够跟上医学领域的最新进展。

2. 规范建设

行业规范和翻译标准将进一步完善，以确保医学翻译的准确性和一致性。规范建设可能包括对医学翻译流程、术语的标准化及伦理规范的建立和维护。

3. 质量标准提高

医学翻译质量标准会不断提高，而客户也会越来越重视翻译质量。翻译服务提供者可能会采用国际认证的质量管理体系，如ISO 9001标准、ISO 17100标准，以满足客户和法规的要求。

4. 未来需求趋势

随着全球化和国际合作的加深，跨语言的医学信息交流需求将不断增长，特别是在新药研发、疫苗生产、临床试验等领域。此外，患者的健康教育和电子健康记录的国际化也会产生更多需求。

5. 自动化发展趋势

医学翻译领域将会见证机器翻译和人工智能应用的快速发展。虽然新兴的自动翻译工具将在处理大量数据、初步翻译草稿和术语管理等方面发挥作用，提高翻译效率，但最终产品的校对和审定仍需人工完成，以保证翻译的准确性。

6. 价格趋势与市场分层

虽然机器翻译等技术可能会使翻译成本降低，但高水准医学翻译服务的价格仍是较高的。翻译市场可能出现分层，一些人专注于高质量、高成本的医学翻译服务，另一些人则可能提供更经济但可能质量略低的服务。

7. 应对翻译挑战的方法

为了应对医学翻译的挑战，从业者需要不断提高个人能力，如定期进行专业培训、掌握医学发展动态和最新的翻译技术。同时，医学翻译服务提供者应加强项目管理、优化流程效率，并建立可靠的质量控制体系。

综上所述，目前医学翻译所面临的挑战和机遇并存。随着医学领域的独特需求和行业的持续发展，对高质量、专业化的医学翻译的需求仍然十分强烈，而且在未来几年将继续保持增长态势。同时，持续提高翻译质量、采用先进技术、发展有效培训和严格的行业标准化成为市场关注的焦点。专业人才的培养、质量规范的构建、科技的创新运用及企业自身的战略调整，都是实现医学翻译长远发展和维持竞争力的关键。医学翻译会继续发挥重要的作用，促进全球医疗领域的知识分享和资讯交流。

第二章　中国医药注册资料和法规翻译要求的变迁

纵观中国医药监管政策的变迁，我们见证其从初步框架到成熟规范、从跟随到引领、从本土思维到国际视野的发展过程。20世纪90年代以前，中国的药品审批以仿制药为主，创新药品审批极少。审批效率较低，2015年以前，中国新药批准的平均时间比欧美国家晚5～7年，临床试验的审批程序一度成为新药审批速度的瓶颈。

2017年，中国国家食品药品监督管理总局正式加入国际人用药品注册技术协调会，并成为正式成员。这意味着中国将全面实施ICH指导原则。此举不仅使中国药品监管政策、法规标准与国际接轨，也使国内外新药同步上市，向国内外医药市场敞开大门。一系列旨在加快药品审评审批流程的政策改革“组合拳”显著缩短了新药的审批时间，标志着中国医药管理已朝“科学化、法治化、国际化、现代化”的方向稳步发展。中国的创新生态也因此发生深刻的变革。

这些政策改革为中国医药产业的高质量发展注入活力，也强化公众健康保障并提高药品的安全性、有效性和可控性。展望未来，我们有理由相信中国将继续致力于医药法规国际化和审评审批制度的完善，以进一步推动医疗创新及公众健康福祉的增加。

第一节　中国药品注册文件翻译要求的发展历程

中国现行的《药品注册管理办法》经过一系列的完善、修改和补充，成为药品管理法规体系的一个重要组成部分，目前已经成为独立的药品注册监管体系。根据法律法规制定的年代和重要程度，大体上可以将中国药品注册的发展历程分为四个阶段，即初始阶段、形成阶段、发展阶段和完善阶段。

在《药品注册管理办法》等一系列法规出台过程中，对药品注册资料的翻译要求，无论从数量还是质量，都随着药品注册法规的发展而不断增加、提高。我国药品注册审批法规的变迁如图2-1所示。

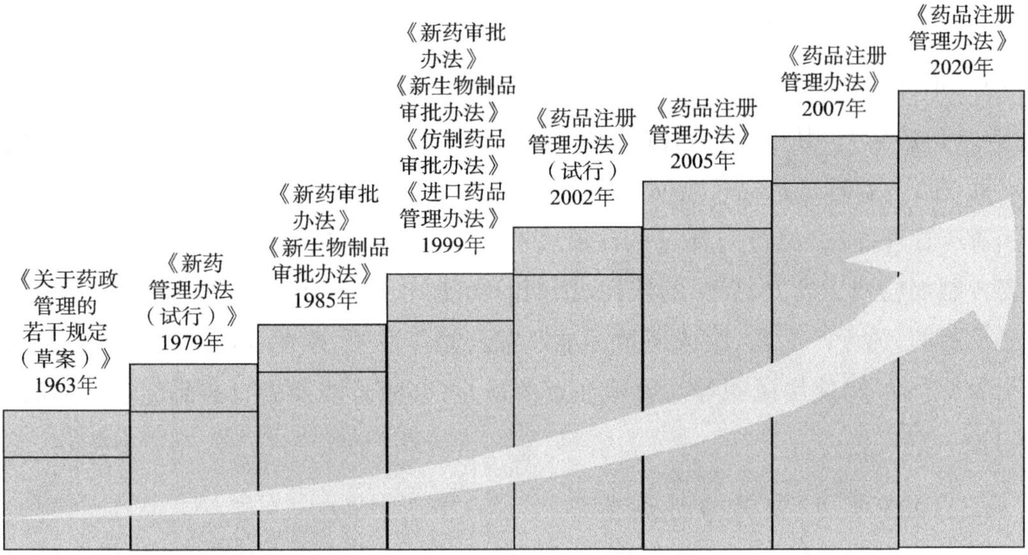

图2-1 我国药品注册审批法规的变迁

一、初始阶段——省级卫生部门接收、审批

1949年开始，医药工业由卫生部领导。从20世纪50年代中期起，医药生产进入计划管理时期，由谁生产、生产什么主要由政府计划确定。

1963年，卫生部、化工部、商业部联合下达《关于药政管理的若干规定（草案）》，这是中华人民共和国成立以来药政管理的第一部综合性法规。在新药研发方面，该规定第二章确定药品新产品的管理原则，对新产品的定义、设立药品审定委员会、新产品的报批程序、临床和生产的审批及哪类药品属卫生部审批均有明确的规定。此后，卫生部在若干规定的基础上细化具体要求，出台《药品新产品管理暂行办法（草案）》（1965年），但最终未能得以贯彻执行。

在此阶段，由于相关法规主要针对国内生产药品的管理，所以相关法规文件不涉及注册资料的翻译要求。

二、形成阶段——省级卫生部门接收、国家卫生部门审批

1978年以后，我国市场经济快速发展，医药行业也随着经济制度的完善逐渐发展壮大，药品审批监管要求相应提高，按照风险等级，药品生产审批须从省级卫生管理部门到国家卫生部门逐级审核批准。

(一)1979年的《新药管理办法(试行)》

1979年,国务院和卫生部先后发布《药政管理条例(试行)》(1978年)、《新药管理办法(试行)》(1979年)。其中《新药管理办法(试行)》共有16条,对新药的分类、科研、临床、鉴定、审批、生产、管理进行比较全面的规定。

《新药管理办法(试行)》涉及的注册资料包括药品品名(含外文名称)、化学结构、成分(复方制剂应列出处方)提出的依据、预期的功能、作用和用途及参考资料等,以及药品(原料及制剂)的生产工艺、临床质量标准草案及起草说明、毒性及药理试验结果、检验数据(至少5个批号)使用说明等。值得注意的是,该办法未涉及进口药品注册资料的管理要求。

(二)1985年的《新药审批办法》

随着中国改革开放号角的吹响,很多国外的国际制药公司开始纷纷进入中国市场。1981年,中国医药工业公司、日本大冢制药株式会社出资成立合资企业——中国大冢制药有限公司,我国第一家中外合资制药企业由此诞生。1982年,美国百时美施贵宝公司、中国医药对外贸易总公司、上海医药总公司合资成立中美上海施贵宝制药有限公司,它成为第一家中美合资制药企业,并率先通过美国食品药品监督管理局(Food and Drug Administration, FDA)认证。此后,合资公司如雨后春笋般出现,1982—1995年,全球制药公司排行榜单前五十名的公司大多都进入中国市场,如西安杨森制药有限公司、葛兰素史克制药(重庆)有限公司、大连辉瑞制药等。

1984年,《中华人民共和国药品管理法》颁布,药品监管正式步入法治化时代。该管理法首次提及进口药品,并进一步扩大国务院卫生行政部门的审批范围,即国产新药由省级卫生行政部门接收并初审,国务院卫生行政部门下属的新药审评委员会办公室组织专家审评,国务院卫生行政部门审核批准;国产仿制药(已有国家标准或省级标准的药品)仍由省级卫生行政部门接收并审核批准;进口药品由卫生部国际交流中心负责。1985年,卫生部配套发布了《新药审批办法》(含中药、西药)及《新生物制品审批办法》,细化新药的注册分类及申报资料要求。

《新药审批办法》(1985年)首次将药物分为5类,提出临床试验申请和药物生产申请两个阶段,同时将临床注册要求分为临床试验和临床验证。新药注册的申报资料项目见表2-1。

表2-1　1985年《新药审批办法》中新药(西药)注册的申报资料项目[1]

申报项目	编号	申报资料项目
新药临床研究的注册申报资料	1	新药名称(包括正式品名、化学名、拉丁名、外文名、汉语拼音等,凡是新制定的名称,应说明命名的依据),选题的目的与依据,国内外有关该品的研究现状或生产、使用情况的综述
	2	确证新药化学结构或组分的试验数据、图谱、对图谱的解析及有关文献资料
	3	该品的试制路线、反应条件、精制方法、化学原料的规格标准,动、植物原料的来源、学名、药用或提取部位,抗生素的菌种、培养基、制剂的处方、工艺及处方依据,辅料的来源及质量标准,有关文献资料等,凡是处方、制备工艺、原料、菌种与主要参考资料不同的,要提供修改的依据
	4	理化常数、纯度检验、含量(效价)测定等质量研究工作的试验资料及文献资料
	5	与治疗作用有关的主要药效学的试验资料及文献资料
	6	一般药理研究的试验资料及文献资料
	7	动物急性毒性试验资料及文献资料
	8	动物长期毒性试验资料及文献资料
	9	局部用药毒性研究的试验资料及文献资料
	10	复方制剂中多种组分对药效或毒性影响的试验资料及文献资料
	11	致突变试验资料及文献资料
	12	生殖毒性试验资料及文献资料
	13	致癌试验资料及文献资料
	14	依赖性试验资料及文献资料
	15	动物药代动力学的试验资料及文献资料
	16	原料药及其制剂或复方制剂的初步稳定性试验资料及文献资料
	17	临床研究用药品质量标准草案及起草说明,并提供标准品或对照品
	18	临床研究用的样品及其检验报告书(样品数量至少应为全检需要量的3倍)
	19	拟进行临床研究(试验或验证)的计划及供临床医师参阅的临床前药理、毒理研究结论综述
新药生产的注册申报资料	20	临床药代动力学的试验资料及文献资料
	21	生物利用度或溶出度的试验资料及文献资料
	22	原料药及其制剂或复方制剂的稳定性试验资料、结论(包括自然和化学动力学测试结果),抗生素、生化药品、易变质药品的有效期及其依据,以及有关文献资料

[1] 中华人民共和国卫生部.新药审批办法[EB/OL].(1985-07-01)[2024-06-20].https://wenku.baidu.com/view/b7c4754e081c59eef8c75fbfc77da26924c59646.html?_wkts_=1731060604234&bdQuery=%E6%96%B0%E8%8D%AF%E5%AE%A1%E6%89%B9%E5%8A%9E%E6%B3%951985%E5%B9%B4%E5%87%BA%E7%89%88&needWelcomeRecommand=1.

续表

申报项目	编号	申报资料项目
新药生产的注册申报资料	23	生产用药品质量标准草案及起草说明(制剂要包括主药定性试验结果及定量回收试验结果),并提供标准品或对照品
	24	连续生产的3~5批样品及其检验报告书(样品每批数量至少应为全检需要量的3倍)
	25	临床研究负责单位整理的临床研究总结资料,并附各临床研究单位的临床报告等资料
	26	产品包装材料、标签,由临床研究单位起草的产品试用或使用说明书样稿,包括新药品名、结构式及分子式(制剂应当附主药成分)、作用与用途、用法与用量(毒剧药品应有极量)、毒副作用、禁忌证、注意事项、包装(规格、含量)、贮藏、有效期等内容

对进口药品的注册资料要求是在所有提交的文件中只需要把“药品质量标准及其检验方法”相关内容翻译成中文。

提交文件时,一般采用文件夹形式将资料装订成册(见图2-2)。

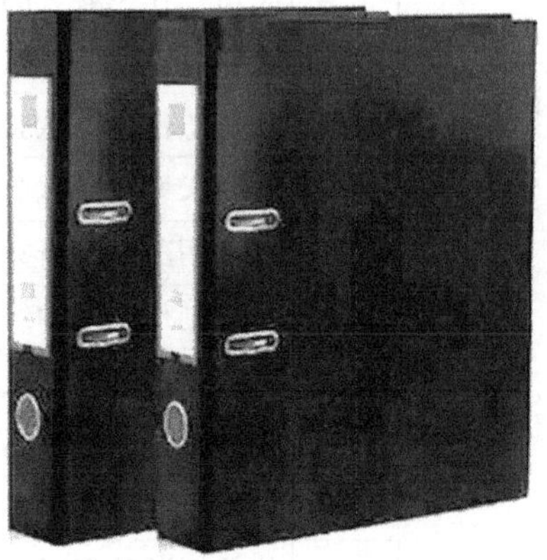

图2-2 提交药品注册资料的文件夹

三、发展阶段——省级药品监管部门受理、国家药品监管部门审批

(一)1999年的《新药审批办法》《新生物制品审批办法》《进口药品管理办法》等

1998年8月,药品监管职能从卫生部剥离,卫生部药典委员会等5家单位更名,建制划转至国家药品监督管理局(State Drug Administration,SDA);2003年3月,SDA增加对食品、保健品、化妆品等的监管职能,更名为国家食品药品监督管理局(State Food and Drug Administration,SFDA);2013年3月,SFDA更名为国家食品药品监督管理总局(China Food and Drug Administration,CFDA)。统一、高效、权威的药品管理体制逐步建立,对药品研制、生产、经营、使用等环节实行全链条监督管理。

1999年,SDA对执行了14年的《新药审批办法》及《新生物制品审批办法》进行修订,并先后以局令的形式对外发布,还起草发布了《新药保护和技术转让的规定》(1999年局令第4号)、《仿制药品审批办法》(1999年局令第5号)、《进口药品管理办法》(1999年局令第6号),以及《药品生产质量管理规范》(Good Manufacturing Practice of Medical Products,

GMP)、《药品非临床研究质量管理规范》(Good Laboratory Practice，GLP)、药品分类管理、流通监督、特殊药品管理等行政规章。上述办法明确，国产新药申报(含临床研究和生产上市)的初审由省级药品监管部门负责，复审由国家药品监管部门负责；国产仿制药报送省级药品监管部门，除进行人体生物等效性试验之外，其他由国家药品监管部门审核后发予批准文号；进口药品由国外制药厂商驻中国的办事机构或其在中国的注册代理报国家药品监管部门审批。

上述这些法规第一次对进口药品的注册管理进行单独规定，以满足国内越来越多的进口药品注册管理的需求。进口药品注册的申报资料项目见表2-2。

表2-2　进口药品注册的申报资料项目[1]

卷号	编号	申报资料项目
第一卷	A01	药品生产国国家药品主管部门批准药品注册、生产、销售、出口及其生产厂符合《药品生产质量管理规范》的证明文件、公证文件及其中文译本
	A02	国外制药厂商授权中国代理商代理申报的授权文书、公证文件及其中文译本，中国代理商的工商营业执照复印件；国外制药厂商常驻中国代表机构登记证复印件
	A03	药品专利证明文件
	A04	药品在国外的生产、销售和使用情况，生产厂基本概况、申请在中国注册需特别说明的理由及其中文译本
	A05	药品各项研究结果的综述及其中文译本
第二卷	A06	药品成分和(或)处方组成及其中文译本
	A07	药品生产工艺及其中文译本
	A08	药品质量标准和检验方法及其中文译本
	A09	制剂用原料药的质量标准和检验方法及其中文译本
	A10	所用辅料的质量标准和检验方法及其中文译本
	A11	直接接触药品的包装材料的质量标准和检验方法及其中文译本
	A12	3批药品的质量检验报告书
	A13	稳定性试验资料
第三卷	A14	主要药效学试验资料
	A15	一般药理研究资料

[1] 中华人民共和国国家药品监督管理局．进口药品管理办法[EB/OL].(1999-04-22)[2024-06-20]. https://wenku.baidu.com/view/8272ee8c1937f111f18583d049649b6648d70905.html?_wkts_=1731061981504&bdQuery=1999%E7%89%88%E3%80%8A%E8%BF%9B%E5%8F%A3%E8%8D%AF%E5%93%81%E7%AE%A1%E7%90%86%E5%8A%9E%E6%B3%95%E3%80%8B&needWelcomeRecommand=1.

续表

卷号	编号	申报资料项目
第三卷	A16	急性毒性试验资料
	A17	长期毒性试验资料
	A18	致突变试验资料
	A19	生殖毒性试验资料
	A20	致癌试验资料
	A21	依赖性试验资料
	A22	动物药代动力学资料
第四卷	A23	药品临床研究资料
	A24	药品生产国国家药品主管部门批准的英文说明书(或原文说明书)及其中文译本
	A25	药品包装、标签和说明书实样
	A26	药品实样和其他资料

1999年《进口药品管理办法》首次对进口药品注册资料的翻译内容进行系统的规定，主要规定如下。

(1)申报资料必须使用中文或英文,其他文种的资料可附后参考。

(2)申报药品的各类外国政府药品主管部门证明文件、处方、质量标准、药品说明书需全部译成中文,其他各项研究资料须分别提供各项试验的中文摘要。

(3)第四卷A24资料必须提供生产国药品主管部门批准的英文说明书,并附中文译本。中文说明书必须严格按照英文说明书的内容翻译,并符合中国的专业规范。如果英语不是生产国的官方语言,无法提供英文资料,则必须提供生产国药品主管部门批准的原文说明书,同时须提供其英文译本和中文译本。

《进口药品管理办法》对进口药品注册资料的装订也提出了具体要求,如须将编号为A01 ~ A05的资料与《进口药品注册申请表》装订成一册,作为第一卷,申请表在其他资料前;A06 ~ A13资料装订成一册作为第二卷;A14 ~ A22资料作为第三卷;A23 ~ A26资料作为第四卷。

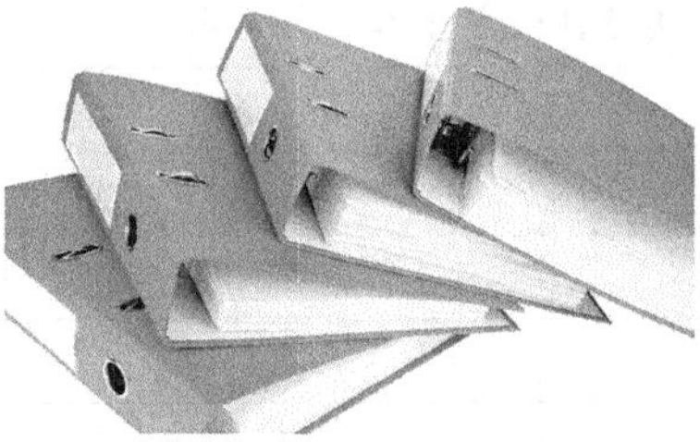

图2-3　提交进口药品注册资料的文件夹

提交资料时,一般采用文件夹形式,装订成册(见图2-3)。

(二)2002年的《药品注册管理办法》(试行)

2001年《中华人民共和国药品管理法》修订后,国务院印发了《中华人民共和国药品管理法实施条例》(2002年)。2002年10月,《药品注册管理办法》(试行)开始实施,自此“受理”二字正式被写入药品注册部门规章。该办法要求,国产新药申请应向所在省、自治区、直辖市药品监督管理部门报送,省级药品监管部门完成形式审查后将审查意见、考察报告及申报资料报送国家药品监督管理局进行审查,符合要求的予以受理,发给受理通知书;国产仿制药品(已有国家标准药品)由省级药品监管部门受理、初审后报送国家药品监督管理局审评审批;进口药品申报资料直接报送国家药品监督管理局受理、审评、审批。此时,国产新药申报资料由省级药品监管部门接收、国家药品监督管理局受理,从接收资料到完成受理,其间至少包含30天现场考核时间及5天受理审查时间,流程较长,且存在现场考察完成后不予受理的风险。

2002年的《药品注册管理办法》(试行)首次将所有类型药品的注册归入一个法规管理,对中药、天然药物、化学药品及生物制品分别以附件形式进行管理。同时,将化学药品分为6类,对申报资料进行丰富和细化。有关化学药品注册的申报资料项目见表2-3。

表2-3　2002年《药品注册管理办法》(试行)中化学药品注册的申报资料项目[1]

资料分类	编号	申报资料项目
综述资料	1	药品名称
	2	证明性文件
	3	立题目的与依据
	4	对主要研究结果的总结及评价
	5	药品说明书样稿、起草说明及最新参考文献
	6	包装、标签设计样稿
药学研究资料	7	药学研究资料综述
	8	原料药生产工艺的研究资料及文献资料;制剂处方及工艺的研究资料及文献资料
	9	确证化学结构或者组分的试验资料及文献资料
	10	质量研究工作的试验资料及文献资料
	11	药品标准草案及起草说明,并提供标准品或者对照品
	12	样品的检验报告书
	13	辅料的来源及质量标准
	14	药物稳定性研究的试验资料及文献资料
	15	直接接触药品的包装材料和容器的选择依据及质量标准

[1] 国家药品监督管理局. 药品注册管理办法(试行)[EB/OL]. (2002-10-30)[2024-06-20]. https://www.moj.gov.cn/pub/sfbgw/flfggz/flfggzbmgz/200303/t20030321_143377.html.

续表

资料分类	编号	申报资料项目
药理毒理研究资料	16	药理毒理研究资料综述
	17	主要药效学试验资料及文献资料
	18	一般药理研究的试验资料及文献资料
	19	急性毒性试验资料及文献资料
	20	长期毒性试验资料及文献资料
	21	过敏性(局部、全身和光敏毒性)、溶血性和局部(血管、皮肤、黏膜、肌肉等)刺激性等主要与局部、全身给药相关的特殊安全性试验资料和文献资料
	22	复方制剂中多种成分药效、毒性、药代动力学相互影响的试验资料及文献资料
	23	致突变试验资料及文献资料
	24	生殖毒性试验资料及文献资料
	25	致癌试验资料及文献资料
	26	依赖性试验资料及文献资料
	27	动物药代动力学试验资料及文献资料
临床研究资料	28	国内外相关的临床研究资料综述
	29	临床研究计划及研究方案
	30	临床研究者手册
	31	知情同意书样稿、伦理委员会批准件
	32	临床研究报告

2002年《药品注册管理办法》(试行)中的“附件二:化学药品注册分类及申报资料要求”,对药品注册资料的行文及翻译都作出更为详细的规定。

(1)资料编号5为药品说明书样稿、起草说明及最新参考文献,包括按有关规定起草的药品说明书样稿、说明书各项内容的起草说明,以及相关最新文献或原发明厂商最新版的正式说明书原文及其中文译本。

(2)资料编号11为药品标准草案及起草说明,并提供标准品或者对照品。质量标准应符合《中华人民共和国药典》(现行版,以下简称《中国药典》)的格式,并使用其中的术语和计量单位。所用试药、试液、缓冲液、滴定液等应当采用《中国药典》(现行版)收载的品种及浓度,有所不同时应详细说明。提供的标准品或对照品应另附资料,说明其来源、理化常数、纯度、含量及其测定方法和数据。

(3)对于进口化学药品,全部申报资料应使用中文并附原文,其他文种的资料可附后作为参考。中文译文应当与原文内容一致。

(4)药品标准的中文译本必须符合中国国家药品标准的格式。

该办法对药品注册资料的装订也提出了具体要求。申请注册新药，按照《申报资料项目表》的要求报送资料项目1～28(资料项目6除外)；临床研究完成后，报送的资料项目包括重新整理的综述资料项目1～6、资料项目12、临床研究资料项目28～32及其他变更和补充的资料，并按申报资料项目的顺序排列。

提交文件时，一般采用文件夹形式装订成册(见图2-4)。

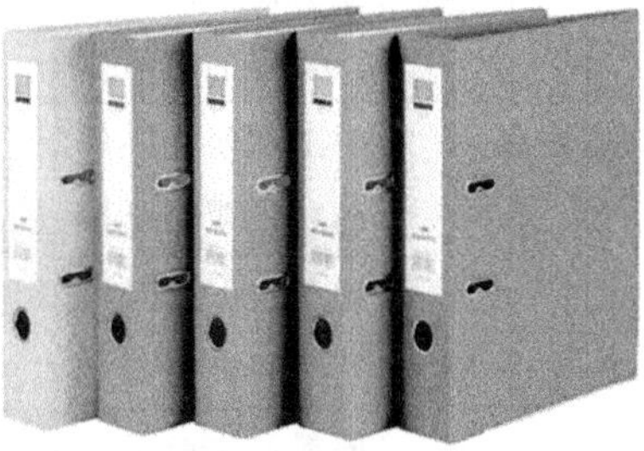

图2-4　提交化学药品注册资料的文件夹

(三)2005年的《药品注册管理办法》

2003年，《中华人民共和国行政许可法》颁布，受理行为正式被纳入行政许可的实施程序，其中详细规定了行政受理的实施机构、实施要求、实施程序。根据该法的相关要求，SFDA修订了《药品注册管理办法》(2005年)，规范其中药品注册行政受理的相关表述，程序上强调公开、公平、公正，不再要求新药由省级药品监管部门初审、国家食品药品监督管理局受理，一律改为省级药品监管部门受理，初审后将审查意见、核查报告及申报资料统一报送国家食品药品监督管理局；进口药品申报程序不变。

2006年，SFDA按照国务院《全面推进依法行政实施纲要的通知》要求，建立“行为规范、运转协调、公正透明、廉洁高效”的行政管理体制，以“集中、透明、便民、高效”为基本原则，设立SFDA行政受理服务中心，由其承担国家食品药品监督管理局直接审批的43大项行政审批事项的受理工作，包括进口(含港澳台地区)药品注册审批事项，形成以行政受理、技术审评、行政审批三者职责分离、相互制约的基本架构。

虽然2005年《药品注册管理办法》的组织结构与2002年《药品注册管理办法》的组织结构基本相同，但是该办法对16个章节中的各项管理都提出了更具体、科学的要求，同时对一些行文用词进行了修正，以便准确表达专业内涵。有关化学药品注册的申报资料项目见表2-4。

表2-4　2005年《药品注册管理办法》中化学药品注册的申报资料项目[1]

资料分类	编号	申报资料项目
综述资料	1	药品名称

[1] 国家食品药品监督管理局.药品注册管理办法[EB/OL].(2005-02-28)[2024-06-20]. https://www.doc88.com/p-407189118041.html.

续表

资料分类	编号	申报资料项目
综述资料	2	证明性文件
	3	立题目的与依据
	4	对主要研究结果的总结及评价
	5	药品说明书样稿、起草说明及最新参考文献
	6	包装、标签设计样稿
药学研究资料	7	药学研究资料综述
	8	原料药生产工艺的研究资料及文献资料;制剂处方及工艺的研究资料及文献资料
	9	确证化学结构或者组分的试验资料及文献资料
	10	质量研究工作的试验资料及文献资料
	11	药品标准草案及起草说明,并提供标准品或者对照品
	12	样品的检验报告书
	13	原料药、辅料的来源及质量标准、检验报告书
	14	药物稳定性研究的试验资料及文献资料
	15	直接接触药品的包装材料和容器的选择依据及质量标准
药理毒理研究资料	16	药理毒理研究资料综述
	17	主要药效学试验资料及文献资料
	18	一般药理学的试验资料及文献资料
	19	急性毒性试验资料及文献资料
	20	长期毒性试验资料及文献资料
	21	过敏性(局部、全身和光敏毒性)、溶血性和局部(血管、皮肤、黏膜、肌肉等)刺激性等特殊安全性试验资料和文献资料
	22	复方制剂中多种成分药效、毒性、药代动力学相互影响的试验资料及文献资料
	23	致突变试验资料及文献资料
	24	生殖毒性试验资料及文献资料
	25	致癌试验资料及文献资料
	26	依赖性试验资料及文献资料
	27	非临床药代动力学试验资料及文献资料
临床试验资料	28	国内外相关的临床试验资料综述
	29	临床试验计划及研究方案
	30	临床研究者手册
	31	知情同意书样稿、伦理委员会批准件
	32	临床试验报告

2005年《药品注册管理办法》中的附件二"化学药品注册分类及申报资料要求"对药品注册资料的行文及翻译要求与2002年《药品注册管理办法》基本相同，对药品注册资料的装订要求也与2002年《药品注册管理办法》基本相同。

提交文件时，要求可以采用档案袋形式（见图2-5），以便装订与运送。

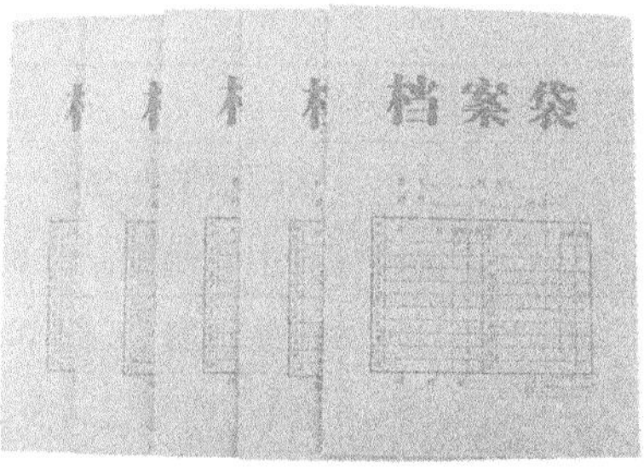

图2-5　提交药品注册资料的档案袋

（四）2007年的《药品注册管理办法》

虽然2005年的《药品注册管理办法》在实施过程中对规范药品的审评、审批起到了积极作用，但是也暴露了存在的突出问题和薄弱环节。这些问题主要有以下方面：一是药品注册与监督管理脱节。该办法主要对受理、审评、审批等方面进行规定，而对原始资料的审查、生产现场的检查、产品质量的检验等方面要求不够，监督措施缺少。一些申报单位的研究资料不够规范，药品的安全性难以保证。二是审评、审批标准偏低，造成企业创制新药的积极性不高。由于相关法规未设定必要的条件，鼓励创新不足，造成简单改剂型品种和仿制品种的申报数量急剧增多，低水平重复情况较多。三是监督管理不严，如审评审批权力配置不够合理、程序不够严密、过程不够透明等。因此，需对2005年《药品注册管理办法》进行修订。

2007年《药品注册管理办法》主要将2005年《药品注册管理办法》中的16章211条变更为15章177条，重点修订的内容主要有以下3个方面：一是加强真实性核查，从制度上保证申报资料和样品的真实性、科学性和规范性，严厉打击药品研制和申报注册中的造假行为，从源头上确保药品的安全性。二是合理配置监管资源，明确分工，各司其职，形成多部门参与，各部门相互协调、制约的工作格局；明确信息公开、责任追究等制度，健全药品注册责任体制。三是提高审评、审批标准，鼓励创新，限制低水平重复。有关化学药品注册的申报资料项目见表2-5。

表2-5　2007年《药品注册管理办法》中化学药品注册的申报资料项目❶

资料分类	编号	申报资料项目
综述资料	1	药品名称
	2	证明性文件

❶ 国家食品药品监督管理局．药品注册管理办法[EB/OL].（2007-07-10）[2024-06-20]. https://www.gov.cn/zhengce/2007-07/11/content_2602988.htm.

续表

资料分类	编号	申报资料项目
综述资料	3	立题目的与依据
	4	对主要研究结果的总结及评价
	5	药品说明书、起草说明及相关参考文献
	6	包装、标签设计样稿
药学研究资料	7	药学研究资料综述
	8	原料药生产工艺的研究资料及文献资料；制剂处方及工艺的研究资料及文献资料
	9	确证化学结构或者组分的试验资料及文献资料
	10	质量研究工作的试验资料及文献资料
	11	药品标准及起草说明，并提供标准品或者对照品
	12	样品的检验报告书
	13	原料药、辅料的来源及质量标准、检验报告书
	14	药物稳定性研究的试验资料及文献资料
	15	直接接触药品的包装材料和容器的选择依据及质量标准
药理毒理研究资料	16	药理毒理研究资料综述
	17	主要药效学试验资料及文献资料
	18	一般药理学的试验资料及文献资料
	19	急性毒性试验资料及文献资料
	20	长期毒性试验资料及文献资料
	21	过敏性（局部、全身和光敏毒性），溶血性和局部（血管、皮肤、黏膜、肌肉等）刺激性等特殊安全性试验资料和文献资料
	22	复方制剂中多种成分药效、毒性、药代动力学相互影响的试验资料及文献资料
	23	致突变试验资料及文献资料
	24	生殖毒性试验资料及文献资料
	25	致癌试验资料及文献资料
	26	依赖性试验资料及文献资料
	27	非临床药代动力学试验资料及文献资料
临床试验资料	28	国内外相关的临床试验资料综述
	29	临床试验计划及研究方案
	30	临床研究者手册
	31	知情同意书样稿、伦理委员会批准件
	32	临床试验报告

2007年《药品注册管理办法》中的“附件2：化学药品注册分类及申报资料要求”，对药

品注册资料的行文及翻译要求除了与2005年《药品注册管理办法》相同之外，还首次提出了通用技术文件（Common Technical Document，CTD）格式及对译文的要求。

（1）申报资料按照化学药品申报资料项目要求报送。申请未在国内外获准上市销售的药品，按照注册分类1的规定报送资料；其他品种按照注册分类3的规定报送资料，也可以报送ICH规定的CTD资料，但综述资料部分应按照化学药品申报资料项目要求报送。属于注册分类1的药物应至少是在国外已进入Ⅱ期临床试验的药物。

（2）全部申报资料应当使用中文并附原文，其他文种的资料可附后作为参考。中文译文应与原文内容一致。

对药品注册资料的装订要求也基本与2005年《药品注册管理办法》相同。提交文件的形式也与2005年《药品注册管理办法》相同，采用档案袋形式（见图2-6）。

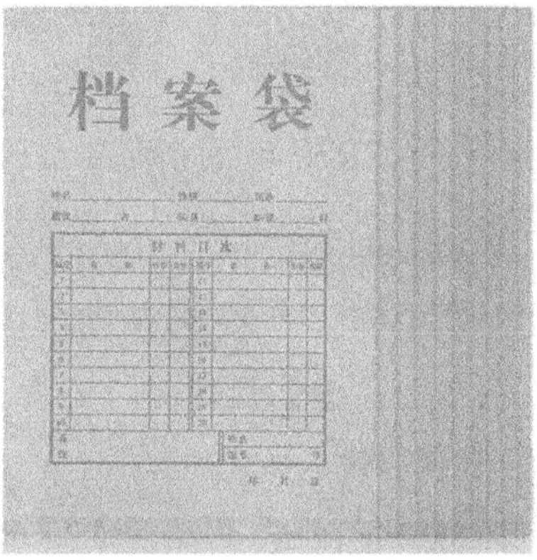

图2-6　提交药品注册资料的档案袋

四、完善阶段——国家药品监管部门受理、审批

2015年，国务院发布《关于改革药品医疗器械审评审批制度的意见》，就药品医疗器械审评审批实践中日益凸显的问题提出了多条意见，如开展药品上市许可持有人制度试点工作、落实行政相对人的主体责任、按照国际通用规则和技术指导原则严格要求行政相对人、将药品注册申请调整为集中受理等。

2016年3月，CFDA根据《关于授权国务院在部分地方开展药品上市许可持有人制度试点和有关问题的决定》制订化学药品注册分类工作改革方案，对化学药品注册分类类别进行调整，将化学药品新注册分类共分为5个类别，其中对新药进行重新定义，以体现更加科学和国际化的标准。对于创新药，一是强调创新性，即应当具备“全球新”的物质结构；二是强调药物具有临床价值。对于改良型新药，强调优效性，即相较于被改良的药品具有明显的临床优势。对于仿制药，强调一致性，被仿制药品为原研药品，其质量和疗效应当与原研药品一致。

CFDA药品注册司按照药品注册申报量排名，选择北京、上海、山东、江苏、浙江、四川等10余个药品注册省（直辖市），组织抽调各省级药品注册处的骨干，成立专项组讨论药品注册集中受理的组织形式、工作模式和审查标准，最终于2017年11月发布《关于调整药品注册受理工作的公告》，自2017年12月1日起，将由省级食品药品监督管理部门受理、国家食品药品监督管理总局审评审批的药品注册申请，调整为国家食品药品监督管理总局集中受理。

2017年，国家食品药品监督管理总局加入ICH，并于2018年成功当选ICH管理委员会成员。ICH发布的技术指南不仅在其成员国之间运用，而且被许多非成员国家药品监管机构接受和转化，成为药品注册领域重要的国际规则制定机制。我国加入ICH并成为管理委员会成员，大力推动了药品注册标准的科学化发展，加快了药品注册技术要求与国际要求的协调和统一。

（一）2020年的《药品注册管理办法》

2020年3月，国家市场监督管理总局发布《药品注册管理办法》[1]，将集中受理的要求在办法中固化下来，除了辖区内药品5年1次再注册及上市后的中等变更由省、自治区、直辖市药品监督管理部门负责之外，其他药品注册申请的行政受理工作均由国家药品监管部门负责。

2020年新版《药品注册管理办法》明确规定4个新药上市注册加速通道，即突破性治疗药物、附条件批准、优先审评审批、特别审批程序。在2015年药品医疗器械审评审批制度改革前，中国新药的批准时间较慢。临床试验审批曾严重限制新药审批速度。2018年，临床试验60天默许制给临床试验申请带来质的飞跃。加快审评审批制度改革的一系列政策，将新药审批时间大大缩短，使新药实现境内外同步注册上市成为可能。审评审批制度改革直接促进我国上市获批新药数量的大幅度增加。

国家药品审评中心审评员截至2015年年底只有150人左右，到2018年已增至约700人，同时组建了由626名外聘专家组成的评审专家团（含35名院士）。[2]在监管审批方面，该中心坚持药品审评审批“科学监管”“公平公正”“公开透明”的管理原则，基于科学和风险的评估理念，不断提高审评审批的质量和效率。化学药品注册分类1、2、5.1类申报资料要求（试行）见表2-6。

化学药品注册分类3、4、5.2类申报资料要求（试行）见表2-7。

[1] 国家市场监督管理总局. 药品注册管理办法［EB/OL］.（2020-01-22）［2024-06-20］. https://www.samr.gov.cn/zw/zfxxgk/fdzdgknr/fgs/art/2023/art_3275cb2a929d4c34ac8c0421b2a9c257.html.

[2] 中国医药创新促进会，中国外商投资企业协会药品研制和开发行业委员会. 构建中国医药创新生态系统（2021—2025）［EB/OL］.（2021-10-10）［2024-06-20］. http://www.phirda.com/upload/file/2110/289213.pdf.

表 2-6　化学药品注册分类 1、2、5.1 类申报资料要求（试行）❶

资料分类	编号	CTD 编号	申报项目相关资料
概要	1		药品名称
	2		证明性文件
	2.1		注册分类 1、2、3 类证明性文件
	2.2		注册分类 5.1 类证明性文件
	3		立题目的与依据
	4		自评估报告
	5		上市许可人信息
	6		原研药品信息
	7		药品说明书、起草说明及相关参考文献
	8		包装、标签设计样稿
主要研究信息汇总表	9		药学研究信息汇总表
	10		非临床研究信息汇总表
	11		临床研究信息汇总表
药学研究资料	12	3.2.S	原料药
	12.1	3.2.S.1	基本信息
	12.2	3.2.S.2	生产信息
	12.3	3.2.S.3	特性鉴定
	12.4	3.2.S.4	原料药的质量控制
	12.5	3.2.S.5	对照品
	12.6	3.2.S.6	包装材料和容器
	12.7	3.2.S.7	稳定性
	13	3.2.P	制剂
	13.1	3.2.P.1	剂型及产品组成
	13.2	3.2.P.2	产品开发
	13.3	3.2.P.3	生产
	13.4	3.2.P.4	原辅料的控制
	13.5	3.2.P.5	制剂的质量控制
	13.6	3.2.P.6	对照品
	13.7	3.2.P.7	稳定性
非临床研究资料	14		非临床研究资料综述
	15		主要药效学试验资料及文献资料

❶ 国家药品监督管理局药品审评中心. 化学药品注册受理审查指南（试行）[EB/OL].(2020-07-02)[2024-06-20]. https://www.cde.org.cn/main/policy/regulatview/e1987393200533f8eb627c742f6eccc1.

续表

资料分类	编号	CTD 编号	申报项目相关资料
非临床研究资料	16		安全药理学的试验资料及文献资料
	17		单次给药毒性试验资料及文献资料
	18		重复给药毒性试验资料及文献资料
	19		遗传毒性试验资料及文献资料
	20		生殖毒性试验资料及文献资料
	21		致癌试验资料及文献资料
	22		依赖性试验资料及文献资料
	23		过敏性(局部、全身和光敏毒性)、溶血性和局部(血管、皮肤、黏膜、肌肉等)刺激性等特殊安全性试验资料及文献资料
	24		其他安全性试验资料及文献资料
	25		非临床药代动力学试验资料及文献资料
	26		复方制剂中多种成分药效、毒性、药代动力学相互影响的试验资料及文献资料
临床试验资料	27		临床试验综述资料
	28		临床试验计划及研究方案
	29		数据管理计划、统计分析计划
	30		临床研究者手册
	31		知情同意书样稿、伦理委员会批准件;科学委员会审查报告
	32		临床试验报告
	33		临床试验数据库电子文件(原始数据库、衍生的分析数据库及其变量说明文件)
	34		数据管理报告、统计分析报告

表2-7　化学药品注册分类3、4、5.2类申报资料要求(试行)❶

资料分类	编号	CTD 编号	申报项目相关资料
概要	1		药品名称
	2		证明性文件
	2.1		注册分类4类证明性文件
	2.2		注册分类5.2类证明性文件
	3		立题目的与依据

❶ 国家药品监督管理局药品审评中心．化学药品注册受理审查指南(试行)[EB/OL].(2020-07-02)[2024-06-20]. https://www.cde.org.cn/main/policy/regulatview/e1987393200533f8eb627c742f6eccc1.

续表

资料分类	编号	CTD 编号	申报项目相关资料
概要	4		自评估报告
	5		上市许可人信息
	6		原研药品信息
	7		药品说明书、起草说明及相关参考文献
	8		包装、标签设计样稿
原料药	9	2.3.S	原料药药学研究信息汇总表
	10	3.2.S	原料药药学申报资料
	10.1	3.2.S.1	基本信息
	10.2	3.2.S.2	生产信息
	10.3	3.2.S.3	特性鉴定
	10.4	3.2.S.4	原料药的质量控制
	10.5	3.2.S.5	对照品
	10.6	3.2.S.6	包装材料和容器
	10.7	3.2.S.7	稳定性
制剂	11	2.3.P	制剂药学研究信息汇总表
	12	3.2.P	制剂药学申报资料
	12.1	3.2.P.1	剂型及产品组成
	12.2	3.2.P.2	产品开发
	12.3	3.2.P.3	生产信息
	12.4	3.2.P.4	原辅料的控制
	12.5	3.2.P.5	制剂的质量控制
	12.6	3.2.P.6	对照品
	12.7	3.2.P.7	稳定性
非临床研究资料	13	2.4.P	制剂非临床研究信息汇总表
	14		制剂非临床研究申报资料
	14.1	4.2.2	药代动力学
	14.2	4.2.3	毒理学
临床试验资料	15	2.5.P	制剂临床试验信息汇总表
	16		制剂临床试验申报资料
	16.1	5.2	临床试验项目汇总表
	16.2	5.3	生物等效性试验报告
	16.2.1	5.3.1.2.1	空腹生物等效性试验报告
	16.2.2	5.3.1.2.2	餐后生物等效性试验报告

续表

资料分类	编号	CTD 编号	申报项目相关资料
临床试验资料	16.2.3	5.3.1.4	方法学验证及生物样品分析报告
	16.3	5.3.5.4	其他临床试验报告
	16.4	5.4	参考文献

(二)关于申报资料文字体例与整理格式的要求

2018年1月,为落实中共中央办公厅、国务院办公厅《关于深化审评审批制度改革鼓励药品医疗器械创新的意见》精神,鼓励药品创新,推动药品注册技术标准与国际接轨,加快药品审评审批,加强药品全生命周期管理,国家食品药品监督管理总局决定在药品注册和使用过程中,适用5个ICH二级指导原则❶,即《M4:人用药物注册申请通用技术文档(CTD)》《E2A:临床安全数据的管理:快速报告的定义和标准》《E2D:上市后安全数据的管理:快速报告的定义和标准》《M1:监管活动医学词典(MedDRA)》《E2B(R3):临床安全数据的管理:个例安全报告传输的数据元素》。

2019年4月和2020年7月,国家药品监督管理局和国家药品监督管理局药品审评中心分别发布《M4:人用药物注册申请通用技术文档(CTD)》模块一文件及CTD中文版的通告❷、《M4模块一行政文件和药品信息》的通告❸,其中对CTD中模块一的文件内容及格式进行了规定。

2020年7月,根据《国家药监局关于实施〈药品注册管理办法〉有关事宜的公告》,为推进相关配套规范性文件、技术指导原则起草制定工作,药品审评中心按照国家药品监督管理局的部署,组织制定、发布了《药品注册申报资料格式体例与整理规范》。❹这是中国国内首次对注册资料的格式进行详细规定和阐述。有关药品注册申报资料的文字体例及纸张规范见表2-8。

---

❶ 经济日报.国家食药监总局将适用五个国际人用药品注册技术协调会(ICH)二级指导原则[EB/OL].(2018-01-25)[2024-06-18]. http://www.ce.cn/cysc/sp/info/201801/25/t20180125_27911077.shtml.

❷ 国家药品监督管理局.国家药监局关于发布《M4:人用药物注册申请通用技术文档(CTD)》模块一文件及CTD中文版的通告[EB/OL].(2019-04-17)[2024-06-18]. https://www.nmpa.gov.cn/xxgk/ggtg/ypggtg/ypqtggtg/20190417174001488.html.

❸ 国家药品监督管理局药品审评中心.国家药监局药审中心关于发布《M4模块一行政文件和药品信息》的通告[EB/OL].(2020-07-01)[[2024-06-18]. https://www.cde.org.cn/main/news/viewInfoCommon/99593ac731ab51b87ad7892a84e17924.

❹ 国家药品监督管理局药品审评中心.国家药监局药审中心关于发布《药品注册申报资料格式体例与整理规范》的通告[EB/OL].(2020-07-09)[2024-06-18]. https://www.cde.org.cn/main/news/viewInfoCommon/af889a81f4ed83f6768f4a78f750e44c.

表 2-8　药品注册申报资料的文字体例及纸张规范❶

项目	要求
字体	中文：宋体；英文：Times New Roman
字号	中文：不小于小四号字，表格不小于五号字；申报资料封面加粗四号；申报资料项目目录小四号，脚注五号字。 英文：叙述性文本推荐 Times New Roman 的 12 号字。
字体颜色	黑色
行间距	至少为单倍行距。
页边距	纵向页面：推荐左边距离不小于 2.5 cm、上边距离不小于 2 cm、其他边距不小于 1 cm； 横向页面：推荐上边距离不小于 2.5 cm、右边距离不小于 2 cm、其他边距不小于 1 cm。
页眉、页脚	文件的所有页面都应包含一个具有唯一性的页眉或页脚，简要介绍文件的主题。 页眉和页脚信息在上述页边距内显示，保证文本在打印或装订中不丢失信息。
编写页码	有书写内容的页面应编写页码，每份文件都应从第一页开始编制页码，但是具体的参考文献例外，已存的杂志的页码编制（对该类文件来说）已经足够。 单面书写的文件材料在其正中编写页码；双面书写的文件材料，正面与背面均在其正中编写页码。图样页码编写在标题栏外。
译文	外文资料应翻译成中文，申请人应对翻译的准确性负责。
纸张规格	申报资料使用国际标准 A4 型（297 mm×210 mm）规格、纸张重量 80 g。 纸张双面或单面打印，内容应完整、清楚，不得涂改；申报资料所附图片、照片须清晰易辨，不宜使用复印图片或彩色喷墨打印方式。

有关药品注册申报资料的整理装订规范见表 2-9。

表 2-9　药品注册申报资料的整理装订规范❷

项目	要求
数量与装袋方式	·药物临床试验申请或药品上市许可申请：2 套完整申请资料（至少 1 套为原件）+1 套综述资料［应包括模块一、模块二，中药应包括行政文件和药品信息、药品注册检验报告（如适用）］，每套装入相应的申请表

❶ 国家药品监督管理局药品审评中心．国家药监局药审中心关于发布《药品注册申报资料格式体例与整理规范》的通告［EB/OL］．（2020-07-09）［2024-06-18］．https://www.cde.org.cn/main/news/viewInfoCommon/af889a81f4ed83f6768f4a78f750e44c.

❷ 国家药品监督管理局药品审评中心．国家药监局药审中心关于发布《药品注册申报资料格式体例与整理规范》的通告［EB/OL］．（2020-07-09）［2024-06-18］．https://www.cde.org.cn/main/news/viewInfoCommon/af889a81f4ed83f6768f4a78f750e44c.

续表

项目	要求
数量与装袋方式	·变更申请或境外生产药品再注册:2套完整申请资料(至少1套为原件),每套装入相应的申请表 ·供核查检验用的光盘1套:含全套申报资料和临床试验数据库(如适用)
申报资料袋封面	·档案袋封面注明:申请事项、注册分类、药品名称、本袋为第×套第×袋(每套共×袋)、原件或复印件、联系人、联系电话、申请人或注册代理机构名称等 ·多规格的品种为同一册申报资料时,申报资料袋封面须显示多规格(同一封面)
申报资料项目封面	·每项资料加"封面",每项资料封面上注明:药品名称、资料项目编号、资料项目名称、申请人或注册代理机构、联系人姓名、联系电话、地址等 ·右上角注明资料项目编号,左上角注明注册分类 ·各项资料之间应当使用明显的区分标志。各项文件通过标签与其他文件分开
整理排序	·按照现行申报资料要求的项目顺序整理申报资料,装订成册的文件材料排列文字在前,照片及图谱在后 ·有译文的外文资料,译文在前,原文在后
装订	·按不同模块资料分类顺序,分别打孔装订成册 ·装订成册的申报资料内不同幅面的文件材料要折叠为统一幅面,破损的要先修复。幅面一般采用国际标准A4型(297 mm×210 mm) ·资料宜采用打孔线装方式装订,每册申报资料的厚度一般不大于300张。在可能的情况下,无须将申报资料与附件分开装订,确需分开装订的,每册应加封面,封面内容除总册数和册号外,其他应相同,区分方式为如某项资料有3册时,可用"第1册共3册"在封面项目名称下标注
装袋	·申报资料的整理形式按照不同专业,分类单独整理装袋,一般不得合并装袋;通用名称核准资料、非处方药适宜性审查资料和医疗器械部分资料(如适用),应单独装袋。每套资料装入独立的档案袋,档案袋使用足够强度牛皮纸,以免破损 ·当单专业申报资料无法装入同一个资料袋时,可用多个资料袋进行分装,并按本专业研究资料目录有序排列,同一资料项目编号的研究资料放置在同一资料袋中,确保每袋资料之间有完整的逻辑关系
照片资料的整理	·将照片与文字说明一起固定在芯页上,芯页的规格为297 mm×210 mm ·根据照片的规格、画面和说明的字数确定照片固定位置 ·照片必须固定在芯页正面(装订线右侧) ·装订成册的申报资料内的芯页数量以30页左右为宜
光盘	·同时提交光盘的,应使用可记录档案级光盘刻盘,并将光盘装入光盘盒,盒上须注明品名、申报单位、本套光盘共×张、本盘为第×张、联系人及电话等信息,加盖申请人或注册代理机构公章

续表

项目	要求
光盘	·光盘盒应封装于档案袋中，档案袋封面也应注明品名、申报单位，加盖申请人或注册代理机构公章，随申报资料原件一并提交

提交有关注册资料的形式见图2-7。

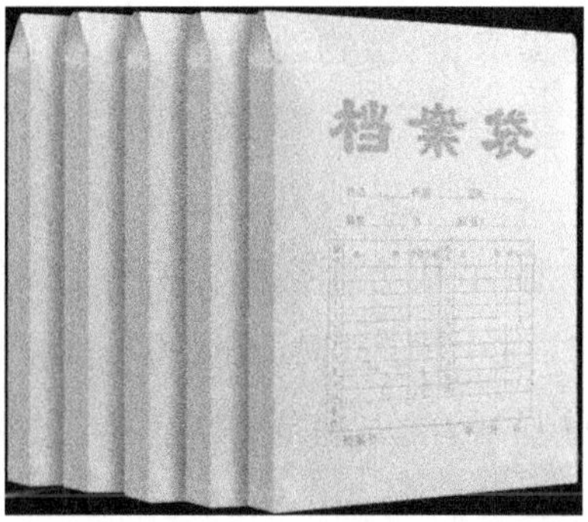

图2-7　提交药品注册资料的档案袋

第二节　《中国药典》的发展历程

《中国药典》(*Chinese Pharmacopoeia*，ChP)是一部具有法律性质的国家药品标准，作为药品生产、供应、使用、检验和管理部门判定药品是否符合国家规定的共同依据，目前是由国家药品监督管理局国家药典委员会负责编纂，共出版了十一版。《中国药典》的发展历程见图2-8。

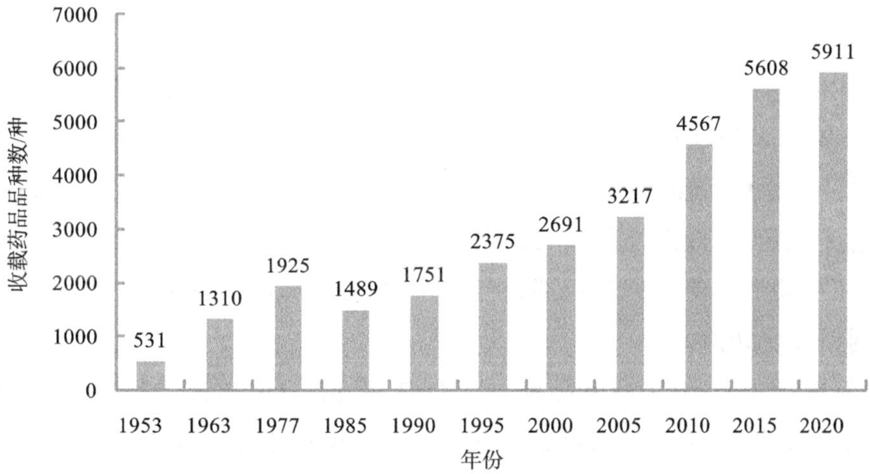

图2-8　《中国药典》的发展历程

1949年以后，中央人民政府卫生部下设的药政司组织编纂并颁布的第一部《中华人民共和国药典》(1953年版)及《中国生物制品规程》，共收载品种531种，其中化学药215种、植物药与油脂类65种、动物药13种、抗生素2种、生物制品25种、各类制剂211种。该版药典出版后，结合当时制药工业生产和检验工作迅速发展的实际情况，1957年又出版了《中国药典》(1953年版第一增补本)。

《中国药典》(1963年版)增收了人们习用的中药材和中成药,分为一、二两部,收载品种1310种,其中一部收载中药材446种、中成药197种,二部收载化学合成药和抗生素等667种。

《中国药典》(1977年版)仍分一、二两部,收载品种1925种,其中一部收载中药材、中药提取物、植物油脂和单味药材制剂、成方制剂等1152种,二部收载化学合成药、抗生素、生物化学药等773种。

《中国药典》(1985年版)收载品种1489种,其中一部收载中药材、植物油脂和单味药材制剂、成方制剂等713种,二部收载化学药品、抗生素、生化药品、医用同位素等776种。

《中国药典》(1990年版)收载品种1751种,其中一部收载中药材、植物油脂和单味药材制剂、成方制剂等784种,二部收载化学药品、抗生素、生化药品、生物制品和放射性药品及其制剂、辅料等967种。

《中国药典》(1995年版)收载品种2375种,其中一部收载中药材、植物油脂和单味药材制剂、成方制剂等920种,二部收载化学药品、抗生素、生化药品、生物制品等1455种。与前面几版药典明显不同的是,该版药典二部中药品的中文名称只收载药品通用名称,不再列副名;药品外文名称取消了拉丁名,改用英文名。

《中国药典》(2000年版)收载品种2691种,其中一部收载中药材、中药成方制剂992种,二部收载化学药品、抗生素、生化药品、放射性药品、生物制品共l699种。

《中国药典》(2005年版)收载品种3217种,由一部、二部、三部和附录组成,其中一部收载中药材及饮片、植物油脂和提取物、成方制剂和单味制剂等1146种,二部收载化学药品、抗生素、生化药品、放射性药品及其制剂,以及药用辅料等1970种。《中国药典》(2005年版)首次将生物制品单独列为一部,将《中国生物制品规程》并入,设为第三部,第三部收载生物制品共计101种。

《中国药典》(2010年版)收载品种总计4567种,由一部、二部、三部和附录组成,其中一部收载药材及饮片、植物油脂和提取物、成方和单味制剂共2165种,二部收载化学药品、抗生素、生化药品、放射性药品及药用辅料共2271种,三部收载生物制品131种,附录新增47种、修订154种。该版药典积极扩大收载品种范围,基本覆盖了《国家基本药物目录》的品种范围。

《中国药典》(2015年版)收载品种总计5608种,由一部、二部、三部和四部组成。其中,一部收载药材和饮片、植物油脂和提取物、成方制剂和单味制剂等,品种共计2598种;二部收载化学药品、抗生素、生化药品及放射性药品等共计2603种;三部收载生物制品137种。为解决长期以来各部药典检测方法重复收录,方法之间不协调、不统一、不规范的问题，该版药典对各部药典的共性附录进行整合，将原附录更名为“通则”，包括制剂通则、检定方法、标准物质、试剂试药和指导原则；重新建立规范的编码体系，并首次将通则、药用辅料单独作为第四部。四部收载通则总计317个，药用辅料270种。

《中国药典》(2020年版)收载品种总计5911种，由一部、二部、三部和四部组成。其中，一部中药收载2711种，二部化学药收载2712种，三部生物制品收载153种，四部收载通用技术要求361个，药用辅料收载335种。[1]

《中国药典》自1985年版后步入正轨，每5年修订出版一次，时至今日。与此同时，《中国药典》英文版出版了1988年版、1993年版、1997年版、2002年版、2005年版、2010年版、2015年版、2020年版共8版。前两版《中国药典》英文版为选编，收载品种为中药、化学药。

第三节　中国医疗器械注册文件翻译要求的发展历程

相对于药品注册管理，中国医疗器械注册管理工作起步比较晚，基础相对薄弱。从1996年至今，我国共出台了五版医疗器械产品注册管理办法，已经形成了一套比较完整的医疗器械注册法规体系，对规范医疗器械注册工作、保障公众用械安全、维护国家利益均起到了积极的作用。医疗器械注册法规的变迁见图2-9。

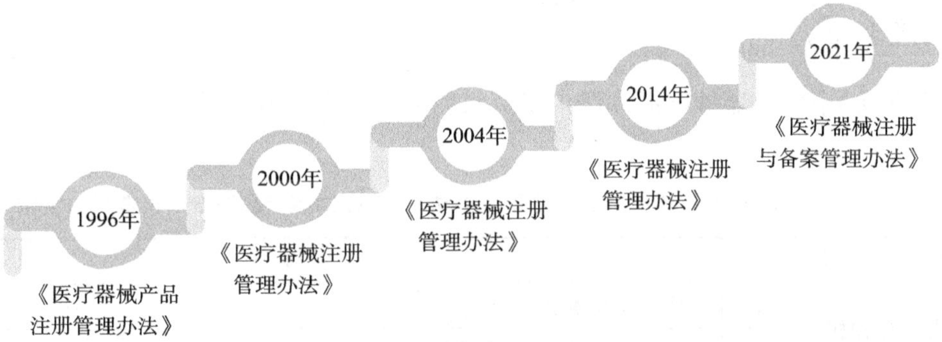

图2-9　医疗器械注册法规的变迁

一、1996年版《医疗器械产品注册管理办法》

医疗器械注册管理工作可以追溯到20世纪80年代末，当时的医药行业管理部门是国

[1] 国家药典委员会. 中华人民共和国药典2020年版[EB/OL].(2020-04-16)[2024-06-20]. https://ydz.chp.org.cn/#/main.

家医药管理局。根据国务院的授权，国家医药管理局负责药品、医疗器械工业生产与市场流通的统一管理。但是，由于医疗器械所涉及专业领域的多样性及我国当时医疗器械生产水平相对不高，尚未形成统一的行业，所以此前相当长一段时间内我国医疗器械生产与市场管理都是分散在当时不同的工业管理部门中进行的，而当时国家医药管理局只有与药品相关的司设置，而没有专门负责医疗器械管理的司。20世纪80年代末，为了承担对医疗器械实行统一管理的职责，筹备成立医疗器械司，又考虑到缺乏医疗器械管理经验的实际，国家医药管理局决定派遣医疗器械管理考察团赴发达国家学习取经。从1988年到1996年，国家医药管理局每年多次派出医疗器械管理考察团赴美国、欧洲、加拿大、澳大利亚、日本等发达国家和地区，考察了解其对医疗器械实行监管的历史、体制、模式、技术手段和具体法律法规等。

在不断取经的过程中，1990年我国发布了医疗器械管理办法，其中对医疗器械注册进行了详细规定。也可以说，自此中国正式建立了医疗器械注册制度。

1996年9月6日，国家医药管理局发布了《医疗器械产品注册管理办法》。该办法共17条，明确医疗器械产品的定义，划分分级管理的责任主体，规定医疗器械注册的形式、程序、时限，确定初步的处罚原则和与之相关的配套文件，如《医疗器械产品临床试用暂行规定》《医疗器械产品临床验证暂行规定》等，构建了基本的医疗器械注册法规体系。1996年版《医疗器械产品注册管理办法》的重要意义有：一是全国实行统一的医疗器械注册制度；二是把境外医疗器械纳入国家管理的范畴。

之后，我国对进口医疗器械管理的实行延至1998年。随着改革开放的不断深入，国务院法制办公室在1998年重新启动医疗器械法规的制定工作。1996年版《医疗器械产品注册管理办法》中医疗器械产品注册申报资料的要求见表2-10。

表2-10　1996年版《医疗器械产品注册管理办法》中医疗器械产品注册申报资料的要求❶

医疗器械产品分类	编号	申报资料要求
第一类医疗器械产品的准产注册	1	产品标准及编制说明
	2	产品性能自测报告（出厂检验报告）
	3	产品使用说明书

❶ 国家医药管理局.医疗器械产品注册管理办法［EB/OL］.（1996-09-06）［2024-06-20］. https://wenku.baidu.com/view/4e85ee43f76527d3240c844769eae009581ba2f1.html?_wkts_=1731293574103&bdQuery=%E3%80%8A%E5%8C%BB%E7%96%97%E5%99%A8%E6%A2%B0%E4%BA%A7%E5%93%81%E6%B3%A8%E5%86%8C%E7%AE%A1%E7%90%86%E5%8A%9E%E6%B3%95%E3%80%8B1996&needWelcomeRecommand=1.

续表

医疗器械产品分类	编号	申报资料要求
第二类医疗器械产品的试产注册	1	试制报告
	2	产品标准及编制说明
	3	产品性能自测报告(出厂检验报告)
	4	省级医疗器械管理部门认可的医疗器械质检机构出具的产品型式试验报告
	5	产品临床研究或临床验证报告
	6	产品使用说明书
第三类医疗器械产品的试产注册	1	产品技术报告
	2	产品标准及编制说明
	3	产品性能自测报告(出厂检验报告)
	4	国家医药管理局认可的医疗器械质检中心出具的产品形式试验报告
	5	产品临床研究或临床验证报告
	6	产品使用说明书
境外企业生产的医疗器械产品的注册	1	申请人及生产者的合法生产、经营资格的证明文件
	2	批准该产品进入市场的证明文件
	3	产品质量标准
	4	产品使用说明书
	5	生产者的产品质量保证书
	6	在中国指定服务机构的证明及相关文件

二、2000年版《医疗器械注册管理办法》

2000年4月5日,国家药品监督管理局发布了《医疗器械注册管理办法》。该办法全文共6章31条,与1996年版《医疗器械产品注册管理办法》相比,虽然医疗器械注册管理的大体框架没有原则性变化,但对原有的部分条款内容进行了较大的改动。一是注册时限由原来的40个工作日改为国产第一类30个工作日、国产第二类60个工作日、国产第三类和境外产品90个工作日;二是第二类、第三类境外产品都需要在中国进行注册检验,注册资料中增加了提供临床试验报告的要求;三是规定了临床试验报告的提供方式,《医疗器械注册临床试验报告分项规定》作为该办法的附件一并发布;四是增加了注册证变更和补办的条款。2000年版《医疗器械注册管理办法》中医疗器械注册申报资料的要求见表2-11。

表2-11　2000年版《医疗器械注册管理办法》中医疗器械注册申报资料的要求❶

注册分类	编号	申报资料要求
境内企业生产的第一类医疗器械产品的注册	1	医疗器械生产企业资格证明
	2	注册产品标准及编制说明
	3	产品全性能自测报告
	4	企业产品生产现有资源条件及质量管理能力(含检测手段)的说明
	5	产品使用说明书
	6	所提交材料真实性的自我保证声明
境内企业生产的第二类、第三类医疗器械的试产注册	1	医疗器械生产企业资格证明
	2	产品技术报告
	3	安全风险分析报告
	4	注册产品标准及编制说明
	5	产品性能自测报告
	6	国家药品监督管理局认可的医疗器械质量检测机构近一年内(生物材料为临床试验前半年内)出具的产品试产注册型式检测报告
	7	两家以上临床试验基地的临床试验报告
	8	产品使用说明书
	9	所提交材料真实性的自我保证声明
境外企业生产的医疗器械注册	1	生产者的合法生产资格的证明文件
	2	申请者的资格证明文件
	3	原产国(地区)政府批准或认可的该产品作为医疗器械进入该国市场的证明文件
	4	注册产品技术标准,即注册产品的安全要求和技术性能要求及其对应的试验方法(第三类产品应提供两份)
	5	产品使用说明书
	6	国家药品监督管理局认可的医疗器械质量检测机构近一年内出具的型式试验报告(适用于第二类、第三类产品)
	7	医疗器械临床试验报告
	8	生产者出具的产品质量保证书,承诺在中国注册销售的产品与在原产国(地区)上市的相同产品的质量完全一致
	9	在中国指定售后服务机构的委托书、被委托机构的承诺书及营业执照
	10	所提交材料真实性的自我保证声明

❶ 国家药品监督管理局.医疗器械注册管理办法[EB/OL].(2000-04-05)[2024-06-20]. https://www.gov.cn/gongbao/content/2000/content_60467.htm.

三、2004年版《医疗器械注册管理办法》

2004年8月9日，国家食品药品监督管理局发布了《医疗器械注册管理办法》。该办法全文共9章56条、12个附件，主要变化如下。

（1）取消了以往境内医疗器械产品分段注册的方式，国产医疗器械不再需要试产注册，一律定为准产注册，注册证有效期为4年。

（2）医疗器械注册检验和医疗器械临床试验独立成章，表明医疗器械检验和临床试验在整个注册过程中的重要性和复杂性受到了主管部门的重视。

（3）对医疗器械重新注册提出再评价的概念及注册证在有效期内产品类别发生调整或有实质性改变时申请变更重新注册的要求。

（4）对各种申报形式的资料要求进行明确和细化。

有关该办法中医疗器械注册申报资料的要求见表2-12。

表2-12　2004年版《医疗器械注册管理办法》中医疗器械注册申报资料的要求[1]

医疗器械注册分类	编号	申报资料要求
境内第一类医疗器械注册	1	境内医疗器械注册申请表
	2	医疗器械生产企业资格证明；营业执照副本
	3	适用的产品标准及说明
	4	产品全性能检测报告
	5	企业生产产品的现有资源条件及质量管理能力（含检测手段）的说明
	6	医疗器械说明书
	7	所提交材料真实性的自我保证声明
境内第二类、第三类医疗器械注册	1	境内医疗器械注册申请表
	2	医疗器械生产企业资格证明
	3	产品技术报告
	4	安全风险分析报告
	5	适用的产品标准及说明
	6	产品性能自测报告
	7	医疗器械检测机构出具的产品注册检测报告
	8	医疗器械临床试验资料
	9	医疗器械说明书

[1] 国家食品药品监督管理局．医疗器械注册管理办法[EB/OL]．(2004-08-09)[2024-06-20]．https://www.nmpa.gov.cn/yaopin/ypfgwj/ypfgbmgzh/20040809163501696.html.

续表

医疗器械注册分类	编号	申报资料要求
境内第二类、第三类医疗器械注册	10	产品生产质量体系考核(认证)的有效证明文件——根据对不同产品的要求,提供相应的质量体系考核报告
	11	所提交材料真实性的自我保证声明
境外医疗器械注册	1	境外医疗器械注册申请表
	2	医疗器械生产企业资格证明
	3	申报者的营业执照副本和生产企业授予的代理注册的委托书
	4	境外政府医疗器械主管部门批准或者认可的该产品作为医疗器械进入该国(地区)市场的证明文件
	5	适用的产品标准
	6	医疗器械说明书
	7	医疗器械检测机构出具的产品注册检测报告(适用于第二类、第三类医疗器械)
	8	医疗器械临床试验资料
	9	生产企业出具的产品质量保证书
	10	生产企业在中国指定代理人的委托书、代理人的承诺书及营业执照或者机构登记证明:代理人的承诺书所承诺的内容应当与生产企业委托书中委托的事宜一致。代理人还应当在承诺书中承诺负责报告医疗器械不良事件,并负责与(食品)药品监督管理部门联系
	11	在中国指定售后服务机构的委托书、受委托机构的承诺书及资格证明文件
	12	所提交材料真实性的自我保证声明

四、2014年版《医疗器械注册管理办法》

2014年7月30日,国家食品药品监督管理总局发布了《医疗器械注册管理办法》《体外诊断试剂注册管理办法》《医疗器械说明书和标签管理规定》《医疗器械生产监督管理办法》《医疗器械经营监督管理办法》等五部规章。2014年版《医疗器械注册管理办法》无论是管理理念还是制度设置,都发生了重大的改变,全文共有11章82条。该办法发生的主要变化如下。

(1)更改审批程序:明确第一类(境内、境外医疗器械注册)应为产品备案,第二类、第三类为产品注册。鼓励创新医疗器械的开发,确定特别审批。

(2)医疗器械注册检验需要按照注册检验要求,而不是之前的产品标准,同时在检测完毕后须出具检验报告和预评价意见。

(3)医疗器械临床试验强调临床评价资料,明确只有注册检验合格并取得报告后,才能进行临床试验,还明确关于临床豁免的具体要求。

(4)对医疗器械临床试验审批提出更高的要求:临床试验必须符合医疗器械临床试验质量管理规范,对于列入临床试验较高风险医疗器械目录的产品,还必须获得国家食品药品监管部门的批准,对临床试验审批的具体材料名单进行规定,对临床试验审批时限及批准后的临床试验批件有效期进行规定。

(5)对注册体系核查项目进行明确阐述,也对进口第二类、第三类医疗器械的现场核查进行规定。

(6)对产品注册周期、特殊器械审批要求、产品注册撤销、行政复议、无分类产品的注册、注册变更周期、延续注册、产品类别调整的监管等均进行明确规定。

这些规章制度分别按照医疗器械产品风险程度的高低,科学设定审批与备案体系,详细规定产品注册(备案)及企业生产、经营许可的条件、程序、时限,明确企业的主体义务和责任,细化说明书和标签的要求,强化监管部门监督检查的手段和措施,严肃法律责任,为医疗器械注册(备案)和生产经营提供明确指引,为加强医疗器械监管与治理提供有力支撑。五部规章的出台对完善医疗器械监管法规体系,规范医疗器械市场秩序,促进医疗器械产业健康发展,保证医疗器械的安全有效,保障人体健康和生命安全具有重要意义。

2019年5月28日,国家药品监督管理局发布《关于实施医疗器械注册电子申报的公告》和《关于发布〈医疗器械注册申请电子提交技术指南〉的通告》,其中国家药品监督管理局组织开发了医疗器械注册电子申报信息化系统(electronic Regulated Product Submission,eRPS),要求医疗器械注册申请实现电子申报。[1]eRPS系统的业务范围为国家药品监督管理局医疗器械注册事项,包括境内第三类和进口第二类、第三类医疗器械注册、注册变更、延续注册,第三类高风险医疗器械临床试验审批,以及医疗器械说明书更改告知、医疗器械注册及许可事项变更复审、创新医疗器械特别审查等。

这是国家药品监督管理局参照国际医疗器械监管论坛(International Medical Device Regulators Forum,IMDRF)注册申报规范(Regulated Product Submission,RPS)工作组形成的注册申报资料目录(Table of Contents,ToC)制定的法规。[2]医疗器械注册申请人、注册人在进行线上医疗器械注册电子申报后,无须提交纸质资料。同时,国家药品监督管理局保留纸质资料的提交途径,纸质资料提交应当按照《医疗器械注册申请电子提交技术指南(试行)》的要求,与电子申报目录形式一致。《医疗器械注册申请电子提交技术指南(试行)》中有关进口第二类、第三类医疗器械注册申报资料电子目录见表2-13。

[1] 国家药品监督管理局.关于发布医疗器械注册申请电子提交技术指南的通告[EB/OL].(2019-05-31)[2024-06-18].https://www.nmpa.gov.cn/xxgk/ggtg/ylqxggtg/ylqxqtggtg/20190531174901613.html.

[2] International Medical Device Regulators Forum. IMDRF Table of Contents (ToC) Pilot Plan[EB/OL].(2015-07-08)[2024-06-18].https://www.imdrf.org/sites/default/files/docs/imdrf/final/procedural/imdrf-proc-150708-toc-pilot-plan-02.pdf.

表2-13 进口第二类、第三类医疗器械注册申报资料电子目录[1]

章名	RPS目录	标题	适用情况	资料要求	中文资料适用情况	原文资料适用情况
第1章——地区性管理信息	CH1.01	申报说明函	NR		NR	NR
	CH1.02	申报资料目录	R	应有所提交申报资料的目录，包括目录序号、目录标题、适用情况、上传文件名称、上传文件页码。适用情况应列明CR目录是否适用。	R	R
	CH1.03	术语、缩写词列表	CR		CR	CR
	CH1.04	申请表	R	上传带有数据校验码的申请表文件。 上传《医疗器械优先审批申请表》(如有)。	R	CR
	CH1.05	器械列表	CR		CR	CR
	CH1.06	质量管理体系、全面质量体系或其他证明文件	R	境外申请人应提交符合注册地或者生产地址所在国家(地区)医疗器械质量管理体系要求或者通过其他质量管理体系认证的证明文件。 申请人按照《创新医疗器械特别审批程序审批》或《创新医疗器械特别审查程序》的医疗器械申请注册时，应当提交创新医疗器械特别审批申请审查通知单或公示的审查意见，样品委托其他企业生产的，应当提供受托企业	R	R

[1] 国家药品监督管理局．医疗器械注册申请电子提交技术指南(试行)[EB/OL].(2019-05-28)[2024-06-18]. https://www.cmde.org.cn//flfg/zdyz/zdyzwbk/20230907092214161.html.

续表

章名	RPS目录	标题	适用情况	资料要求	中文资料适用情况	原文资料适用情况
第1章——地区性管理信息	CH1.06	质量管理体系、全面质量体系或其他证明文件	R	生产许可证和委托协议。生产许可证生产范围应涵盖申报产品类别。	R	R
	CH1.07	自由销售证书或上市证明文件	R	境外申请人应提交： 1. 申请人注册地或生产地址所在国家（地区）医疗器械主管部门出具的允许产品上市销售的证明文件。 2. 申请人注册地或者生产地址所在国家（地区）未将该产品作为医疗器械管理的，申请人需要提供相关证明文件，包括注册地或者生产地址所在国家（地区）准许该产品上市销售的证明文件。	R	R
	CH1.08	用户收费	NR		NR	NR
	CH1.09	申报前联系情况和与监管机构的既往沟通记录	CR	例如：创新医疗器械《沟通交流会议纪要》。	CR	CR
	CH1.10	接受审查清单	NR		NR	NR
	CH1.11	符合性陈述、认证、声明	该级标题无内容。		该级标题无内容。	
	CH1.11.1	性能指标和推荐性标准声明	R	声明本产品符合现行国家标准、行业标准，并提供符合标准的清单。	R	R
	CH1.11.2	环境评价	NR		NR	NR
	CH1.11.3	临床试验证书	NR		NR	NR
	CH1.11.4	含有Rx或OTC说明的适用范围声明	NR		NR	NR

续表

章名	RPS目录	标题	适用情况	资料要求	中文资料适用情况	原文资料适用情况
第1章——地区性管理信息	CH1.11.5	真实性和准确性声明	R	进口产品由申请人和代理人分别出具所提交资料真实性的自我保证声明。	R	R
	CH1.11.6	美国FDA第三类器械的综述和资质	NR		NR	NR
	CH1.11.7	符合性声明	R	申请人声明本产品符合《医疗器械注册管理办法》和相关法规的要求；声明本产品符合《医疗器械分类规则》有关分类的要求。	R	R
	CH1.12	主文档授权信	CR		CR	CR
	CH1.13	代理人委托书	R	境外申请人在中国境内指定代理人的委托书、代理人承诺书及营业执照副本复印件或者机构登记证明复印件。	R	R
	CH1.14	其他地区性管理信息	CR	申报优先产品的企业可上传相关优先审批理由及依据(如适用)。	CR	CR
第2章——综述资料	CH2.1	章节目录	CR	本章提交申报资料的目录，包括目录序号、目录标题、适用情况、上传文件名称、上传文件页码。适用情况应列明CR目录是否适用。	CR	CR
	CH2.2	申报综述	R	描述申报产品的管理类别、分类编码及名称的确定依据。	R	R

续表

章名	RPS 目录	标题	适用情况	资料要求	中文资料适用情况	原文资料适用情况
第2章——综述资料	CH2.3	上市前申请用综述和证书	NR		NR	NR
	CH2.4	器械描述	该级标题无内容，在下级标题中提交资料。		该级标题无内容，在下级标题中提交资料。	
	CH2.4.1	全面的器械和操作原理描述	R	1. 对于存在多种型号规格的产品，应当明确各型号规格的区别。应当采用对比表及带有说明性文字的图片、图表，对各种型号规格的结构组成（或配置）、功能、产品特征和运行模式、性能指标等方面加以描述。 2. 无源医疗器械。描述产品工作原理、作用机理（如适用）、结构组成（含配合使用的附件）、主要原材料，以及区别于其他同类产品的特征等内容；必要时提供图示说明。 3. 有源医疗器械。描述产品工作原理、作用机理（如适用）、结构组成（含配合使用的附件）、主要功能及其组成部件（关键组件和软件）的功能，以及区别于其他同类产品的特征等内容；必要时提供图示说明。	R	R

续表

章名	RPS 目录	标题	适用情况	资料要求	中文资料适用情况	原文资料适用情况
第2章——综述资料	CH2.4.2	器械包装描述	R	包装说明。有关产品包装的信息,以及与该产品一起销售的配件包装情况;对于无菌医疗器械,应当说明与灭菌方法相适应的最初包装的信息。	R	R
	CH2.4.3	器械研发历程	R	参考的同类产品或前代产品应当提供同类产品(国内外已上市)或前代产品(如有)的信息,阐述申请注册产品的研发背景和目的。对于同类产品,应当说明选择其作为研发参考的原因。	R	R
	CH2.4.4	与相似和(或)前几代器械的参考和比较(国内外已上市)	R	列表比较说明产品与参考产品(同类产品或前代产品)在工作原理、结构组成、制造材料、性能指标、作用方式(如植入、介入),以及适用范围等方面的异同。	R	R
	CH2.4.5	实质性等同讨论	NR		NR	NR
	CH2.5	适用范围和(或)预期用途及禁忌证	该级标题无内容,在下级标题中提交资料。		该级标题无内容,在下级标题中提交资料。	
	CH2.5.1	预期用途; 使用目的; 预期使用者; 适用范围	R	1. 适用范围:应当明确产品所提供的治疗、诊断等符合《医疗器械监督管理条例》第七十六条定义的目的,并可描述其适用的医疗阶段(如治疗后的	R	R

续表

章名	RPS 目录	标题	适用情况	资料要求	中文资料适用情况	原文资料适用情况
第2章——综述资料	CH2.5.1	预期用途；使用目的；预期使用者；适用范围	R	监测、康复等)；明确目标用户及其操作该产品应当具备的技能、知识、培训；说明产品是一次性使用还是重复使用；说明预期与其组合使用的器械。2. 适用人群：目标患者人群的信息(如成人、儿童或新生儿)，患者选择标准的信息，以及使用过程中需要监测的参数、考虑的因素。	R	R
	CH2.5.2	预期使用环境、安装要求	R	预期使用环境：该产品预期使用的地点，如医疗机构、实验室、救护车、家庭等，以及可能会影响其安全性和有效性的环境条件(如温度、湿度、功率、压力、移动等)。	R	R
	CH2.5.3	儿童使用	CR		CR	CR
	CH2.5.4	使用禁忌证	R	禁忌证：如适用，应当明确说明该器械不适宜应用的某些疾病、情况或特定的人群(如儿童、老年人、孕妇及哺乳期妇女、肝肾功能不全者)。	R	R
	CH2.6	全球上市历程	该级标题无内容。		该级标题无内容。	
	CH2.6.1	上市情况	CR		CR	CR
	CH2.6.2	不良事件和召回	CR		CR	CR
	CH2.6.3	销售、不良事件及召回率	CR		CR	CR
	CH2.6.4	评估、检查报告	NR		NR	NR

续表

章名	RPS目录	标题	适用情况	资料要求	中文资料适用情况	原文资料适用情况
第2章——综述资料	CH2.7	其他申报综述信息	CR	其他需说明的内容。对于已获得批准的部件或配合使用的附件，应当提供批准文号和批准文件复印件；预期与其他医疗器械或通用产品组合使用的应当提供说明；应当说明系统各组合医疗器械间存在的物理、电气等连接方式。	CR	CR
第3章——非临床研究资料	CH3.1	章节目录	CR	本章提交申报资料的目录，包括目录序号、目录标题、适用情况、上传文件名称、上传文件页码。适用情况应列明CR目录是否适用。	CR	CR
	CH3.2	风险管理	R	产品风险分析资料是对产品的风险管理过程及其评审的结果予以记录所形成的资料。应当提供对于每项已判定危害的下列各个过程的可追溯性。 (一)风险分析包括医疗器械适用范围和与安全性有关特征的判定、危害的判定、估计每个危害处境的风险。 (二)风险评价：对于每个已判定的危害处境，评价和决定是否需要降低风险。	R	R

续表

章名	RPS 目录	标题	适用情况	资料要求	中文资料适用情况	原文资料适用情况
第3章——非临床研究资料	CH3.2	风险管理	R	(三)风险控制措施的实施和验证结果,必要时应当引用检测和评价性报告,如医用电气安全、生物学评价等。 (四)任何一个或多个剩余风险的可接受性评定。	R	R
	CH3.3	安全有效性基本要求(EP)清单	R	医疗器械安全有效基本要求清单 说明产品符合《医疗器械安全有效基本要求清单》各项适用要求所采用的方法,以及证明其符合性的文件。对于《医疗器械安全有效基本要求清单》中不适用的各项要求,应当说明其理由。 对于包含在产品注册申报资料中的文件,应当说明其在申报资料中的具体位置;对于未包含在产品注册申报资料中的文件,应当注明该证据文件名称及其在质量管理体系文件中的编号备查。	R	R
	CH3.4	标准	该级标题无内容,在下级标题中提交资料。		该级标题无内容,在下级标题中提交资料。	
	CH3.4.1	标准列表(产品技术要求)	R	产品技术要求 医疗器械产品技术要求应当按照《医疗器械产品技术要求编写指导原则》的规定编制。	R	R

续表

章名	RPS目录	标题	适用情况	资料要求	中文资料适用情况	原文资料适用情况
第3章——非临床研究资料	CH3.4.2	符合性声明和(或)认证	R	产品注册检验报告 提供具有医疗器械检验资质的医疗器械检验机构出具的注册检验报告和预评价意见。	R	CR
	CH3.5	非临床研究	该级标题无内容,在下级标题中提交资料。		该级标题无内容,在下级标题中提交资料。	
	CH3.5.01	物理和机械性能	CR	根据所申报的产品,在该级标题或下级标题中提供适用的产品性能研究资料。 应当提供产品性能研究资料及产品技术要求的研究和编制说明,包括功能性、安全性指标及与质量控制相关的其他指标的确定依据,所采用的标准或方法、采用的原因及理论基础。	CR	CR
	CH3.5.01.1	[研究描述、研究编号、起始日期]	CR		CR	CR
	CH3.5.01.1.1	总结	CR		CR	CR
	CH3.5.01.1.2	完整报告	CR		CR	CR
	CH3.5.01.1.3	统计数据	CR		CR	CR
	CH3.5.02	化学或材料表征	CR	根据所申报的产品,在该级标题或下级标题中提供适用的产品性能研究资料。	CR	CR

续表

章名	RPS目录	标题	适用情况	资料要求	中文资料适用情况	原文资料适用情况
第3章——非临床研究资料	CH3.5.02	化学或材料表征	CR	应当提供产品性能研究资料及产品技术要求的研究和编制说明，包括功能性、安全性指标及与质量控制相关的其他指标的确定依据，所采用的标准或方法、采用的原因及理论基础。	CR	CR
	CH3.5.02.1	［研究描述、研究编号、起始日期］	CR		CR	CR
	CH3.5.02.1.1	总结	CR		CR	CR
	CH3.5.02.1.2	完整报告	CR		CR	CR
	CH3.5.02.1.3	统计数据	CR		CR	CR
	CH3.5.03	电气系统：安全、机械和环境保护及电磁兼容性	CR	根据所申报的产品，在该级标题或下级标题中提供适用的产品性能研究资料。 应当提供产品性能研究资料及产品技术要求的研究和编制说明，包括功能性、安全性指标及与质量控制相关的其他指标的确定依据，所采用的标准或方法、采用的原因及理论基础。	CR	CR
	CH3.5.03.1	［研究描述、研究编号、起始日期］	CR		CR	CR
	CH3.5.03.1.1	总结	CR		CR	CR
	CH3.5.03.1.2	完整报告	CR		CR	CR
	CH3.5.03.1.3	统计数据	CR		CR	CR

续表

章名	RPS 目录	标题	适用情况	资料要求	中文资料适用情况	原文资料适用情况
第3章——非临床研究资料	CH3.5.04	辐射安全	CR	根据所申报的产品,在该级标题或下级标题中提供适用的产品性能研究资料。 应当提供产品性能研究资料及产品技术要求的研究和编制说明,包括功能性、安全性指标及与质量控制相关的其他指标的确定依据,所采用的标准或方法、采用的原因及理论基础。	CR	CR
	CH3.5.04.1	[研究描述、研究编号、起始日期]	CR		CR	CR
	CH3.5.04.1.1	总结	CR		CR	CR
	CH3.5.04.1.2	完整报告	CR		CR	CR
	CH3.5.04.1.3	统计数据	CR		CR	CR
	CH3.5.05	独立软件或软件组件	CR	根据所申报的产品,在该级标题或下级标题中提供适用的产品性能研究资料。 含有软件的产品,应当提供一份单独的医疗器械软件描述文档,内容包括基本信息、实现过程和核心算法,详尽程度取决于软件的安全性级别和复杂程度。同时,应当出具关于软件版本命名规则的声明,明确软件版本的全部字段及字段含义,确定软件的完整版本和发行所用的标识版本。	CR	CR

续表

章名	RPS目录	标题	适用情况	资料要求	中文资料适用情况	原文资料适用情况
第3章——非临床研究资料	CH3.5.05.01	独立软件或软件组件描述	CR		CR	CR
	CH3.5.05.02	危害分析	CR		CR	CR
	CH3.5.05.03	软件需求规范	CR		CR	CR
	CH3.5.05.04	体系结构图	CR		CR	CR
	CH3.5.05.05	软件设计规范	CR		CR	CR
	CH3.5.05.06	可追溯性分析	CR		CR	CR
	CH3.5.05.07	软件生存周期过程描述	CR		CR	CR
	CH3.5.05.08	软件验证与确认	CR		CR	CR
	CH3.5.05.08.1	［研究描述、研究编号、起始日期］	CR		CR	CR
	CH3.5.05.08.1.1	总结	CR		CR	CR
	CH3.5.05.08.1.2	完整报告	CR		CR	CR
	CH3.5.05.08.1.3	统计数据	CR		CR	CR
	CH3.5.05.09	版本更新历史	CR		CR	CR
	CH3.5.05.10	剩余缺陷（错误、故障）	CR		CR	CR
	CH3.5.05.11	网络安全	CR		CR	CR
	CH3.5.05.12	互操作性	CR		CR	CR
	CH3.5.06	生物相容性和毒理学评价	CR	根据所申报的产品，在该级标题或下级标题中提供适用的生物相容性评价研究资料。 生物相容性评价研究应对成品中与患者和使用者直接或间接接触的材料	CR	CR

续表

章名	RPS目录	标题	适用情况	资料要求	中文资料适用情况	原文资料适用情况
第3章——非临床研究资料	CH3.5.06	生物相容性和毒理学评价	CR	的生物相容性进行评价。 生物相容性评价研究资料应当包括如下内容： 1. 生物相容性评价的依据和方法。 2. 产品所用材料的描述及与人体接触的性质。 3. 实施或豁免生物学试验的理由和论证。 4. 对现有数据或试验结果的评价。	CR	CR
	CH3.5.06.1	[研究描述、研究编号、起始日期]	CR		CR	CR
	CH3.5.06.1.1	总结	CR		CR	CR
	CH3.5.06.1.2	完整报告	CR		CR	CR
	CH3.5.06.1.3	统计数据	CR		CR	CR
	CH3.5.07	非材料介导的热原	CR		CR	CR
	CH3.5.07.1	[研究描述、研究编号、起始日期]	CR		CR	CR
	CH3.5.07.1.1	总结	CR		CR	CR
	CH3.5.07.1.2	完整报告	CR		CR	CR
	CH3.5.07.1.3	统计数据	CR		CR	CR
	CH3.5.08	生物来源（人类或动物）材料的安全性	CR	根据所申报的产品，在该级标题或下级标题中提供适用的生物安全性研究资料。 生物安全性研究对含有同种异体材料、动物源性	CR	CR

续表

章名	RPS 目录	标题	适用情况	资料要求	中文资料适用情况	原文资料适用情况
第3章——非临床研究资料	CH3.5.08	生物来源（人类或动物）材料的安全性	CR	材料或生物活性物质等具有生物安全风险类产品，应当提供相关材料及生物活性物质的生物安全性研究资料。包括说明组织、细胞和材料的获取、加工、保存、测试和处理过程；阐述来源（包括捐献者筛选细节），并描述生产过程中对病毒、其他病原体及免疫源性物质去除或灭活方法的验证试验；工艺验证的简要总结。	CR	CR
	CH3.5.08.1	证书或认证	CR		CR	CR
	CH3.5.08.2	[研究描述、研究编号、起始日期]	CR		CR	CR
	CH3.5.08.2.1	总结	CR		CR	CR
	CH3.5.08.2.2	完整报告	CR		CR	CR
	CH3.5.08.2.3	统计数据	CR		CR	CR
	CH3.5.09	灭菌确认	该级标题无内容，在下级标题中提交资料。		该级标题无内容，在下级标题中提交资料。	
	CH3.5.09.1	最终使用者灭菌	CR	根据所申报的产品，在该级标题或下级标题中提供适用的灭菌或消毒工艺研究资料。 终端用户灭菌：应当明确推荐的灭菌工艺（方法和参数）及所推荐的灭菌	CR	CR

续表

章名	RPS目录	标题	适用情况	资料要求	中文资料适用情况	原文资料适用情况
第3章——非临床研究资料	CH3.5.09.1	最终使用者灭菌	CR	方法确定的依据;对可耐受两次或多次灭菌的产品,应当提供产品相关推荐的灭菌方法耐受性的研究资料。	CR	CR
	CH3.5.09.1.1	[研究描述、研究编号、起始日期]	CR		CR	CR
	CH3.5.09.1.1.1	总结	CR		CR	CR
	CH3.5.09.1.1.2	完整报告	CR		CR	CR
	CH3.5.09.1.1.3	统计数据	CR		CR	CR
	CH3.5.09.2	生产企业灭菌	CR	根据所申报的产品,在该级标题或下级标题中提供适用的灭菌或消毒工艺研究资料。 生产企业灭菌:应明确灭菌工艺(方法和参数)及无菌保证水平(SAL),并提供灭菌确认报告。	CR	CR
	CH3.5.09.2.1	[研究描述、研究编号、起始日期]	CR		CR	CR
	CH3.5.09.2.1.1	总结	CR		CR	CR
	CH3.5.09.2.1.2	完整报告	CR		CR	CR
	CH3.5.09.2.1.3	统计数据	CR		CR	CR

续表

章名	RPS目录	标题	适用情况	资料要求	中文资料适用情况	原文资料适用情况
第3章——非临床研究资料	CH3.5.09.3	残留毒性	CR	根据所申报的产品,在该级标题或下级标题中提供适用的灭菌或消毒工艺研究资料。 残留毒性:如灭菌使用的方法容易出现残留,应当明确残留物信息及采取的处理方法,并提供研究资料。	CR	CR
	CH3.5.09.3.1	[研究描述、研究编号、起始日期]	CR		CR	CR
	CH3.5.09.3.1.1	总结	CR		CR	CR
	CH3.5.09.3.1.2	完整报告	CR		CR	CR
	CH3.5.09.3.1.3	统计数据	CR		CR	CR
	CH3.5.09.4	清洁和消毒确认	CR	根据所申报的产品,在该级标题或下级标题中提供适用的灭菌或消毒工艺研究资料。 终端用户消毒:应当明确推荐的消毒工艺(方法和参数)及所推荐消毒方法确定的依据。	CR	CR
	CH3.5.09.4.1	[研究描述、研究编号、起始日期]	CR		CR	CR
	CH3.5.09.4.1.1	总结	CR		CR	CR

续表

章名	RPS 目录	标题	适用情况	资料要求	中文资料适用情况	原文资料适用情况
第3章——非临床研究资料	CH3.5.09.4.1.2	完整报告	CR		CR	CR
	CH3.5.09.4.1.3	统计数据	CR		CR	CR
	CH3.5.09.5	可重复使用器械再处理	CR		CR	CR
	CH3.5.09.5.1	[研究描述、研究编号、起始日期]	CR		CR	CR
	CH3.5.09.5.1.1	总结	CR		CR	CR
	CH3.5.09.5.1.2	完整报告	CR		CR	CR
	CH3.5.09.5.1.3	统计数据	CR		CR	CR
	CH3.5.10	动物试验	CR	根据所申报的产品，在该级标题或下级标题中提供适用的临床前动物试验研究资料。 临床前动物试验研究资料包括动物试验研究的目的、结果及记录。	CR	CR
	CH3.5.10.1	[研究描述、研究编号、起始日期]	CR		CR	CR
	CH3.5.10.1.1	总结	CR		CR	CR
	CH3.5.10.1.2	完整报告	CR		CR	CR
	CH3.5.10.1.3	统计数据	CR		CR	CR
	CH3.5.11	可用性或人为因素	CR		CR	CR

续表

章名	RPS 目录	标题	适用情况	资料要求	中文资料适用情况	原文资料适用情况
第3章——非临床研究资料	CH3.5.11.1	[研究描述、研究编号、起始日期]	CR		CR	CR
	CH3.5.11.1.1	总结	CR		CR	CR
	CH3.5.11.1.2	完整报告	CR		CR	CR
	CH3.5.11.1.3	统计数据	CR		CR	CR
	CH3.6	非临床研究文献	NR		NR	NR
	CH3.7	货架寿命和包装验证	CR	产品有效期和包装研究	CR	CR
	CH3.7.1	产品稳定性	CR	有效期的确定：如适用，应当提供产品有效期的验证报告。	CR	CR
	CH3.7.1.1	[研究描述、研究编号、起始日期]	CR		CR	CR
	CH3.7.1.1.1	总结	CR		CR	CR
	CH3.7.1.1.2	完整报告	CR		CR	CR
	CH3.7.1.1.3	统计数据	CR		CR	CR
	CH3.7.2	包装验证	CR	1. 对于有限次重复使用的医疗器械，应当提供使用次数验证资料。 2. 包装及包装完整性：在宣称的有效期内及运输储存条件下，保持包装完整性的依据。	CR	CR
	CH3.7.2.1	[研究描述、研究编号、起始日期]	CR		CR	CR
	CH3.7.2.1.1	总结	CR		CR	CR
	CH3.7.2.1.2	完整报告	CR		CR	CR
	CH3.7.2.1.3	统计数据	CR		CR	CR
	CH3.8	其他资料	CR		CR	CR

续表

章名	RPS 目录	标题	适用情况	资料要求	中文资料适用情况	原文资料适用情况
第3章——非临床研究资料	CH3.8.1	[研究描述、研究编号、起始日期]	CR		CR	CR
	CH3.8.1.1	总结	CR		CR	CR
	CH3.8.1.2	完整报告	CR		CR	CR
	CH3.8.1.3	统计数据	CR		CR	CR
第4章——临床研究资料	CH4.1	章节目录	CR	本章提交申报资料的目录，包括目录序号、目录标题、适用情况、上传文件名称、上传文件页码。适用情况应列明CR目录是否适用。	CR	CR
	CH4.2	临床证据综述	CR		CR	CR
	CH4.2.1	临床评价资料	CR	临床评价资料 按照相应规定提交临床评价资料。列入《免于进行临床试验的医疗器械目录》产品的临床评价、通过同品种医疗器械临床试验或临床使用获得的数据进行分析评价应符合《医疗器械临床评价技术指导原则》的要求。	CR	CR
	CH4.2.2	临床试验资料	CR	根据所申报的产品，在该级标题或下级标题中提供适用的临床试验资料。	CR	CR
	CH4.2.2.1	[试验描述、方案编号、起始日期]	CR		CR	CR
	CH4.2.2.1.1	临床试验概要	CR		CR	CR
	CH4.2.2.1.2	临床试验报告	CR		CR	CR
	CH4.2.2.1.3	临床试验数据	CR		CR	CR

续表

章名	RPS目录	标题	适用情况	资料要求	中文资料适用情况	原文资料适用情况
第4章——临床研究资料	CH4.2.3	临床文献综述和其他合理的已知信息	CR		CR	CR
	CH4.3	伦理委员会批准的相关文件	CR	伦理委员会同意临床试验开展的书面意见、知情同意书模板(如适用)。临床试验方案。	CR	CR
	CH4.4	临床试验地点和伦理委员会联系信息	NR		NR	NR
	CH4.5	其他临床证据	CR	进口医疗器械应提供境外政府医疗器械主管部门批准该产品上市时的临床评价资料。	CR	CR
	CH4.5.1	[研究介绍、研究编号、起始日期]	CR		CR	CR
	CH4.5.1.1	总结	CR		CR	CR
	CH4.5.1.2	完整报告	CR		CR	CR
	CH4.5.1.3	统计数据	CR		CR	CR
第5章——说明书、标签	CH5.01	章节目录	CR	本章提交申报资料的目录，包括目录序号、目录标题、适用情况、上传文件名称、上传文件页码。适用情况应列明CR目录是否适用。	CR	CR
	CH5.02	产品或包装标签	R	最小销售单元的标签样稿应当符合相关法规要求。	R	R
	CH5.03	包装说明或使用说明书	R	产品说明书应当符合相关法规要求。	R	R

续表

章名	RPS 目录	标题	适用情况	资料要求	中文资料适用情况	原文资料适用情况
第 5 章——说明书、标签	CH5.04	电子说明书	NR		NR	NR
	CH5.05	医生说明书	CR		CR	CR
	CH5.06	患者说明书	CR		CR	CR
	CH5.07	技术说明书	CR		CR	CR
	CH5.08	患者文件标贴或卡和植入登记卡	NR		NR	NR
	CH5.09	产品宣传册	NR		NR	NR
	CH5.10	其他说明书标签材料	CR		CR	CR
第 6A 章——质量管理体系程序	CH6A.1	申请综述函	NR		NR	NR
	CH6A.2	章节目录	CR	本章提交申报资料的目录，包括目录序号、目录标题、适用情况、上传文件名称、上传文件页码。适用情况应列明 CR 目录是否适用。	CR	CR
	CH6A.3	监管信息	该级标题无内容，在下级标题中提交资料。		该级标题无内容，在下级标题中提交资料。	
	CH6A.3.1	产品描述信息	R	生产制造信息 1. 无源医疗器械应当明确产品生产加工工艺，注明关键工艺和特殊工艺，并说明其过程控制点。明确生产过程中各种加工助剂的使用情况及对杂质（如残留单体、小分子残留物等）的控制情况。	R	R

续表

章名	RPS目录	标题	适用情况	资料要求	中文资料适用情况	原文资料适用情况
第6A章——质量管理体系程序	CH6A.3.1	产品描述信息	R	2. 有源医疗器械应当明确产品生产工艺过程，可采用流程图的形式，并说明其过程控制点。	R	R
	CH6A.3.2	一般生产信息	R	生产场地 有多个研制、生产场地，应当概述每个研制、生产场地的实际情况。	R	R
	CH6A.3.3	要求的表格	NR		NR	NR
	CH6A.4	质量管理体系程序	NR		NR	NR
	CH6A.5	管理责任程序	NR		NR	NR
	CH6A.6	资源管理程序	NR		NR	NR
	CH6A.7	产品实现程序	NR		NR	NR
	CH6A.7.1	设计和开发程序	NR		NR	NR
	CH6A.7.2	采购程序	NR		NR	NR
	CH6A.7.3	生产和服务控制程序	NR		NR	NR
	CH6A.7.4	监视和测量装置控制程序	NR		NR	NR
	CH6A.8	QMS测量、分析和改进程序	NR		NR	NR
	CH6A.9	其他质量体系程序	NR		NR	NR

注：CH为章节（Chapter）；R为必须提交（Required）；CR为适用性提交（Conditionally Required，由申请人自己判断是否需要提交）；NR为不需提交（Not Required）。

有关医疗器械电子注册申报资料格式的要求见表2-14。

表2-14　医疗器械电子注册申报资料的格式要求[1]

项目	要求
字体	中文：宋体；英文：Times New Roman
字号	中文：不小于四号字，表格不小于五号字；申报资料封面加粗三号字；申报资料目录四号字，脚注五号字。 英文：不小于14号字。
字体颜色	黑色
行间距	单倍
页边距	纵向页面：推荐左边距离不小于2.5 cm、上边距离不小于2 cm、其他边距不小于1 cm；横向页面：推荐上边距离不小于2.5 cm、右边距离不小于2 cm、其他边距不小于1 cm。左边边距应适宜装订。
页眉、页脚	页眉和页脚信息在上述页边距内显示，保证文本在打印或装订中不丢失信息。
文件格式	PDF格式，建议Adobe Acrobat PDF软件的版本在11或以下。
文件名称	单个电子注册申报PDF文件名称不应超过64个字符(32个汉字)。
书签设置	对于页数大于或等于10页的文件建议设置内部的目录，文件内部目录由书签自动生成，章节、小节、表格、图片和附录均建议作为书签。书签的层级最多为三层：1标题、1.1亚标题、1.1.1亚-亚标题。
目录生成	eRPS系统的目录树分为一级目录(如CH1.01)、二级目录(如CH2.4.1)、三级目录(如CH3.5.05.08)、四级目录(如CH3.5.05.08.1)、五级目录(如CH3.5.05.08.1.1)，各级目录的编码和标题已按照RPS目录和我国注册申报资料要求进行锁定，注册申请人或注册人可视资料情况选择是否新增自建目录(如CH3.5.05.08.1)来上传相应的PDF文件。 eRPS系统目录可分为必须提交(R)、适用时提交(CR)和不需提交(NR)三种情形。
页码编制	电子注册申报资料页码应正确标识，保证通过页码可以定位相关信息。每个PDF文件均应设置页码。页码建议体现所在目录编号信息，应清晰可辨，建议在文件下方正中位置。
显示完整性	为最大程度保证PDF文件的有效阅读，PDF文件禁用由某种条件触发才能实现的显示或打印功能，禁用交互式表单和内部可执行代码。为保证文件定位的方便快捷，同一份PDF文件内的超链接是允许的，但不应在不同文件之间使用超链接。

五、2021年版《医疗器械注册与备案管理办法》

2021年8月26日，国家市场监督管理总局发布《医疗器械注册与备案管理办法》，该

[1] 国家药品监督管理局．医疗器械注册申请电子提交技术指南(试行)[EB/OL]．(2019-05-28)[2024-06-18]．https://www.cmde.org.cn//flfg/zdyz/zdyzwbk/20230907092214161.html.

办法共10章124条、9个附件。[1]该办法将医疗器械监管中的注册、备案环节进行更新、细化，力求对医疗器械注册监管更加科学合理，主要的变化如下。

（1）鼓励医疗器械创新发展，优化审评审批程序。对于不同类别未在境外上市的创新医疗器械，可不提交备案人或注册人所在国（地区）主管部门准许该医疗器械上市销售的证明文件及对于境外注册人不再需要提交境外上市时提交的临床评价资料；为国内重点医疗器械搭建四条医疗器械注册上市"快通道"：创新医疗器械特别注册程序、医疗器械附条件批准上市程序、医疗器械优先注册程序及医疗器械应急注册程序。

（2）理顺医疗器械临床评价和临床试验之间的内在逻辑，即首次明确二者存在包含关系，临床试验是临床验证及评价的一种方式，除临床试验之外，医疗器械企业还可通过其他方式验证其安全性及有效性。

（3）对医疗器械注册资料的真实性进行更加严格的核查及质控，使申请人重视临床数据、注册申报资料的真实性、合法性，避免因相关违法行为遭受相应的行政处罚及刑事处罚。

（4）深化医疗器械注册申报环节"放管服"改革，逐渐实现从管理型向服务型迈进，在对相关申请材料的审评审批、处理时限上进行相应缩短及明确，切实提高医疗器械的获批上市速度。

2021年9月29日，国家药品监督管理局发布《关于公布医疗器械注册申报资料要求和批准证明文件格式的公告》，对医疗器械注册申报资料及各种批准证明文件［如医疗器械注册证（格式）、医疗器械变更注册（备案）文件（格式）、医疗器械临床试验审批意见单（格式）等］都提出具体的要求。[2]有关医疗器械注册申报资料的要求见表2-15。

表2-15　医疗器械注册申报资料的要求[3]

申报资料一级标题	申报资料二级标题
1. 监管信息	1.1章节目录 1.2申请表 1.3术语、缩写词列表

[1] 国家市场监督管理总局. 医疗器械注册与备案管理办法［EB/OL］.（2021-08-31）［2024-06-18］. https://www.samr.gov.cn/zw/zfxxgk/fdzdgknr/fgs/art/2023/art_568880e3ee344c45b38d073bba1c53ad.html.

[2] 国家药品监督管理局. 关于公布医疗器械注册申报资料要求和批准证明文件格式的公告［EB/OL］.（2021-09-30）［2024-06-18］. https://www.nmpa.gov.cn/xxgk/ggtg/ylqxggtg/ylqxqtggtg/20210930155134148.html.

[3] 国家市场监督管理总局. 医疗器械注册与备案管理办法［EB/OL］.（2021-08-26）［22024-06-18］. https://www.cmde.org.cn//flfg/guizh/20210831133600129.html.

续表

申报资料一级标题	申报资料二级标题
1. 监管信息	1.4产品列表 1.5关联文件 1.6申报前与监管机构的联系情况和沟通记录 1.7符合性声明
2. 综述资料	2.1章节目录 2.2概述 2.3产品描述 2.4适用范围和禁忌证 2.5申报产品上市历史 2.6其他需说明的内容
3. 非临床资料	3.1章节目录 3.2产品风险管理资料 3.3医疗器械安全和性能基本原则清单 3.4产品技术要求及检验报告 3.5研究资料 3.6非临床文献 3.7稳定性研究 3.8其他资料
4. 临床评价资料	4.1章节目录 4.2临床评价资料 4.3其他资料
5. 产品说明书和标签样稿	5.1章节目录 5.2产品说明书 5.3标签样稿 5.4其他资料
6. 质量管理体系文件	6.1综述 6.2章节目录 6.3生产制造信息 6.4质量管理体系程序 6.5管理职责程序 6.6资源管理程序 6.7产品实现程序

续表

申报资料一级标题	申报资料二级标题
6. 质量管理体系文件	6.8 质量管理体系的测量、分析和改进程序 6.9 其他质量体系程序信息 6.10 质量管理体系核查文件

《医疗器械注册与备案管理办法》以附件的形式首次对注册资料的格式进行详细规定和阐述，可参考《附件4. 医疗器械注册申报资料和批准证明文件格式要求》。这是我国国内首次对医疗器械注册资料格式进行规定。有关医疗器械注册申报资料的格式要求见表2-16。

表2-16　医疗器械注册申报资料的格式要求[1]

项目		格式要求内容
形式	目录	申报资料应当有所提交资料目录，包括申报资料的一级和二级标题。每项二级标题对应的资料应当单独编制页码。
	资料份数	申报资料一式一份，其中产品技术要求一式两份，应当使用A4规格纸张打印，内容完整、清楚，不得涂改，政府部门及其他机构出具的文件按照原件尺寸提供。
	译文要求	各项申报资料中的申请内容应当具有一致性。 各项文件除关联文件之外，均应当以中文形式提供，如证明性文件为外文形式，还应当提供中文译本并由代理人签章。根据外文资料翻译的申报资料，应当同时提供原文。
电子文档	产品技术要求	应当为word文档，并且可编辑、修改。
	综述资料、 非临床研究综述 及产品说明书	应当为word文档，并且可编辑、修改。
	临床试验数据库	根据文件类型，采用适宜的电子文档，包括pdf、word、excel、xpt、txt等，word、excel、txt等文件应当可编辑、修改。

[1] 国家药品监督管理局. 关于公布医疗器械注册申报资料要求和批准证明文件格式的公告[EB/OL].（2021-09-30）[2024-06-18]. https://www.nmpa.gov.cn/xxgk/ggtg/ylqxggtg/ylqxqtggtg/20210930155134148.html.

第四节　中国体外诊断试剂注册文件翻译要求的发展历程

体外诊断试剂是指在疾病的预测、预防、诊断、治疗监测、预后观察和健康状态评价的过程中，用于人体样本体外检测的试剂、试剂盒、校准品、质控品等产品。体外诊断试剂是医疗器械的一部分。相比于医疗器械注册管理，我国体外诊断试剂注册管理工作起步更晚一些。21世纪初以来，我国体外诊断试剂行业监管体制经历了从最初主要作为药品进行监管到药品和医疗器械相结合，再到目前作为单独一类产品并按照医疗器械进行管理的变化。

从2001年至今，我国共出台四版体外诊断试剂注册管理办法，已经形成一套比较完整的体外诊断试剂注册法规体系。我国体外诊断试剂注册法规的变迁见图2-10。

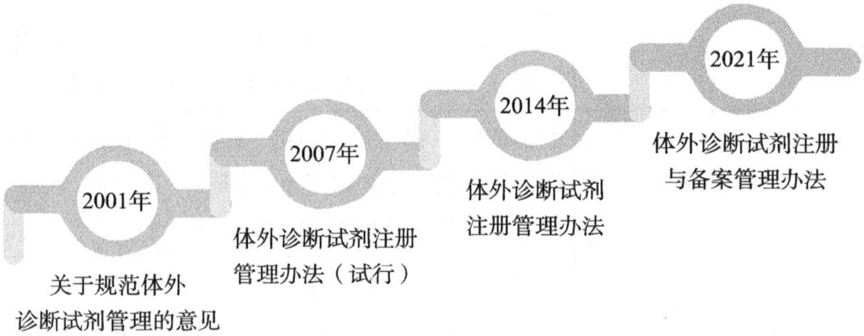

图2-10　体外诊断试剂注册法规的变迁

一、2001年版《关于规范体外诊断试剂管理的意见》

作为中国第一部体外诊断试剂法规，国家药品监督管理局在2001年7月25日出台的《关于规范体外诊断试剂管理的意见》对体外诊断试剂审批和注册工作中的职责分工、已批准上市的体外诊断试剂的监督抽查、法规建设、批准文号、生产企业实施药品生产质量管理规范、临床检验机构等事项作出简要规定。

二、2007年版《体外诊断试剂注册管理办法（试行）》

国家食品药品监督管理局经过多次讨论和公开征求意见，于2007年4月19日发布《体外诊断试剂注册管理办法（试行）》，首次明确对用于血源筛查和采用放射性核素标记的体外诊断试剂按照药品进行管理，对其他体外诊断试剂均按照医疗器械进行管理，并根据产品的风险程度高低将按医疗器械管理的体外诊断试剂分为三类分别管理。

同时，国家食品药品监督管理局出台了《体外诊断试剂注册申报资料形式要求》《境内体外诊断试剂注册申报资料基本要求》及《境外体外诊断试剂注册申报资料基本要求》，首次对体外诊断试剂文件形式进行规定，其详细要求见表2-17。

表2-17　体外诊断试剂注册申报资料形式要求❶

编号	申报资料形式要求
1	注册申报资料应当装订成册。
2	首页为申报资料项目目录。申报资料应当按照“基本要求”规定的顺序排列。各项资料之间应当由带标签的隔页纸分隔，并标明资料项目编号。
3	申报资料一式一份（产品标准和产品说明书一式二份）。首次申报资料另交副本一份。
4	由申请人、代理人编写的文件按A4规格纸张打印，内容完整、清晰、不得涂改。政府及其他机构出具的文件按原件尺寸提供，凡装订成册的不得自行拆分。
5	申报资料的复印件应当清晰，并与原件一致。
6	各项申报资料（申请表、上市批件、产品标准、检测报告、说明书）中的申请内容应当具有一致性。若有商品名称、英文名称，应当标注。
7	申报资料应当使用中文，根据外文资料翻译的应当同时提供原文。
8	申报资料受理后，当《体外诊断试剂注册管理办法（试行）》第六十三条规定的情形发生时，申请人应当及时提交补充申请，其他情况不得自行补充资料。
9	产品名称应当符合《体外诊断试剂注册管理办法（试行）》中的命名原则。
10	以下注册申报资料还需同时提交电子文档： （1）申请表。 （2）综述资料的摘要，其中产品预期用途（500字以内）、产品描述（200字以内）、有关生物安全性的说明（100字以内）、产品主要研究结果的总结和评价（200字以内）及其他（200字以内）。 （3）拟定产品标准及编制说明。 （4）产品说明书。 以上电子文档除申请表之外，其余均应为word文档，并且可编辑、修改。

三、2014年版《体外诊断试剂注册管理办法》

2014年7月30日，国家食品药品监督管理总局发布《体外诊断试剂注册管理办法》，进一步细化体外诊断试剂的注册管理类别和注册流程，新增临床试验、质量管理体系考

❶ 国家食品药品监督管理局. 国家食品药品监督管理局关于发布体外诊断试剂注册申报资料形式与基本要求的公告[EB/OL].（2007-09-30）[2024-06-18]. https://law.pharmnet.com.cn/laws/detail_1761.html.

核、注册变更流程和时限及产品备案流程等内容。

2019年5月，国家药品监督管理局发布《关于实施医疗器械注册电子申报的公告》和《关于发布医疗器械注册申请电子提交技术指南的通告》，组织开发医疗器械注册电子申报信息化系统，要求医疗器械注册申请实现电子申报。[1]上述规定同样适用于体外诊断试剂产品，体外诊断试剂注册申请人、注册人在进行线上体外诊断试剂注册电子申报后，无须提交纸质资料。同时，国家药品监督管理局保留纸质资料的提交途径，纸质资料提交应当按照《医疗器械注册申请电子提交技术指南（试行）》的要求，与注册申报资料电子目录一致。进口第三类体外诊断试剂注册申报资料电子目录见表2-18。

表2-18　进口第三类体外诊断试剂注册申报资料电子目录[2]

章名	RPS目录	标题	适用情况	资料要求	中文资料适用情况	原文资料适用情况
第1章——地区性管理信息	CH1.01	申报说明函	NR		NR	NR
	CH1.02	申报资料目录	R	应有所提交申报资料的目录，包括目录序号、目录标题、适用情况、上传文件名称、上传文件页码。适用情况应列明CR目录是否适用。	R	R
	CH1.03	术语、缩写词列表	CR		CR	CR
	CH1.04	申请表	R	上传带有数据校验码的申请表文件。 上传《医疗器械优先审批申请表》（如有）。	R	CR
	CH1.05	产品列表	CR		CR	CR
	CH1.06	质量管理体系、全面质量体系或其他证明文件	R	境外申请人应提交符合注册地或者生产地址所在国家（地区）医疗器械	R	R

[1] 国家药品监督管理局.关于发布医疗器械注册申请电子提交技术指南的通告[EB/OL].(2019-05-31)[2024-06-18]. https://www.nmpa.gov.cn/xxgk/ggtg/ylqxggtg/ylqxqtggtg/20190531174901613.html.

[2] 国家药品监督管理局.关于发布医疗器械注册申请电子提交技术指南的通告[EB/OL].(2019-05-31)[2024-06-18]. https://www.nmpa.gov.cn/xxgk/ggtg/ylqxggtg/ylqxqtggtg/20190531174901613.html.

续表

章名	RPS 目录	标题	适用情况	资料要求	中文资料适用情况	原文资料适用情况
第1章——地区性管理信息	CH1.06	质量管理体系、全面质量体系或其他证明文件	R	质量管理体系要求或者通过其他质量管理体系认证的证明文件。 申请人按照《创新医疗器械特别审批程序审批》或《创新医疗器械特别审查程序》的医疗器械申请注册时，应当提交创新医疗器械特别审批申请审查通知单或公示的审查意见，样品委托其他企业生产的，应当提供受托企业生产许可证和委托协议。生产许可证生产范围应涵盖申报产品类别。	R	R
	CH1.07	自由销售证书或上市证明文件	R	境外申请人应提交： 1. 申请人注册地或者生产地址所在国家（地区）医疗器械主管部门出具的允许产品上市销售的证明文件和可以合法生产申报产品的资格证明文件，如该证明文件中有产品类别描述，其类别应当覆盖申报产品。 2. 申请人注册地或者生产地址所在国家（地区）未将该产品作为医疗器械管理的，申请人需要提供相关证明文件，包括注册地或者生产地址所在国家（地区）准许该产品上市销售的证明文件。	R	R

续表

章名	RPS目录	标题	适用情况	资料要求	中文资料适用情况	原文资料适用情况
第1章——地区性管理信息	CH1.08	用户收费	NR		NR	NR
	CH1.09	申报前联系情况和与监管机构的既往沟通记录	CR	例如：创新医疗器械《沟通交流会议纪要》。	CR	CR
	CH1.10	接受审查清单	NR		NR	NR
	CH1.11	符合性陈述、认证、声明	该级标题无内容。		该级标题无内容。	
	CH1.11.1	性能指标和推荐性标准声明	R	声明本产品符合现行国家标准、行业标准，并提供符合标准的清单。	R	R
	CH1.11.2	环境评价	NR		NR	NR
	CH1.11.3	临床试验证书	NR		NR	NR
	CH1.11.4	含有处方药或非处方药说明的适用范围声明	NR		NR	NR
	CH1.11.5	真实性和准确性声明	R	进口产品由申请人和代理人分别出具所提交资料真实性的自我保证声明。	R	R
	CH1.11.6	符合性声明	R	申请人声明本产品符合《体外诊断试剂注册管理办法》和相关法规的要求；声明本产品的类别符合《体外诊断试剂注册管理办法》和《体外诊断试剂分类子目录》的要求。	R	R
	CH1.12	主文档授权信	CR		CR	CR
	CH1.13	代理人委托书	R	境外申请人在中国境内指定代理人的委托书、代理人承诺书及营业执照副本复印件或者机构登记证明副本复印件。	R	R

续表

章名	RPS 目录	标题	适用情况	资料要求	中文资料适用情况	原文资料适用情况
第1章——地区性管理信息	CH1.14	其他地区性管理信息	CR	申报优先产品的企业可上传相关优先审批理由及依据(如适用)。	CR	CR
第2章——申报产品综述资料	CH2.1	章节目录	CR	本章提交申报资料的目录,包括目录序号、目录标题、适用情况、上传文件名称、上传文件页码。适用情况应列明CR目录是否适用。	CR	CR
	CH2.2	概述	CR		CR	CR
	CH2.3	上市前申请用综述和证书	NR		NR	NR
	CH2.4	产品描述	该级标题无内容。		该级标题无内容。	
	CH2.4.1	产品综述	R	产品描述。描述产品所采用的技术原理,主要原材料的来源及制备方法,主要生产工艺过程,质控品、校准品的制备方法及溯源(定值)情况。	R	R
	CH2.4.2	材料性能	R	有关生物安全性方面说明。由于体外诊断试剂中的主要原材料可能是由各种动物、病原体、人源的组织和体液等生物材料经处理或者添加某些物质制备而成,人源性材料须对有关传染病(HIV、HBV、HCV等)病原体检测予以说明,并提供相关的证明文件。其他动物源及微生物来源	R	R

续表

章名	RPS目录	标题	适用情况	资料要求	中文资料适用情况	原文资料适用情况
第2章——申报产品综述资料	CH2.4.2	材料性能	R	的材料，应当提供相应的说明文件，证明其在产品运输、使用过程中对使用者和环境是安全的，并对上述原材料所采用的灭活等试验方法予以说明。	R	R
	CH2.4.3	产品包装描述	NR		NR	NR
	CH2.4.4	产品研发历史	R	有关产品主要研究结果的总结和评价。	R	R
	CH2.4.5	与同类和(或)前几代产品的参考和比较	R	包括同类产品在国内外批准上市的情况。相关产品所采用的技术方法及临床应用情况，申请注册产品与国内外同类产品的异同等。对于新研制的体外诊断试剂产品，需要提供被测物与预期适用的临床适应证之间关系的文献资料。	R	R
	CH2.4.6	实质性等同讨论	NR		NR	NR
	CH2.5	适用范围和(或)预期用途及禁忌证	该级标题无内容。		该级标题无内容。	
	CH2.5.1	预期用途；使用目的；预期使用者；适用范围	R	产品预期用途。描述产品的预期用途，与预期用途相关的临床适应证背景情况，如临床适应证的发生率、易感人群等，相关的临床或实验室诊断方法等。	R	R
	CH2.5.2	预期使用环境、安装要求	CR	如有特殊使用环境(如自测等)应说明。	CR	CR

续表

章名	RPS 目录	标题	适用情况	资料要求	中文资料适用情况	原文资料适用情况
第2章——申报产品综述资料	CH2.5.3	儿童使用	NR		NR	NR
	CH2.5.4	使用禁忌证	NR		NR	NR
	CH2.6	全球上市历程	该级标题无内容。		该级标题无内容。	
	CH2.6.1	上市情况	CR		CR	CR
	CH2.6.2	不良事件和召回	CR		CR	CR
	CH2.6.3	销售、不良事件及召回率	CR		CR	CR
	CH2.6.4	评估或检查报告	NR		NR	NR
	CH2.7	其他需说明的内容	CR		CR	CR
第3章——非临床研究资料	CH3.1	章节目录	CR	本章提交申报资料的目录，包括目录序号、目录标题、适用情况、上传文件名称、上传文件页码。适用情况应列明CR目录是否适用。	CR	CR
	CH3.2	风险管理	R	对体外诊断试剂产品寿命周期的各个环节，从预期用途、可能的使用错误、与安全性有关的特征、已知和可预见的危害等方面的判定及在对患者风险的估计进行风险分析、风险评价和相应的风险控制基础上形成风险管理报告。应当符合相关行业标准的要求。	R	R
	CH3.3	安全有效基本要求（EP）清单	NR		NR	NR
	CH3.4	标准	该级标题无内容。		该级标题无内容。	

续表

章名	RPS目录	标题	适用情况	资料要求	中文资料适用情况	原文资料适用情况
第3章——非临床研究资料	CH3.4.1	标准列表（产品技术要求）	R	产品技术要求 申请人应当在原材料质量和生产工艺稳定的前提下，根据申请人产品研制、前期临床评价等结果，依据国家标准、行业标准及有关文献，按照《医疗器械产品技术要求编写指导原则》的有关要求，编写产品技术要求，内容主要包含产品性能指标和检验方法。第三类产品技术要求中还应当以附录形式明确主要原材料、生产工艺及半成品要求。 进口产品的产品技术要求应当包括英文版和中文版，英文版应当由申请人签章，中文版由申请人或其代理人签章。	R	R
	CH3.4.2	符合性声明和（或）认证	R	产品注册检验报告 具有相应医疗器械检验资质的医疗器械检验机构出具的注册检验报告和产品技术要求预评价意见。有国家标准品、参考品的产品，应当使用国家标准品、参考品进行注册检验，并符合相关要求。	R	CR

续表

章名	RPS目录	标题	适用情况	资料要求	中文资料适用情况	原文资料适用情况
第3章——非临床研究资料	CH3.5	分析性能	该级标题无内容，在下级标题中提交资料。		该级标题无内容，在下级标题中提交资料。	
	CH3.5.01	样本稳定性	CR	如适用，校准品和质控品无须提交。	CR	CR
	CH3.5.01.1	[研究说明、研究编号、起始日期、完成日期]	CR		CR	CR
	CH3.5.01.1.1	总结	CR		CR	CR
	CH3.5.01.1.2	完整报告	CR		CR	CR
	CH3.5.01.1.3	统计数据	CR		CR	CR
	CH3.5.02	适用的样本类型	CR	如适用，校准品和质控品无须提交。	CR	CR
	CH3.5.02.1	[研究说明、研究编号、起始日期、完成日期]	CR		CR	CR
	CH3.5.02.1.1	总结	CR		CR	CR
	CH3.5.02.1.2	完整报告	CR		CR	CR
	CH3.5.02.1.3	统计数据	CR		CR	CR
	CH3.5.03	校准品的量值溯源和质控品定值	CR	1. 校准品应当提交完整的溯源性文件。 2. 质控品应当提交在所有适用机型上进行的定值资料。	CR	CR
	CH3.5.03.1	[研究说明、研究编号、起始日期、完成日期]	CR		CR	CR
	CH3.5.03.1.1	总结	CR		CR	CR
	CH3.5.03.1.2	完整报告	CR		CR	CR

续表

章名	RPS目录	标题	适用情况	资料要求	中文资料适用情况	原文资料适用情况
第3章——非临床研究资料	CH3.5.03.1.3	统计数据	CR		CR	CR
	CH3.5.04	测量准确度	该级标题无内容，在下级标题中提交资料。		该级标题无内容，在下级标题中提交资料。	
	CH3.5.04.1	准确度	CR	如适用。	CR	CR
	CH3.5.04.1.1	[研究说明、研究编号、起始日期、完成日期]	CR		CR	CR
	CH3.5.04.1.1.1	总结	CR		CR	CR
	CH3.5.04.1.1.2	完整报告	CR		CR	CR
	CH3.5.04.1.1.3	统计数据	CR		CR	CR
	CH3.5.04.2	精密度[重复性和(或)重现性]	CR	如适用。	CR	CR
	CH3.5.04.2.1	[研究说明、研究编号、起始日期、完成日期]	CR		CR	CR
	CH3.5.04.2.1.1	总结	CR		CR	CR
	CH3.5.04.2.1.2	完整报告	CR		CR	CR
	CH3.5.04.2.1.3	统计数据	CR		CR	CR
	CH3.5.05	分析灵敏度	CR	如适用，校准品和质控品无须提交。	CR	CR

续表

章名	RPS目录	标题	适用情况	资料要求	中文资料适用情况	原文资料适用情况
第3章——非临床研究资料	CH3.5.05.1	[研究说明、研究编号、起始日期、完成日期]	CR		CR	CR
	CH3.5.05.1.1	总结	CR		CR	CR
	CH3.5.05.1.2	完整报告	CR		CR	CR
	CH3.5.05.1.3	统计数据	CR		CR	CR
	CH3.5.06	分析特异性	CR	如适用，校准品和质控品无须提交。	CR	CR
	CH3.5.06.1	[研究说明、研究编号、起始日期、完成日期]	CR		CR	CR
	CH3.5.06.1.1	总结	CR		CR	CR
	CH3.5.06.1.2	完整报告	CR		CR	CR
	CH3.5.06.1.3	统计数据	CR		CR	CR
	CH3.5.07	高剂量钩状效应	CR	如适用。	CR	CR
	CH3.5.07.1	[研究说明、研究编号、起始日期、完成日期]	CR		CR	CR
	CH3.5.07.1.1	总结	CR		CR	CR
	CH3.5.07.1.2	完整报告	CR		CR	CR
	CH3.5.07.1.3	统计数据	CR		CR	CR
	CH3.5.08	测量范围	CR	提交测量范围或线性范围的研究资料。校准品和质控品无须提交。	CR	CR
	CH3.5.08.1	[研究说明、研究编号、起始日期、完成日期]	CR		CR	CR
	CH3.5.08.1.1	总结	CR		CR	CR

续表

章名	RPS 目录	标题	适用情况	资料要求	中文资料适用情况	原文资料适用情况
第3章——非临床研究资料	CH3.5.08.1.2	完整报告	CR		CR	CR
	CH3.5.08.1.3	统计数据	CR		CR	CR
	CH3.5.09	阳性判断值或参考区间	CR	应当详细说明阳性判断值或参考区间确定的方法或依据，说明确定阳性判断值或者参考区间所采用的样本来源，并提供阳性判断值或参考区间确定的详细试验资料及总结。 校准品和质控品不需要提交阳性判断值或参考区间确定资料。	CR	CR
	CH3.5.09.1	[研究说明、研究编号、起始日期、完成日期]	CR		CR	CR
	CH3.5.09.1.1	总结	CR		CR	CR
	CH3.5.09.1.2	完整报告	CR		CR	CR
	CH3.5.09.1.3	统计数据	CR		CR	CR
	CH3.5.10	反应体系确认	CR	反应体系包括样本采集及处理、样本要求、样本用量、试剂用量、反应条件、校准方法(如有)、质控方法等。	CR	CR
	CH3.5.10.1	[研究说明、研究编号、起始日期、完成日期]	CR		CR	CR
	CH3.5.10.1.1	总结	CR		CR	CR
	CH3.5.10.1.2	完整报告	CR		CR	CR
	CH3.5.10.1.3	统计数据	CR		CR	CR

续表

章名	RPS目录	标题	适用情况	资料要求	中文资料适用情况	原文资料适用情况
第3章——非临床研究资料	CH3.6	其他研究	该级标题无内容，在下级标题中提交资料。			
	CH3.6.1	电气系统：安全性、机械和环境保护及电磁兼容性	NR		NR	NR
	CH3.6.1.1	[研究说明、研究编号、起始日期、完成日期]	NR		NR	NR
	CH3.6.1.1.1	总结	NR		NR	NR
	CH3.6.1.1.2	完整报告	NR		NR	NR
	CH3.6.1.1.3	统计数据	NR		NR	NR
	CH3.6.2	独立软件或软件组件	NR		NR	NR
	CH3.6.2.01	独立软件或软件组件描述	NR		NR	NR
	CH3.6.2.02	危害分析	NR		NR	NR
	CH3.6.2.03	软件需求规范	NR		NR	NR
	CH3.6.2.04	体系结构图	NR		NR	NR
	CH3.6.2.05	软件设计规范	NR		NR	NR
	CH3.6.2.06	可追溯性分析	NR		NR	NR
	CH3.6.2.07	软件生存周期过程描述	NR		NR	NR
	CH3.6.2.08	软件验证与确认	NR		NR	NR
	CH3.6.2.08.1	[研究说明、研究编号、起始日期、完成日期]	NR		NR	NR
	CH3.6.2.08.1.1	总结	NR		NR	NR

续表

章名	RPS 目录	标题	适用情况	资料要求	中文资料适用情况	原文资料适用情况
第3章——非临床研究资料	CH3.6.2.08.1.2	完整报告	NR		NR	NR
	CH3.6.2.08.1.3	统计数据	NR		NR	NR
	CH3.6.2.09	版本更新历史	NR		NR	NR
	CH3.6.2.10	剩余缺陷（错误、故障）	NR		NR	NR
	CH3.6.2.11	网络安全	NR		NR	NR
	CH3.6.2.12	交操作性	NR		NR	NR
	CH3.6.3	清洁和消毒验证	NR		NR	NR
	CH3.6.3.1	［研究说明、研究编号、起始日期、完成日期］	NR		NR	NR
	CH3.6.3.1.1	总结	NR		NR	NR
	CH3.6.3.1.2	完整报告	NR		NR	NR
	CH3.6.3.1.3	统计数据	NR		NR	NR
	CH3.6.4	可用性或人为因素	CR		CR	CR
	CH3.6.4.1	［研究说明、研究编号、起始日期、完成日期］	CR		CR	CR
	CH3.6.4.1.1	总结	CR		CR	CR
	CH3.6.4.1.2	完整报告	CR		CR	CR
	CH3.6.4.1.3	统计数据	CR		CR	CR

续表

章名	RPS目录	标题	适用情况	资料要求	中文资料适用情况	原文资料适用情况
第3章——非临床研究资料	CH3.6.5	试剂稳定性	该级标题无内容，在下级标题中提交资料。 应当充分考虑产品在储存、运输和使用过程中的不利条件，进行相应的稳定性研究。应当详细说明稳定性研究方法的确定依据及具体试验方法、过程。			
	CH3.6.5.1	货架有效期内稳定性	R	包括至少三批样品在实际储存条件下保存至成品有效期后的实时稳定性研究资料。	R	R
	CH3.6.5.1.1	[研究说明、研究编号、起始日期、完成日期]	CR		CR	CR
	CH3.6.5.1.1.1	总结	CR		CR	CR
	CH3.6.5.1.1.2	完整报告	CR		CR	CR
	CH3.6.5.1.1.3	统计数据	CR		CR	CR
	CH3.6.5.2	使用稳定性	R	如开封或开瓶稳定性、机载稳定性、冻融稳定性、复溶稳定性等。	R	R
	CH3.6.5.2.1	[研究说明、研究编号、起始日期、完成日期]	CR		CR	CR
	CH3.6.5.2.1.1	总结	CR		CR	CR
	CH3.6.5.2.1.2	完整报告	CR		CR	CR
	CH3.6.5.2.1.3	统计数据	CR		CR	CR
	CH3.6.5.3	运输稳定性	CR		CR	CR

续表

章名	RPS目录	标题	适用情况	资料要求	中文资料适用情况	原文资料适用情况
第3章——非临床研究资料	CH3.6.5.3.1	[研究说明、研究编号、起始日期、完成日期]	CR		CR	CR
	CH3.6.5.3.1.1	总结	CR		CR	CR
	CH3.6.5.3.1.2	完整报告	CR		CR	CR
	CH3.6.5.3.1.3	统计数据	CR		CR	CR
	CH3.7	其他分析性能和文献资料	CR	如注册申请中包括不同适用机型,需要提交在不同机型上进行上述项目评估的试验资料及总结。如注册申请中包含不同的包装规格,需要对不同包装规格之间的差异进行分析或验证。如不同的包装规格产品之间存在性能差异,需要提交采用每个包装规格产品进行的上述项目评估的试验资料及总结。如不同包装规格之间不存在性能差异,需要提交包装规格之间不存在性能差异的详细说明,具体说明不同包装规格之间的差别及可能产生的影响。	CR	CR
	CH3.8	其他证据	CR		CR	CR
	CH3.8.1	[研究说明、研究编号、起始日期、完成日期]	CR		CR	CR
	CH3.8.1.1	总结	CR		CR	CR

续表

章名	RPS目录	标题	适用情况	资料要求	中文资料适用情况	原文资料适用情况
第3章——非临床研究资料	CH3.8.1.2	完整报告	CR		CR	CR
	CH3.8.1.3	统计数据	CR		CR	CR
第4章——临床研究资料	CH4.1	章节目录	CR	本章提交申报资料的目录，包括目录序号、目录标题、适用情况、上传文件名称、上传文件页码。适用情况应列明CR目录是否适用。	CR	CR
	CH4.2	临床证据	CR		CR	CR
	CH4.2.1	参考值或参考区间	NR		NR	NR
	CH4.2.2	临床评价报告	CR	国家食品药品监督管理总局发布的免于进行临床试验的体外诊断试剂目录中的产品，应当提交相应的临床评价资料。依据相应指导原则(《免于进行临床试验的体外诊断试剂临床评价资料基本要求(试行)》)，通过对涵盖预期用途及干扰因素的临床样本的评估、综合文献资料、临床经验数据等产品安全性和有效性数据，对体外诊断试剂的临床性能进行的评价资料，以及所使用临床样本的来源信息。	CR	CR

续表

章名	RPS目录	标题	适用情况	资料要求	中文资料适用情况	原文资料适用情况
第4章——临床研究资料	CH4.2.3	器械临床试验	CR	根据所申报的产品，在该级标题或下级标题中提供适用的临床试验资料。校准品和质控品无须提交。	CR	CR
	CH4.2.3.1	[试验描述、方案编号、起始日期、完成日期]	CR		CR	CR
	CH4.2.3.1.1	临床试验概要	CR		CR	CR
	CH4.2.3.1.2	临床试验报告	CR	1. 各临床试验机构的临床试验报告：各临床试验机构的试验报告应由临床试验机构签章；报告封面包括试验用体外诊断试剂的通用名称、试验开始日期、试验完成日期、主要研究者（签名）、试验机构（盖章）、统计学负责人签名及单位（盖章）、申请人（盖章）、申请人的联系人及联系方式、报告日期、原始资料保存地点。 2. 对所有临床试验结果的总结报告：总结报告由临床试验机构的牵头单位或者申请人完成，封面内容与各临床试验机构的临床试验报告的封面内容相同。	CR	CR

续表

章名	RPS目录	标题	适用情况	资料要求	中文资料适用情况	原文资料适用情况
第4章——临床研究资料	CH4.2.3.1.3	临床试验数据	CR	临床试验报告附件:临床试验的详细资料,包括临床试验中所采用的其他试验方法或者其他诊断试剂产品的基本信息,如试验方法、诊断试剂产品来源、产品说明书及注册批准情况,临床试验中所有试验数据(需由临床试验操作者、复核者签字,临床试验机构盖章),主要参考文献,主要研究者简历,以及申请人需要说明的其他情况等。	CR	CR
	CH4.2.4	临床文献综述和其他合理的已知信息	CR		CR	CR
	CH4.3	伦理委员会批准的相关文件	CR	伦理委员会同意临床试验开展的书面意见、知情同意书模板(如适用)。 临床试验方案:由各承担临床试验的主要研究者签名、临床试验机构盖章、统计学负责人签名及单位盖章、申请人盖章。	CR	CR
	CH4.4	临床试验地点和伦理委员会联系信息	NR		NR	NR
	CH4.5	其他临床证据	CR	进口产品还应当提交在境外完成的临床试验资料或境外临床使用情况的总结报告。	CR	CR

续表

章名	RPS目录	标题	适用情况	资料要求	中文资料适用情况	原文资料适用情况
第4章——临床研究资料	CH4.5.1	[研究介绍、研究编号、起始日期、完成日期]	CR		CR	CR
	CH4.5.1.1	总结	CR		CR	CR
	CH4.5.1.2	完整报告	CR		CR	CR
	CH4.5.1.3	统计数据	CR		CR	CR
第5章——说明书、标签	CH5.1	章节目录	CR	本章提交申报资料的目录,包括目录序号、目录标题、适用情况、上传文件名称、上传文件页码。适用情况应列明CR目录是否适用。	CR	CR
	CH5.2	产品或包装标签	R	应当符合《医疗器械说明书和标签管理规定》的要求。 产品外包装上的标签必须包括产品通用名称、申请人名称、生产地址、产品批号、注意事项、储存条件及有效期等。 对于体外诊断试剂产品中的各种组分,如校准品、质控品、清洗液等,其标签上必须标注该组分的中文名称和批号。如同批号产品、不同批号的各种组分不能替换,则既要注明产品批号,也要注明各种组分的批号。	R	R

续表

章名	RPS 目录	标题	适用情况	资料要求	中文资料适用情况	原文资料适用情况
第5章——说明书、标签	CH5.2	产品或包装标签	R	进口产品应当提交境外政府主管部门批准或者认可的标签及其中文译本，并依据上述要求提交中文标签样稿。	R	R
	CH5.3	包装说明或使用说明书	R	对于进口产品，申请人应当提交境外政府主管部门批准或者认可的说明书原文及其中文译本，由代理人按照《体外诊断试剂说明书编写指导原则》的要求，并参考有关技术指导原则编写在中国境内使用的产品说明书。	R	R
	CH5.4	电子说明书	NR		NR	NR
	CH5.5	患者说明书	CR		CR	CR
	CH5.6	技术人员或操作人员手册	NR		NR	NR
	CH5.7	产品宣传册	NR		NR	NR
	CH5.8	其他说明书标签材料	CR		CR	CR
第6A章——质量管理体系程序NR 第6B章——申报器械的质量管理体系信息	CH6B.1	章节目录	CR	本章提交申报资料的目录，包括目录序号、目录标题、适用情况、上传文件名称、上传文件页码。适用情况应列明CR目录是否适用。	CR	CR
	CH6B.2	质量管理体系信息	NR		NR	NR
	CH6B.3	管理职责信息	NR		NR	NR
	CH6B.4	资源管理信息	NR		NR	NR

续表

章名	RPS目录	标题	适用情况	资料要求	中文资料适用情况	原文资料适用情况
第6A章——质量管理体系程序NR 第6B章——申报器械的质量管理体系信息	CH6B.5	申报器械的质量策划	NR		NR	NR
	CH6B.6	产品实现信息	NR		NR	NR
	CH6B.6.1	设计和开发信息	R	1. 主要原材料的研究资料包括主要反应成分、质控品、校准品等的选择、制备及其质量标准的研究资料，质控品、校准品的定值试验资料，校准品的溯源性文件等。 2. 主要生产工艺的研究资料。主要生产工艺包括工作液的配制、分装和冻干，固相载体的包被和组装，显色或发光系统等的描述及确定依据等。	R	R
	CH6B.6.2	采购信息	NR		NR	NR
	CH6B.6.3	生产和服务控制信息	R	生产及自检记录：提供连续三批产品生产及自检记录的复印件。	R	R
	CH6B.6.4	监视和测量装置控制信息	NR		NR	NR
	CH6B.7	质量管理体系的测量、分析和改进信息	NR		NR	NR
	CH6B.8	申报器械的其他质量体系信息	NR		NR	NR

注：CH为章节（Chapter）；R为必须提交（Required）；CR为适用性提交（Conditionally Required，由申请人自己判断是否需要提交）；NR为不需提交（Not Required）。

四、2021年版《体外诊断试剂注册与备案管理办法》

2021年8月26日，国家市场监督管理总局发布《体外诊断试剂注册与备案管理办法》。新版体外诊断试剂注册管理办法主要结合医疗器械注册人制度，对产品检验、产品技术要求、国家标准品参考品、变更注册等方面做了调整和优化，增加附条件批准上市、特殊注册程序、临床试验机构及临床试验项目监督管理等方面的内容，同时把备案管理列在注册法规的标题中。[1]

2021年9月29日，国家药品监督管理局发布《关于公布医疗器械注册申报资料要求和批准证明文件格式的公告》，对医疗器械注册申报资料及各种批准证明文件格式都提出了具体的要求。[2]详细内容请见本章第三节中国医疗器械注册文件翻译要求的发展历程中五、2021年版《医疗器械注册与备案管理办法》。

[1] 国家市场监督管理总局. 体外诊断试剂注册与备案管理办法[EB/OL].（2021-08-26）[2024-06-18]. https://www.samr.gov.cn/zw/zfxxgk/fdzdgknr/fgs/art/2023/art_a87eaa0612684228a20d4018338f9266.html.

[2] 国家药品监督管理局. 关于公布医疗器械注册申报资料要求和批准证明文件格式的公告[EB/OL].（2021-09-30）[2024-06-18]. https://www.nmpa.gov.cn/xxgk/ggtg/ylqxggtg/ylqxqtggtg/20210930155134148.html.

第三章　通用技术文件和电子通用技术文件

近年来，通用技术文件（CTD）和电子通用技术文件（electronic Common Technical Document，eCTD）成为药政监管的热点议题，对药物研发及注册申报过程具有至关重要的促进作用。医药行业从业者都应当深入了解CTD及eCTD的相关知识，以便紧跟时代发展，确保自主研发的药品能够符合注册法规，顺利实现成功上市的最终目标。

第一节　通用技术文件的产生

在很长一段时期内，对那些致力于国际市场的药品开发与销售企业而言，药品注册始终是一项充满挑战且异常艰难的任务。这主要是因为不同国家和地区药品注册法规的要求千差万别，所以导致制药厂商在向各国提交注册文件时，必须面对繁复多变的法规和格式要求，耗费大量时间和精力应对。这不仅需要开展一系列繁重的重复性实验室研究、动物试验和临床试验，还要准备符合各国要求的不同格式文件。对于那些计划将产品推广至全球市场的企业，特别是在面对欧盟、美国和日本这三大主要药物市场时，这些国家药品注册法规要求的差异带来的困扰尤为突出。

例如，在日本要求提交综述文件，该文件要求对技术信息进行整理和总结。欧洲国家要求提交专家报告和列表总结，并建议提交书面总结。美国食品药品监督管理局制定了有关新药生产上市注册申请（New Drug Application，NDA）格式和内容的指导性文件。[1]更复杂的是，欧盟各国内部也有自己的指导原则和格式要求。这就使药品该注册过程更加耗费人力、物力和时间。

因此，为了统一协调人用药品注册技术的差异，使同一份药品注册文件可以同步在多国进行申报，1989年，欧洲药品管理局（European Medicines Agency，EMA）、美国食品药品监督管理局和日本厚生劳动省（Ministry of Health,Labour and Welfare，MHLW）在巴黎召开国家药品管理当局国际会议，开始制订具体实施计划。此后，欧、美、日三方的政府注册

[1] U. S. Food & Drug Administration.New Drug Application（NDA）[EB/OL].（2022-01-21）[2024-06-18]. https://www.fda.gov/drugs/types-applications/new-drug-application-nda.

部门与国际制药工业协会联合会(International Federation of Pharmaceutical Manufacturers and Associations，IFPMA)联系，讨论由注册部门和工业部门共同发起国际协调会议的可能性。1990年4月，三方在布鲁塞尔继续召开注册部门和工业部门共同参加的国际会议，即国际人用药品注册技术协调会。会议期间，他们讨论ICH的意义和任务，并成立ICH指导委员会。

ICH是一个国际性非营利组织，其目标是通过技术要求的国际协调以增进公众健康。这些技术标准有利于及时为患者提供新药并保证患者可持续获得已获批药品，避免人体临床试验的不必要重复，以高效和具有成本效益的方式研发、注册、生产安全、有效及高质量的药品，并在不减少安全性和有效性的前提下尽量减少使用动物试验。

2000年，来自欧盟、美国和日本的药品监督管理部门的代表制定一套指南，规定新药注册申请资料的结构和内容可供这些地区使用。这套指南是在ICH的框架下制定的，并已成为ICH指导原则的一部分。

ICH指导原则是关于药品研发的技术指南，包括四类，即质量(Quality，Q)、安全性(Safety，S)、有效性(Efficacy，E)、多学科(Multidisciplinary，M)。通用技术文件是制药行业在进行药品注册时通用的文件格式，其目的就是使技术文件采用一种通用格式，从而大大减少编制人类药品注册申请所需的时间和资源，并简化提交文件的准备工作。

第二节　通用技术文件的内容

CTD的整体结构在ICH M4指导原则中有详细说明，其中包括一个颗粒度[1]部分，对相应文件在CTD整套资料中的位置和页码提供说明。对于包含多个适应证或复方制剂含有的多种成分，这种颗粒度信息特别有用。

CTD的结构及主要构成模块如图3-1、表3-1所示。

---

[1] "颗粒度"这个概念来自ICH M4 Organisation of The Common Technical Document，英文原文为Granularity Document，意思是ICH M4对CTD结构中各个章节的标题和编号的规定。

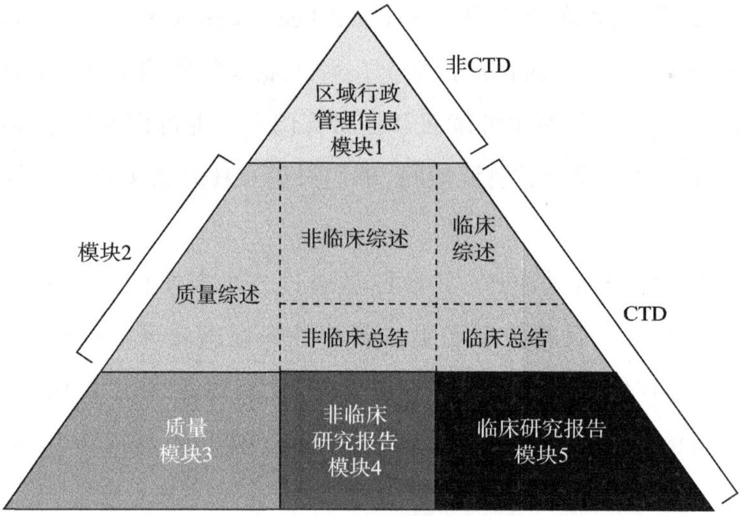

图3-1　CTD的结构

表3-1　CTD的主要构成模块

模块	题目	内容
模块1	区域行政管理信息	特定于每个国家或地区监管机构的要求
模块2	概述和总结	详细的药学、非临床研究和临床研究的概述
模块3	药品质量	与药品原料药、制剂、生产及控制相关的详细数据
模块4	非临床研究报告	动物研究的详细结果
模块5	临床研究报告	人体研究的详细结果

严格来说，模块1并不在CTD中，因为它包含各地药品监管机构要求的特定文件及格式，如申请表、拟定说明书等资料。

模块2～5是所有地区共有的，这些模块构成CTD的主要内容，具有统一的内容和格式。模块2为药物研发情况的概述和总结，涵盖模块3、模块4和模块5的主要信息。模块3重点关注药学研发信息，涉及原料药及制剂的生产步骤和控制、质量标准和控制、包材质量控制和有效期制定等。模块4阐述整个动物试验及结果，涉及药物多方面的安全性和有效性，如药效、药代、药理、毒理、三致（致癌、致畸、致突变）等。模块5需要报告在人体试验中药物的安全性和有效性，涵盖Ⅰ～Ⅳ期临床试验资料。

CTD规范了药品注册申请的格式和内容，其中5个模块相辅相成，从实验室药学研究到动物非临床研究、人体临床试验。注册审评人员通过全套CTD就可以了解药品研发成功的全过程，系统地评估药品的安全性、有效性和质量，为批准药品上市提供保障。若一个产品按照ICH要求进行研发，根据各模块的标题和技术要求撰写药品注册资料，就可以实现用同一套CTD在多国同时申报注册上市，也就是说同一条生产线上生产的药品可以在多国上市销售，申报企业可以通过这一途径节省大量的人力、物力和财力。

一、模块1：行政管理信息和药品信息

模块1包含适合某个特定地区的文件要求，如申请表、地区建议使用的说明书等，文件的内容和格式可以由各地区的药品监管机构决定，主要是市场准入所需要的证明性文件。该模块主要针对一个地区，因此与其他模块要求不同。模块1的内容见表3-2。

表3-2　模块1的内容[1]

CTD	行政管理信息和药品信息（英文）	行政管理信息和药品信息（中文）
1	Administrative Documents and Drug Product	行政管理文件和药品信息
1.0	Cover Letter	说明函
	Cover Letter	说明函
1.1	Table of Contents	目录
	Table of Contents	目录
1.2	Application Form	申请表
	Application Form	申请表
1.3	Product Information	产品信息
1.3.1	Leaflet	说明书
1.3.1.1	Leaflet and Revision Notes for Investigational Drug (for CTA)	研究药物说明书及修订说明（用于临床试验申请）
1.3.1.2	Leaflet and Revision Notes for Marketed Drugs (for NDA & Variations of Marketed Products)	上市药物说明书及修订说明（用于生产上市申请及上市药物的变更申请）
1.3.2	Labels	包装标签
1.3.2.1	Labels and Revision Notes for Investigational Drug (for CTA)	研究药物标签及修订说明（用于临床试验申请）
1.3.2.2	Labels and Revision Notes for Marketed Drugs (for NDA & Variations of Marketed Products)	上市药物标签及修订说明（用于生产上市申请及上市药物的变更申请）

[1] 国家药品监督管理局药品审评中心. 国家药监局药审中心关于发布《M4模块一行政文件和药品信息》的通告（2020年第6号）[EB/OL].（2020-07-01）[2024-06-18]. https://www.cde.org.cn/main/news/viewInfoCommon/99593ac731ab51b87ad7892a84e17924;国家药品监督管理局. 国家药监局关于实施药品电子通用技术文档申报的公告（2021年第119号）[EB/OL].（2021-09-29）[2024-06-18]. https://www.nmpa.gov.cn/xxgk/ggtg/ypggtg/ypqtggtg/20210930111641179.html.

续表

CTD	行政管理信息和药品信息(英文)	行政管理信息和药品信息(中文)
1.3.3	Product Specification and Manufacturing Process/ Manufacturing and Testing Procedure	产品质量标准和生产工艺/生产及检验规程
1.3.4	Clinical Trial Plan Related Materials (for CTA)	临床试验相关资料(用于临床试验申请)
1.3.4.1	Clinical Trial Plan and Protocol	临床试验计划和方案
1.3.4.2	Sample Manuscript of Informed Consent form	知情同意书样稿
1.3.4.3	Investigator's Brochure	研究者手册
1.3.5	Application Materials for the Approval of Generic Names	药品通用名称核准申请材料

二、模块2:通用技术文件总结

模块2通常由7个部分组成,即CTD目录、CTD简介、质量综述、非临床概述、临床概述、非临床文字和列表总结、临床总结,还有模块3、模块4和模块5分别提供的质量、非临床和临床数据摘要总结。

模块2提供药品的研发计划、质量控制、安全性和有效性资料的总结报告,包含综合整理的许多药品研发重要信息,使申请材料的内容、格式明晰和条理化,为审评人员提供关于药品质量、非临床和临床等内容的概述,极大地简化审评工作,提高审批效率。模块2的内容见表3-3。

表3-3 模块2的内容[1]

CTD	通用技术文件总结(英文)	通用技术文件总结(中文)
2	Common Technical Document Summaries	通用技术文件总结
2.1	Modules 2 ~ 5 Table of Contents	模块2 ~ 5目录
	Table of Contents	目录
2.2	Introduction	简介
	Introduction	简介
2.3	Quality Overall Summary	质量综述
2.3.1	Introduction	前言
	Introduction	前言
2.3.S	Drug Substance-Name-Manufacturer	原料药—名称—生产商

[1] 国家食品药品监督管理总局药品审评中心.关于药品注册集中受理有关事项的通知[EB/OL].(2017-11-24)[2024-06-18]. http://www.360doc.com/content/17/1129/21/45959978_708429804.shtml.

续表

CTD	通用技术文件总结（英文）	通用技术文件总结（中文）
2.3.P	Drug Product-Name	制剂—名称
2.3.A	Appendices	附录
2.3.R	Regional Information	区域性信息
2.4	Non-clinical Overview	非临床综述
	Non-clinical Overview	非临床综述
2.5	Clinical Overview	临床综述
	Clinical Overview	临床综述
2.6	Non-clinical Written and Tabulated Summaries	非临床文字总结和列表总结
2.6.1	Introduction	前言
	Introduction	前言
2.6.2	Pharmacology Written Summary	药理学文字总结
	Pharmacology Written Summary	药理学文字总结
2.6.3	Pharmacology Tabulated Summary	药理学列表总结
	Pharmacology Tabulated Summary	药理学列表总结
2.6.4	Pharmacokinetics Written Summary	药代动力学文字总结
	Pharmacokinetics Written Summary	药代动力学文字总结
2.6.5	Pharmacokinetics Tabulated Summary	药代动力学列表总结
	Pharmacokinetics Tabulated Summary	药代动力学列表总结
2.6.6	Toxicology Written Summary	毒理学书面总结
	Toxicology Written Summary	毒理学书面总结
2.6.7	Toxicology Tabulated Summary	毒理学列表总结
	Toxicology Tabulated Summary	毒理学列表总结
2.7	Clinical Summary	临床总结
2.7.1	Introduction	前言
	Introduction	前言
2.7.2	Summary of Biopharmaceutics and Associated Analytical Methods	生物药剂学和相关分析方法总结
	Summary of Biopharmaceutics and Associated Analytical Methods	生物药剂学和相关分析方法总结
2.7.3	Summary of Clinical Pharmacology Studies	临床药理学研究总结
	Summary of Clinical Pharmacology Studies	临床药理学研究总结
2.7.4	Summary of Clinical Efficacy	临床疗效总结
	Summary of Clinical Efficacy	临床疗效总结

续表

CTD	通用技术文件总结(英文)	通用技术文件总结(中文)
2.7.5	Summary of Cinical Safety	临床安全性总结
	Summary of cClinical Safety	临床安全性总结
2.7.6	Synopses of Individual Studies	单项研究摘要
	Synopses of Individual Studies	单项研究摘要

三、模块3:质量

模块3介绍注册资料中药品的化学、生产和控制等方面的信息。该模块提供原料药或原液和制剂生产的完整详细信息,包括生产商的详细信息、产品开发、生产步骤、关键工艺参数和过程控制,以及与原料药或原液、制剂稳定性相关的详细信息,与产品相关的物质、原材料和其他辅料的检验方法及分析方法验证过程。

该模块的主要标题如下。

3.1 目录

3.2 主体数据

3.2.S 原料药

3.2.P 制剂

3.3 模块3中使用的参考文献

模块3提供药品的开发过程、质量控制的关键药学研究信息和数据,整体具有极强的逻辑性,将按质量源于设计(Quality by Design,QbD)理念设计的试验和翔实的结果展现出来,让审评人员系统地了解药品研发的科学性和可控性,便于审评工作顺利开展。模块3的内容见表3-4。

表3-4 模块3的内容[1]

CTD	质量(英文)	质量(中文)
3	Quality	质量
3.1	Table of Contents	目录
	Table of Contents	目录
3.2	Body of Data	主体数据

[1] 国家食品药品监督管理总局药品审评中心.关于药品注册集中受理有关事项的通知[EB/OL].(2017-11-24)[2024-06-18]. http://www.360doc.com/content/17/1129/21/45959978_708429804.shtml.

续表

CTD	质量(英文)	质量(中文)
3.2.S	Drug Substance Substance: Manufacturer:	原料药或原液 名称: 生产商:
3.2.S.1	General Information	基本信息
3.2.S.1.1	Nomenclature	药品名称
	Nomenclature	药品名称
3.2.S.1.2	Structure	结构
	Structure	结构
3.2.S.1.3	General Properties	基本性质
	General Properties	基本性质
3.2.S.2	Manufacture	生产
3.2.S.2.1	Manufacturer	生产商
	Manufacturer	生产商
3.2.S.2.2	Description of Manufacturing Process and Process Controls	生产工艺和工艺控制
	Description of Manufacturing Process and Process Controls	生产工艺和工艺控制
3.2.S.2.3	Control of Materials	物料控制
	Control of Materials	物料控制
3.2.S.2.4	Controls of Critical Steps and Intermediates	关键步骤和中间体的控制
	Controls of Critical Steps and Intermediates	关键步骤和中间体的控制
3.2.S.2.5	Process Validation and/or Evaluation	工艺验证和(或)评价
	Process Validation and/or Evaluation	工艺验证和(或)评价
3.2.S.2.6	Manufacturing Process Development	生产工艺的开发
	Manufacturing Process Development	生产工艺的开发
3.2.S.3	Characterisation	特性鉴定
3.2.S.3.1	Elucidation of Structure and Other Characteristics	结构确证和理化性质
	Elucidation of Structure and Other Characteristics	结构确证和理化性质
3.2.S.3.2	Impurities	杂质
	Impurities	杂质
3.2.S.4	Control of Drug Substance	原料药或原液的质量控制

续表

CTD	质量(英文)	质量(中文)
3.2.S.4.1	Specification	质量标准
	Specification	质量标准
3.2.S.4.2	Analytical Procedures	分析方法
	Analytical Procedures	分析方法
3.2.S.4.3	Validation of Analytical Procedures	分析方法的验证
	Validation of Analytical Procedures	分析方法的验证
3.2.S.4.4	Batch Analyses	批分析
	Batch Analyses	批分析
3.2.S.4.5	Justification of Specification	质量标准制定依据
	Justification of Specification	质量标准制定依据
3.2.S.5	Reference Standards or Materials	对照品
3.2.S.6	Container Closure System	包装系统
3.2.S.7	Stability	稳定性
3.2.S.7.1	Stability Summary and Conclusions	稳定性总结和结论
3.2.S.7.2	Post-approval Stability Protocol and Stability Commitment	批准后稳定性研究方案和承诺
3.2.S.7.3	Stability Data	稳定性数据
3.2.P	Drug Product	制剂
3.2.P.1	Description and Composition of the Drug Product	剂型及产品组成
3.2.P.2	Pharmaceutical Development	产品开发
3.2.P.2.1	Components of the Drug Product	处方组成
3.2.P.2.1.1	Drug Substance	原料药或原液
3.2.P.2.1.2	Excipients	辅料
3.2.P.2.2	Drug Product	制剂
3.2.P.2.2.1	Formulation Development	处方开发过程
3.2.P.2.2.2	Overages	过量投料
3.2.P.2.2.3	Formulation Related Characteristics	制剂相关特性
3.2.P.2.3	Manufacturing Process Development	生产工艺的开发
3.2.P.2.4	Container Closure System	包装系统
3.2.P.2.5	Microbiological Attributes	微生物属性
3.2.P.2.6	Compatibility	相容性
3.2.P.3	Manufacture	生产

续表

CTD	质量(英文)	质量(中文)
3.2.P.3.1	Manufacturer(s)	生产商
	Manufacturer(s)	生产商
3.2.P.3.2	Batch Formula	批处方
	Batch Formula	批处方
3.2.P.3.3	Description of Manufacturing Process and Process Controls	生产工艺和工艺控制
	Description of Manufacturing Process and Process Controls	生产工艺和工艺控制
3.2.P.3.4	Controls of Critical Steps and Intermediates	关键步骤和中间体的控制
	Controls of Critical Steps and Intermediates	关键步骤和中间体的控制
3.2.P.3.5	Process Validation and / or Evaluation	工艺验证和(或)评价
	Process Validation and / or Evaluation	工艺验证和(或)评价
3.2.P.4	Control of Excipients	辅料控制
3.2.P.4.1	Specifications	质量标准
	Specifications	质量标准
3.2.P.4.2	Analytical Procedures	分析方法
	Analytical Procedures	分析方法
3.2.P.4.3	Validation of Analytical Procedures	分析方法的验证
	Validation of Analytical Procedures	分析方法的验证
3.2.P.4.4	Justification of Specifications	质量标准制定依据
	Justification of Specifications	质量标准制定依据
3.2.P.4.5	Excipients of Human or Animal Origin	人源或动物源辅料
	Excipients of Human or Animal Origin	人源或动物源辅料
3.2.P.4.6	Novel Excipients	新型辅料
	Novel Excipients	新型辅料
3.2.P.5	Control of Drug Product	制剂的质量控制
3.2.P.5.1	Specification(s)	质量标准
	Specification(s)	质量标准
3.2.P.5.2	Analytical Procedures	分析方法
	Analytical Procedures	分析方法
3.2.P.5.3	Validation of Analytical Procedures	分析方法的验证
	Validation of Analytical Procedures	分析方法的验证
3.2.P.5.4	Batch Analyses	批分析

续表

CTD	质量(英文)	质量(中文)
	Batch Analyses	批分析
3.2.P.5.5	Characterisation of Impurities	杂质分析
	Characterisation of Impurities	杂质分析
3.2.P.5.6	Justification of Specification(s)	质量标准制定依据
	Justification of Specification(s)	质量标准制定依据
3.2.P.6	Reference Standards or Materials	对照品
3.2.P.7	Container Closure System	包装系统
3.2.P.8	Stability	稳定性
3.2.P.8.1	Stability Summary and Conclusion	稳定性总结和结论
3.2.P.8.2	Post-approval Stability Protocol and Stability Commitment	批准后稳定性研究方案和承诺
3.2.P.8.3	Stability Data	稳定性数据
3.2.A	Appendices	附录
3.2.A.1	Facilities and Equipment	设施和设备
3.2.A.2	Adventitious Agents Safety Evaluation	外源性因子的安全性评价
3.2.A.3	Excipients	辅料
3.2.R	Regional Information	区域信息
3.3	Literature References	参考文献

四、模块4:非临床研究报告

模块4又称安全性模块,包含表明产品安全性的所有研究报告和评估。该模块中的数据涉及针对药品进行的非临床研究或临床前研究,通常包括与药品相关的药理学、药代动力学、药效学、毒理学相关的研究。

该模块的主要标题如下。

4.1 目录

4.2 研究报告

4.2.1 药理学

4.2.2 药代动力学

4.2.3 毒理学

4.3 模块4中使用的参考文献

模块4主要提供原料药和制剂在毒理学、药理学实验方面的内容。对仿制药来说,美国仿制药注册申请(Abbreviated New Drug Application，ANDA)无须提供该模块文件，欧盟申报时须列出该药品与其药理、毒理相关文献即可。由于原研参比制剂已做过相当多的非临床研究试验，在仿制药申报时数据保护期已过，所以，仿制药该模块内容有大量的文献数据可以查找引用，为仿制药注册提供便利。模块4的内容见表3-5。

表3-5　模块4的内容❶

CTD	非临床研究报告(英文)	非临床研究报告(中文)
4	Non-Clinical Study Reports	非临床试验报告
4.1	Table of Contents	目录
	Table of Contents	目录
4.2	Study Reports	研究报告
	Study Tagging Files (STF)	研究报告标签文件
4.2.1	Pharmacology	药理学
4.2.1.1	Primary Pharmacodynamics	主要药效学
	Study Reports	研究报告
4.2.1.2	Secondary Pharmacodynamics	次要药效学
	Study Reports	研究报告
4.2.1.3	Safety Pharmacology	安全药理学
	Study Reports	研究报告
4.2.1.4	Pharmacodynamic Drug Interactions	药效学药物相互作用
	Study Reports	研究报告
4.2.2	Pharmacokinetics	药代动力学
4.2.2.1	Analytical Methods and Validation Reports	分析方法和验证报告
	Study Reports	研究报告
4.2.2.2	Absorption	吸收
	Study Reports	研究报告
4.2.2.3	Distribution	分布
	Study Reports	研究报告
4.2.2.4	Metabolism	代谢
	Study Reports	研究报告
4.2.2.5	Excretion	排泄
	Study Reports	研究报告

❶国家食品药品监督管理总局药品审评中心．关于药品注册集中受理有关事项的通知[EB/OL].(2017-11-24)[2024-06-18]. http://www.360doc.com/content/17/1129/21/45959978_708429804.shtml.

续表

CTD	非临床研究报告(英文)	非临床研究报告(中文)
4.2.2.6	Pharmacokinetic Drug Interactions (Non-clinical)	药代动力学药物相互作用(非临床)
	Study Reports	研究报告
4.2.2.7	Other Pharmacokinetic Studies	其他药代动力学研究
4.2.3	Toxicology	毒理学
4.2.3.1	Single-dose Toxicity	单剂量毒性
	Study Reports	研究报告
4.2.3.2	Repeat-dose Toxicity	重复剂量毒性
	Study Reports	研究报告
4.2.3.3	Genotoxicity	遗传毒性
	Study Reports	研究报告
4.2.3.4	Carcinogenicity	致癌性
	Study Reports	研究报告
4.2.3.5	Reproductive and Developmental Toxicity	生殖和发育毒性
	Study Reports	研究报告
4.2.3.6	Local Tolerance	局部耐受性
	Study Reports	研究报告
4.2.3.7	Other Toxicity Studies	其他毒性研究
	Study Reports	研究报告
4.3	Literature References	参考文献

五、模块5:临床研究报告

模块5又称有效性模块,是证明产品对目标适应证具有功效的所有研究报告和评估结果。模块5的结构和内容在ICH的M4E指导原则中有规定,主要涉及与产品相关的临床研究报告、交叉研究分析、上市后数据、临床药理学、生物药剂研究、临床疗效和临床安全性等的完整详细信息。模块5还明确临床研究报告和相关信息的具体位置,以简化准备工作和审查工作,并确保其完整性。研究报告的位置由研究的主要目的决定,在每份报告中只能出现一次。如果有多个目的,就需要在研究报告的各个章节中进行交叉参考。

该模块的主要标题如下。

5.1 目录

5.2 所有临床研究列表

5.3 临床研究报告

5.3.1 生物制药研究报告

5.3.2 与使用人体生物材料有关的药代动力学研究报告

5.3.3 人体药代动力学(PK)研究报告

5.3.4 人体药效学(PD)研究报告

5.3.5 有效性和安全性研究报告

5.3.6 上市后经验报告

5.3.7 病例报告表和单个患者列表

5.4 参考文献

模块5的内容见表3-6。

表3-6　模块5的内容❶

CTD	临床研究报告(英文)	临床研究报告(中文)
5	Clinical Study Reports	临床研究报告
5.1	Table of Contents	目录
	Table of Contents	目录
5.2	Tabular Listings of All Clinical Studies	所有临床研究列表
	Tabular Listing	列表
5.3	Clinical Study Reports	临床研究报告
5.3.1	Bioavailability (BA) Study Reports	生物利用度(BA)研究报告
5.3.1.1	Bioavailability (BA) Study Reports	生物利用度(BA)研究报告
	Study Reports	研究报告
5.3.1.2	Comparative BA and Bioequivalence (BE)	相对BA和生物等效性(BE)研究报告
	Study Reports	研究报告
5.3.1.3	In vitro-In vivo Correlation Study Reports	体外—体内相关性研究报告
	Study Reports	研究报告
5.3.1.4	Reports of Bioanalytical and Analytical Methods for Human	人体生物分析和分析方法的报告
	Study Reports	研究报告
5.3.2	Reports of Studies Pertinent to Pharmacokinetics Using Human Biomaterials	采用人体生物材料的药代动力学相关研究报告
5.3.2.1	Plasma Protein Binding Study Reports	血浆蛋白结合研究报告

❶ 国家食品药品监督管理总局药品审评中心. 关于药品注册集中受理有关事项的通知[EB/OL].(2017-11-24)[2024-06-18]. http://www.360doc.com/content/17/1129/21/45959978_708429804.shtml.

续表

CTD	临床研究报告(英文)	临床研究报告(中文)
	Study Reports	研究报告
5.3.2.2	Liver Metabolism and Drug Interaction Study Report	肝代谢和药物相互作用研究报告
	Study Reports	研究报告
	Study Reports Using Other Human Biomaterials	使用其他人体生物材料的研究报告
	Study Reports	研究报告
5.3.3	Reports of Human Pharmacokinetic (PK) Study	人体药代动力学(PK)研究报告
5.3.3.1	Healthy Subjects PK and Initial Tolerability Study Report	健康受试者PK和初始耐受性研究报告
	Study Reports	研究报告
5.3.3.2	Patient PK and Initial Tolerability Study Reports	患者PK和初始耐受性研究报告
	Study Reports	研究报告
5.3.3.3	Internal Factor PK Study Report	内在因素PK研究报告
	Study Reports	研究报告
5.3.3.4	External Factors PK Study Report	外在因素PK研究报告
	Study Reports	研究报告
5.3.3.5	Population PK Study Report	群体PK研究报告
	Study Reports	研究报告
5.3.4	Reports of Human Pharmacodynamic (PD) Study	人体药效学(PD)研究报告
5.3.4.1	Healthy Subjects PD and PK/PD Study Reports	健康受试者PD和PK/PD研究报告
	Study Reports	研究报告
5.3.4.2	Patient PD and PK/PD Study Reports	患者PD和PK/PD研究报告
	Study Reports	研究报告
5.3.5	Reports of Efficacy and Safety Study	有效性和安全性研究报告
	Study Reports	研究报告
5.3.5.1	Study Reports on Controlled Clinical Study Related to Indications	与适应证相关的对照临床研究报告
	Study Reports	研究报告
5.3.5.2	Uncontrolled Clinical Study Report	非对照临床研究报告
	Study Reports	研究报告
5.3.5.3	More than One Study Data Analysis Report	一份以上研究数据分析报告
	Study Reports	研究报告
5.3.5.4	Other Study Reports	其他研究报告

续表

CTD	临床研究报告(英文)	临床研究报告(中文)
	Study Reports	研究报告
5.3.6	Reports of Post-marketing Experience	上市后经验报告
5.3.7	Case Report Forms and Individual Patient Listings, When Submitted	递交的病例报告表和单个患者列表
5.4	Literature References	参考文献

第三节　电子通用技术文件的产生

电子通用技术文件(eCTD)是制药企业与药政监管机构之间进行药物注册资料传输的接口和国际规范。该规范基于CTD格式,由ICH多学科组2专家工作组(ICH Multidisciplinary Group 2, Expert Working Group, ICH M2 EWG)于2003年10月制定,并发布关于药品电子提交的通用标准,并被美国FDA、EMA、日本MHLW及加拿大等国家广泛推行。

eCTD是通用技术文件的电子版,作为从行业到监管机构传输药物信息的接口。作为纸质版CTD的信息电子化产物,eCTD在信息可视化、文件链接化和传递快捷化上均有别于纸质版CTD注册,加快申请人和审评人之间的信息沟通速度,可以保证注册文件模块完整提交、注册资料的最新版本等。同时,它还有助于药品的生命周期管理和归档。

eCTD是一种对CTD的电子化呈现和管理方式,通过可扩展标记语言技术对基于CTD结构和eCTD技术规范的文件进行组织,并用于药品注册申报和审评的一种注册文件技术格式。完整的eCTD体系结构不仅包含一套能够实现电子申报资料提交、接收、验证、受理、审评利用和电子存档的信息化系统,还包括一套既符合国际通用标准,又与区域法律法规有效衔接的技术指南体系。制药企业按照ICH和区域技术规范等eCTD相关指导原则编制药品电子申报资料,监管机构以电子化形式进行受理和审评,实现申报资料从递交到审评的规范化、标准化、信息化和全生命周期管理。

第四节　电子通用技术文件的实施

在ICH的相关指导原则中,多学科4号指导原则(M4):通用技术文件规定提交资料的组织架构信息;多学科8号指导原则(M8):电子通用技术文件对生产企业以电子形式传送注册申请到监管机构的方法有明确的规定。这也是大多数国家的药监部门所接受的药品注册提交资料组织及传送形式。

一、eCTD指导原则要求与制作流程

（一）ICH M4通用技术文件指导原则

ICH M4指导原则指出通用技术文件的组织结构用于统一提交资料的结构。通用技术文件可以按五个模块进行组织，其中模块1为区域性要求，模块2、模块3、模块4和模块5则为统一要求。遵守该指导原则应该能够确保这四个模块的格式都能为各监管机构所接受。

（二）ICH M8电子通用技术文件技术规范

电子通用技术文件是制药企业传送药物注册信息到监管机构的界面。同时，eCTD需要兼顾电子文档创建、技术审评、生命周期管理和归档提交的便利化。eCTD技术规范是以ICH M4通用技术文件指导原则的具体内容为基础制定的电子方式提交文件的技术标准。实施eCTD的前提是实施CTD，eCTD的结构基于CTD的结构并加以细化。与其他电子方式提交要求相比，eCTD主要有以下特点。

1. 多区域支持

根据通用技术文件的要求，每个注册申请的模块2～模块5除了部分区域性文件之外都是全球性的，而模块1是区域行政管理要求为各区域监管机构单独制定的。由于不同区域对注册文件的要求有明显差异，因此不同区域并不希望为其构建和传送单独的全球性eCTD，然后由各区域监管机构忽略或删除其他区域的提交材料。

2. 文件夹及文件命名规则

文件夹和文件名称仅允许使用下列字符，即小写字母从a至z、数字从0至9、中划线“-”和下划线“_”。每个文件夹或文件的名称（含扩展名）的最大长度为64个字符。

3. 文件格式

eCTD一般包含的文件格式主要有内容文件（如可携带文件格式）、结构文件（如可扩展标记语言）及图像文件。记录图表内容一般推荐使用PDF，在不能使用PDF时建议使用联合图像专家组（JPEG）、便携式网络图形（PNG）、可缩放矢量图形（SVG）和图形交换格式（GIF）等。

4. 文件导航

PDF中的文件导航主要包括超文本链接、书签及目录。对于5页及以上的文件，应包含带有超文本链接的目录和书签；对于没有目录的文件，建议提供书签。通常，对于具有

目录的文件，应该为目录中列出的每个项目提供书签。书签应该包括所有的表格、图示、出版物、其他参考文献和附录，即使这些项目未出现在目录中。对于文件引用不在同一页面上的相关章节、参考文献、附录、表格或图示，可以使用超文本链接。对于跨文件超文本链接，应使用相对路径，以最大程度避免在磁盘驱动器之间移动文件夹时导致的超链接失效，有助于提高定位效率。在创建书签和超链接时，应使用放大设置承前缩放，以使目标页面显示的缩放水平与审评人员审阅的文件其余部分的缩放水平相同。

5. 颗粒化文件要求

eCTD模块2～模块5的文件颗粒度要求参照CTD的相关规定，而模块1则依据每个区域的相关法规的要求。这样的组织文件模式可以方便文件的生命周期管理，一旦信息发生变化，则可以直接对文件进行替换。文件颗粒度的具体要求可以参考ICH M4、M8的相关规定。

6. 骨架文件

eCTD引入XML技术文件用于描述提交文件的整体结构。其中，XML技术文件可以建立文件内容的全面目录，并提供相应的导航帮助。这意味着XML技术文件发挥其他电子提交文件中目录的作用。此外，XML技术文件还可以管理整个提交文件的元数据和提交申请中的每份文件，其中提交文件的元数据包含提交组织和接受组织、生产商、发行商、ID和提交类型等信息及相关数据项，文件级元数据则包含版本、语言、文件名和校验和等信息。根据eCTD 3.2.2版本的相关要求，XML骨架文件分为两种：一种是index.xml，用于记录模块2～模块5的文件结构，被放置在该提交的提交序列号文件夹中；另一种是区域性XML，用于M1文件需要记录在区域管理XML并存放在模块1文件夹中。区域性XML文件也在index.xml中被叶元素引用，并记录其校验和。

7. 校验和

eCTD提交的文件应包含针对每个单独文件及eCTD XML文件的校验和。每个文件的完整性可以通过比较随文件一同提交的校验和与计算的校验和来进行验证。此外，校验和还可以用来验证在监管机构历史档案中的文件是否被改变，以保证资料的准确性。eCTD 3.2.2版本使用信息-摘要算法5（Message-Digest Algorithm 5, MD5）计算校验和，而eCTD4.0版本则使用安全散列算法256（Secure Hash Algorithm 256-bit, SHA256）计算校验和。

8. 生命周期管理

eCTD能够提供提交级别及文件级别的生命周期管理功能。在信封元素中，通过同一申请下的不同注册行为及其对应的所有序列表现其生命周期管理。在叶元素中，通过操作属性及被增补、替换或删除叶的叶ID，表明这次提交文件的叶元素与过去提交文件的叶元素的生命周期关系。这就使监管机构能够准确地找到原始叶和更新原始叶的状态。在首次提交的文件中，所有叶元素通常都是新的。在后续提交的文件中，所有新提交的叶元素可以根据与之前提交的叶元素之间的关系有不同的操作属性。表3-7为四种常见叶元素的操作属性。

表3-7 常见叶元素的操作属性

操作属性值	定义	应用场景
新建	现有的叶元素与新的叶元素没有关系	新建任何文件
增补	现有的叶元素与新的叶元素有附加和补充关系	一般仅用于研究型标签
替换	现有的叶元素被新的叶元素替换	用新文件替换旧文件
删除	现有的叶元素被删除	原本文件不再需要

9. 文件重复使用

当提交的同一文件需要在不同章节、序列甚至申请中被重复使用时，可以通过提交一次真实文件在骨架文件中对应章节生成叶元素并引用相应实体文件的位置，即可使其存在多处位置。文件重复使用一般包括引用同一序列中的文件、引用同一申请中前序序列中的文件及引用不同申请的文件等情况。对于后两种文件重复使用场景(即跨序列或者跨申请)，建议参考不同国家相关技术规范的要求。

10. 扩展节点

扩展节点(Node-extension)为申请人提供自定义目录元素的途径，用以扩展技术规范中既定的eCTD目录元素结构，实现将多个叶元素在自定义目录元素下组合显示的功能。欧盟提交中可以使用扩展节点来组织临床试验文件。

11. 研究标签文件(Study Tag File，STF)

为了帮助识别与研究相关的所有文件，需要每个文件的信息，包括文件标题、主题、与其他文件的关系、修订信息、文件所在位置和关于包含该文件的序列的信息等。虽然eCTD骨架文件可以列出非临床、临床研究文件的许多信息，但是并不足以支持某些监管用途，这些额外的信息会在STF中被提供。在提交属于模块4和模块5中的研究的任何文件或文件组时，需要提供一份STF来组织模块4及模块5的文件。按照不同国家或地区的规定，美国、中国要求提供STF，欧洲和日本都未作要求。STF会提供额外的标题元素和标题属性，这些都是eCTD、DTD无法提供的。一般来说，STF的生命周期管理只有新建和增补两种，具体可以参见表3-8。

表3-8　研究标签文件的操作属性

操作属性值	应用场景
新建	特定研究的第一个研究标签
增补	同一研究的任何后续研究标签

（三）提交eCTD的制作流程

eCTD资料的制作流程如图3-2所示。

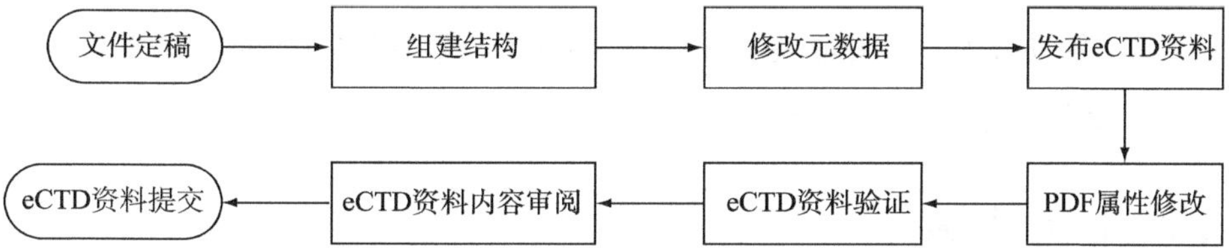

图3-2　eCTD资料的制作流程

1. 文件定稿

在准备eCTD申报资料前，所有文件必须按照《ICH eCTD技术规范V3.2.2》及《ICH eCTD文件格式规范》的要求准备并转为PDF。在此阶段，需要根据文件内容制作书签及超文本链接，以辅助导航、定位及审阅。

2. 组建结构

在文件定稿后，需要根据《ICH eCTD技术规范V3.2.2》的结构要求及实际提交申请类型，组建eCTD结构并将提交文件放置在合适的叶元素下。

3. 修改元数据

在组建eCTD结构后，根据《ICH eCTD技术规范V3.2.2》及各区域的eCTD指导原则更新区域性元数据和ICH元数据。区域性元数据主要包括信封元素。ICH元数据包括必填属性（如活性成分及生产商等）和选填属性（如2.3.P及3.2.P中的产品名称、剂型、生产商等）。

4. 发布eCTD资料

在修改完所有元数据后，将eCTD资料发布到输出文件夹里。

5. PDF属性修改

在eCTD资料被发布至输出文件夹后，修改PDF的属性，设置适当的跨文件的超文本链接以辅助导航。

6. eCTD资料验证

使用eCTD验证软件验证eCTD资料，保证所有资料满足eCTD验证标准。所有资料需要保证没有任何严重程度为“错误”的问题，所有严重程度为“警告”的问题建议在提交eCTD申报资料前解决。

7. eCTD资料内容审阅

注册人员及其他相关人员审阅eCTD资料，确认资料内容及PDF属性、书签、超文本链接的准确。

8. eCTD资料提交

使用光盘、移动硬盘、网关或者其他方式将eCTD资料提交给药品监管部门。药品监管部门会对提交材料进行验证并给予接收函。

二、eCTD的实施

（一）eCTD在全球的实施情况

eCTD在全球已经开始广泛实施，大部分成熟市场都已经开始强制要求新药申请必须使用eCTD格式。如今已经使用eCTD格式提交申请的国家见表3-9。

表3-9　eCTD在全球主要市场的实施情况

eCTD实施的主要市场	开始实施时间	强制实施时间
美国	2003年	2017年：NDA、BLA、ANDA 2018年：IND
欧盟及英国	2004年	2010年：集中审评 2015年：非集中审评 2017年：成员国互认 2018年：单一成员国审评
加拿大	2004年	2018年

续表

eCTD实施的主要市场	开始实施时间	强制实施时间
日本	2004年	暂无强制实施
瑞士	2010年	暂无强制实施
海湾阿拉伯国家合作委员会	2013年	不同国家时间不同，2015—2020年
南非	2016年	暂无强制实施
澳大利亚	2014年	新药：2021年 新适应证、仿制药申请、重大变更强制：2022年 其他：2023年
泰国	2014年	暂无强制实施
中国	2021年	暂无强制实施

注：NDA为新药生产上市注册申请（New Drug Application）；BLA为生物制品许可申请（Biologics License Application）；ANDA为仿制药注册申请（Abbreviated New Drug Application）；IND为新药临床试验（Investigational New Drug）；DMF为药品主文档（Drug Master File）。

（二）eCTD在中国的实施情况

国家食品药品监督管理总局于2017年加入ICH，并成为其全球第8个监管机构成员。药品审评中心于同年7月成立ICH工作办公室。自此，中国开始逐步有序地实施ICH相关规定。

作为ICH中关于电子提交的指导原则M8的主要内容，eCTD也开始逐步实施。从2018年开始eCTD系统建设到2019年eCTD技术规范、验证标准、申报指南及eCTD临床数据集的征求意见稿公布，随即联合国内外制药企业开展两次eCTD系统测试。2021年下半年，中国eCTD技术规范、验证标准和申报指南终于定稿，并发布自2021年12月29日起化学药品注册分类1类、5.1类，以及治疗用生物制品1类和预防用生物制品1类的上市许可申请，可按照eCTD进行申报的公告。这标志着中国eCTD工作进入一个新的阶段。中国eCTD实施的主要里程碑见图3-3。

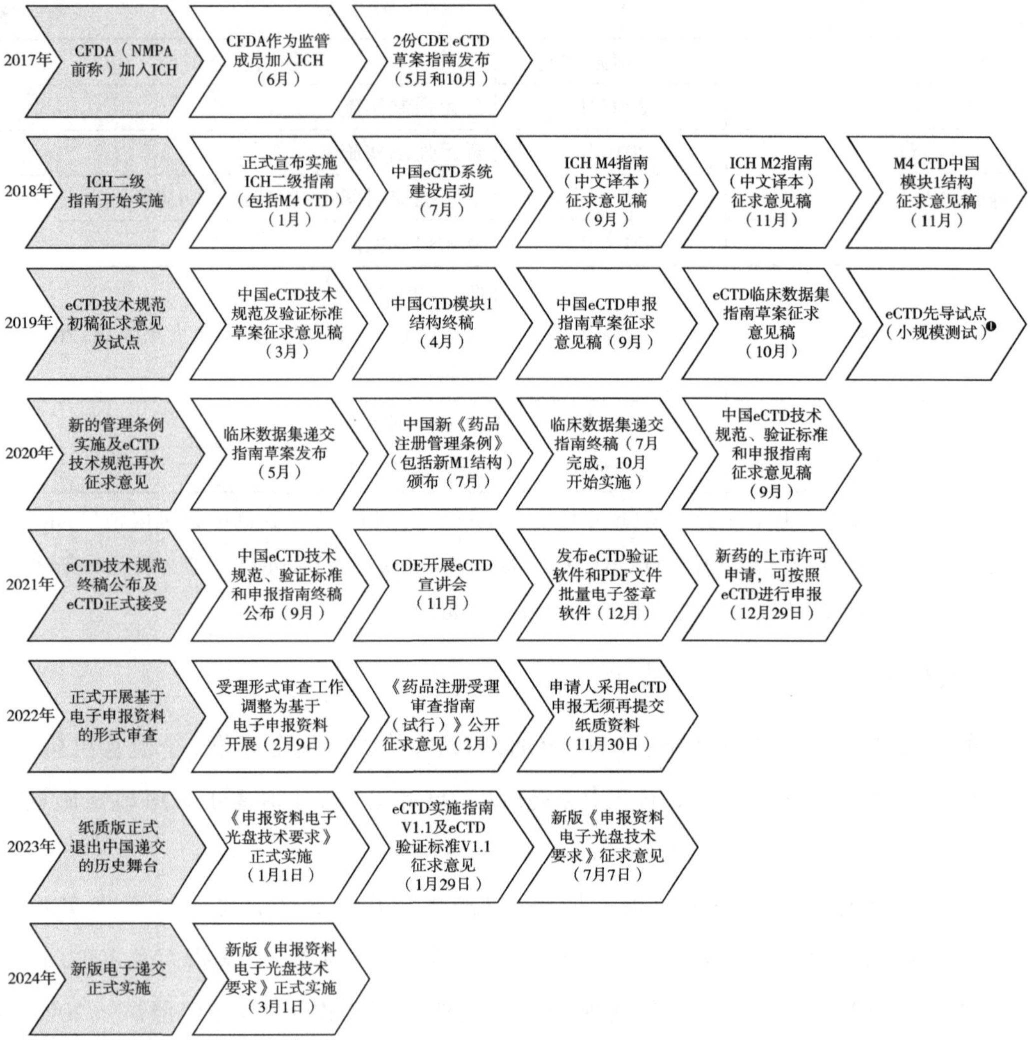

图 3-3　中国 eCTD 实施的主要里程碑

（三）中国 eCTD 的简介

中国 eCTD 除需要符合 ICH 相关规定（如《ICH eCTD 技术规范 V3.2.2》《ICH eCTD 文件格式规范》《ICH eCTD STF 技术规范》等）之外，还需要符合中国 eCTD 相关规定，主要包括《eCTD 技术规范》《eCTD 验证标准》《eCTD 申报指南》《药物临床试验数据递交指导原则（试行）》和《M4 模块一行政文件和药品信息》等。以下是与其他国家 eCTD 相比中国 eCTD 的一些特点。

❶ 国家药品监督管理局.2019 年度药品审评报告[EB/OL].（2020-07-30）[2024-06-18]. https://www.nmpa.gov.cn/xxgk/fgwj/gzwj/gzwjyp/20200731114330106.html.

1. 申报资料的结构

中国eCTD申报资料由申请、注册行为和序列三个层级定义。每个层级都包含一系列相关信息,即申请信息、注册行为信息和序列信息。申请是指为了一个特殊的监管目的整理和提交的申报资料集合。每个申请信息包括申请编号、申请类型、产品类型、原始编号信息。注册行为是指针对某一特定注册目的从首次提交到获得批准的所有序列的申报资料集合,可以包含一个序列或多个序列。同一个注册行为中的多个序列可以是连续的,也可以是不连续的。每个注册行为信息包括注册行为类型信息和相关序列信息。序列是指在某一注册行为中单次提交的申报资料的集合。每个序列信息包括序列号、序列类型、序列描述和序列联系人信息。图3-4为申请、注册行为、序列输出文件夹的结构层级的一个示例。

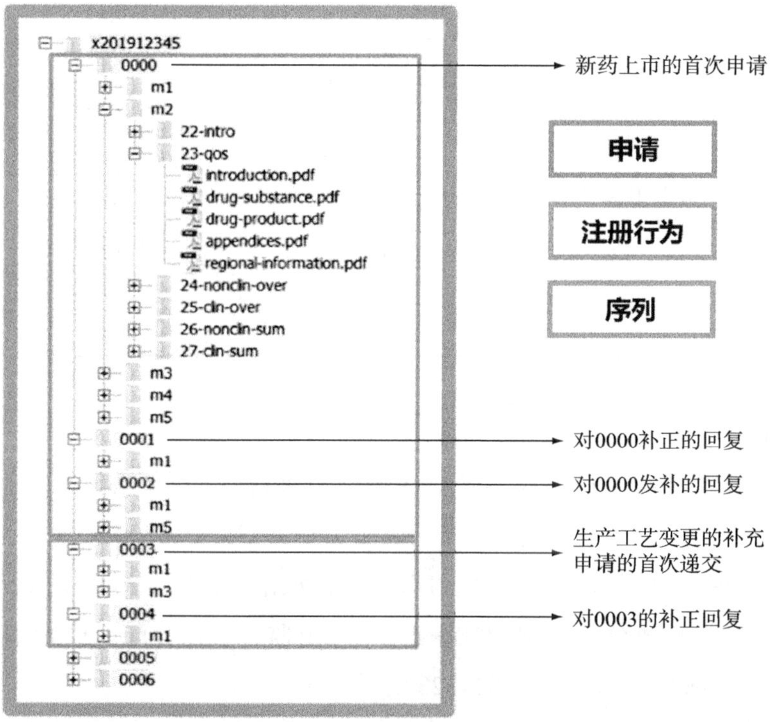

图3-4　申请、注册行为、序列输出文件夹的结构层级示例

申请类型与注册行为类型的对应如表3-10所示。

表3-10 申请类型与注册行为类型的对应

申请类型	注册行为类型
临床试验申请	首次申请
	补充申请
	新适应证和联合用药
	研发期间安全性报告
新药申请	首次申请
	补充申请
	备案
	报告
	新适应证
	再注册
	基线
仿制药申请	首次申请
	补充申请
	备案
	报告
	新适应证
	再注册
	基线

2. 编号管理

我国eCTD技术规范通过三种编号对注册申请进行管理，有原始编号、申请编号和序列号。

原始编号是对一种进入注册审批程序的药品所给予的基本的和永久的资料代号，是用于标识申请人、活性成分和剂型的唯一识别码，由监管机构分配。原始编号的编码规则为年份（4位数字）+6位流水号，如2024123456等。

申请编号是一个申请在其全生命周期内的唯一识别编号，由监管机构分配给申请人。在首次提交临床试验申请、新药申请或仿制药申请的eCTD序列时，申请人应从监管机构获取相应的申请编号。申请编号的编码规则为字母（x=新药申请；y=仿制药申请；l=临床试验申请）+年份（4位数字）+5位流水号。

序列号是申请中唯一的4位数字的字符串，是用于区分同一申请中不同提交序列的唯一标识。申请人应从0000开始提交，每次提交时须将序列号加1，并按先后次序提交，不得跳号提交。表3-11为相关编号管理的一个示例。

表3-11　编号管理示例

原始编号	申请编号	序列号
2024123456	l202412345	0000
		0001
		0002
	x202454321	0000
		0001
		0002

3. 信封元素

信封元素是模块1骨架文件的重要组成部分之一，用于表明整个序列的基本信息。每个国家eCTD的信封元素各不相同。我国eCTD的信封元素包括申请编号、申请类型、产品类型、原始编号、相关序列、注册行为类型、序列号、序列类型、序列描述、序列联系人姓名、序列联系人电话及序列联系人邮箱。

（1）申请类型用于描述申请的目的。

（2）产品类型用于描述产品分类信息。

（3）相关序列是一个注册行为中首次提交的序列。

（4）注册行为类型用于描述注册行为的目的。

（5）序列类型用于描述序列的目的。

（6）序列描述是对序列提交目的的简要描述，用于区分相似类型的序列。序列描述长度应在120个中文字符以内。

（7）序列联系人是对该序列的申报资料负责的联系人。申请人需要提供的信息包括联系人的姓名、电话及邮箱地址。

信封元素的实际显示信息如图3-5所示。

模块1
Schema版本1.0
样式文件版本1.0

申请编号：	x202112345
申请类型：	新药申请
产品类型：	化学药品
原始编号：	2021123456
相关序列：	0000
注册行为类型：	首次申请
序列号：	0000
序列类型：	首次提交
序列描述：	适应证为××的新药上市申请

序列联系人

姓名：	张三
电话：	136××××8888
邮箱：	×××@×××.com

图3-5　信封元素的实际显示信息

4. 内容文件格式

对于eCTD申报资料，适用的文件格式有以下五种。一是便携文件格式（PDF）。pdf为文件扩展名，如审评内容文件。二是可扩展标记语言（XML）。文件扩展名为xml，如eCTD骨架文件。三是SAS XPORT传输文件。文件扩展名为xpt，如临床试验数据文件。四是文本文件（TXT）。文件扩展名为txt，如程序代码文件。五是可扩展样式表语言文件（XSL）。文件扩展名为xsl。

5. 中文、外文资料

申请人在中国提交eCTD的全部申报资料应当使用中文并附原文，其他文种的资料可附后作为参考，中文译文应当与原文内容一致。在eCTD骨架文件中，外文参考资料应放置在对应的中文申报资料同级目录结构中，即同一目录元素下的不同叶元素中。中文申报资料在前，并使用中文叶标题进行标识；外文参考资料在后，并使用外文叶标题进行标识。使用eCTD生命周期操作“替换”，将前序序列中提交的文件替换为新文件时，被替换的文件和新文件应具有相同的语言属性。在验证过程中，外文资料可被豁免部分6-PDF分析验证。表3-12为不同语言文件叶元素语言属性设置情况。

表3-12　叶元素语言属性设置一览

资料种类	语言属性设置
中文	zh、空值、未设置语言属性
外文	en、无效值

6. PDF电子提交要求

除满足《ICH eCTD文件格式规范》之外，中国eCTD还应遵循以下要求。

（1）非数据集文件大小为500 MB（200 MB，V1.1版本），数据集文件大小为4GB。

（2）如果提交的单个申报资料文件内容超过五页，需要提供对应的目录和书签以辅助导航。

（3）在不能使用目录和书签进行文件导航的情况下，可使用超文本链接帮助定位。在不同页的相关章节、文献、附件、表格及图片可以创建超文本链接进行导航。

（4）申请人创建的跨文档超文本链接至少应包括从模块1的上市后变更、研究等项目到模块2～5中的具体内容之间的超文本链接；从模块2的概述和总结文件到模块3～5的详细信息之间的超文本链接；从临床研究报告到对应附件（如图表）之间的超文本链接；从PDF格式的临床数据集数据说明文件到相应xpt文件的超文本链接等。

（5）为避免超文本链接失效或定位错误，申请人不应在申报资料中创建跨申请超文本链接。

（6）中文申报资料的字体为宋体；正文字号不小于小四号字，表格字号不小于五号字，目录字号小四号字，脚注字号五号字；叙述性文字颜色为黑色，超文本链接用蓝色文字或黑色文字带蓝色框表示。

7. 标准字体

如果用于创建文本的字体在审查者的计算机上无法使用，那么PDF浏览软件会自动替换字体来显示文本。字体替换可能会影响文件的外观和结构，并且在某些情况下会影响文件所传达的信息。因此，在PDF文件中使用的所有其他字体应该被嵌入，以确保那些字体始终能被审阅。表3-13中的字体为eCTD验证标准的标准字体，其他字体都需要被嵌入。中国eCTD关于字体的验证标准是白名单制度，使用任何不在标准字体列表中的字体都需要进行嵌入，否则会有警告级别的报错，需要在说明函中写明。

表3-13　中国eCTD验证标准的标准字体

中文	英文	符号
·宋体	·Times New Roman ·Times New Roman Italic ·Times New Roman Bold ·Times New Roman Bold Italic ·Arial ·Arial Italic ·Arial Bold ·Arial Bold Italic ·Courier New ·Courier New Italic ·Courier New Bold ·Courier New Bold Italic	·Symbol ·Zapf Dingbats

8. 电子签名

申请人需对eCTD申报资料中的所有PDF文件使用申请人或注册代理机构的电子签名，对申请表还需使用法定代表人的电子签名。药品审评中心将对eCTD申报资料中“1.0说明函（含自查表）、1.2申请表、1.3.8产品相关证明性文件（如适用）、1.10上市后变更（如适用）、1.11申请人/生产企业证明性文件、1.12小微企业证明文件（如适用）”的所有PDF文件进行电子签名校验，校验不通过的eCTD申报资料将会被拒收。对于中国eCTD申请的资料准备过程，电子签名的实施应在所有PDF文件中都已经处理完毕，内容与格式都已经定稿。因为电子签名后，PDF文件不能再进行修改，如果需要修改文件，必须重新部署电子签名。

9. 说明函和申请表

中国eCTD申请表是在药品业务应用系统中在线填报的，导出的PDF文件被放置于eCTD申报资料对应的目录结构中。

中国eCTD的每个序列都需要准备说明函，即CTD模块1的1.0章节。eCTD申报资料说明函的内容包括CTD模块1说明函所要求的内容、负责该提交序列注册事务的联络人信息、该提交序列不适用的文档清单或说明、该提交序列验证的相关信息、病毒检查声明。

10. 研究标签文件和临床试验数据集

模块4中4.2.X章节和模块5中5.3.1.X ~ 5.3.5.X章节的所有文件应使用研究标签文件。临床研究报告相关的临床试验数据集应在eCTD申报资料中被一并提交,应在骨架文件中相应的临床研究报告后,并使用适当的STF标签进行标识。

11. 扩展节点

扩展节点仅允许在产品类型为生物制品的提交序列的3.2.R章节中被使用。当使用扩展节点时,在3.2.R.2章节中,除文件大小超出限制,必须进行拆分的情况之外,每一批的批记录应以单个文件的方式提交。表3-14为生物制品3.2.R章节扩展节点标题命名的具体规则。

表3-14 生物制品3.2.R章节扩展节点标题命名的规则

扩展节点标题
3.2.R.1工艺验证
3.2.R.2批记录
3.2.R.3分析方法验证报告
3.2.R.4稳定性图谱
3.2.R.5可比性方案
3.2.R.6其他

12. 提交光盘的要求

当申报资料内容较多时,申请人应使用一张DVD光盘而不是多张CD光盘进行提交。如果无法只提供一张光盘或者大型提交不得不使用多张光盘,那么可按照模块进行拆分,除非单个模块大小超过光盘容量限制,否则不建议将单个模块的提交文档拆分到多张光盘上。在使用多张光盘提交申报资料时,为便于识别光盘内容,申请人须将模块1文件夹与index.xml、index-md5.txt文件放置于第一张光盘中提交。

申请人提交的存储介质中的内容应以申请编号命名的申请文件夹作为根目录,并仅包含当前需要提交的一个序列,不应包含已经提交至监管机构的前序序列。申请人应在国家药品监督管理局网上办事大厅的药品业务应用系统中填写、打印光盘封面信息,并粘贴于光盘盒表面,随申报资料光盘一起提交。

综上所述,与其他国家的eCTD技术规范相比,中国eCTD技术规范具有自己的特色。表3-15为中国eCTD的特点与全球主流eCTD的对比。

表 3-15　中国 eCTD 的特点与其他国家 eCTD 特点的对比

中国 eCTD 的主要特点	其他国家 eCTD 的特点
eCTD 所有文件必须提交中文资料并附原文，其中中文资料为审阅资料，通过叶元素的语言属性进行区分提交。	大多数非英语为母语的药监机构支持英语资料的提交，日本的模块 1 和模块 2 一般都以日文提交，不需要同时提供外文资料。
中国临床数据集也通过 eCTD 共同提交。	美国的非临床数据集、临床数据集通过 eCTD 同时提交，日本临床数据集单独提交，其他多数国家不要求提交数据集文件。
eCTD 所有文件都需要使用电子签名，申请表还须提供法定代表人的签章。	多数国家仅申请表需要电子签名。
申请人准备的 eCTD 申报资料须通过物理电子媒介提交（目前仅接受一次写入型光盘）。	美国、欧盟、日本等采用网关提交，其他国家采用光盘或者邮件提交。

（四）中国电子提交——光盘技术要求简介

在中国，eCTD 并不是唯一的提交方式，是一种可选方式。电子提交是中国提交申请的基础方式。电子提交从 2022 年开始实施，到 2023 年纸质提交被彻底废止，直至 2024 年新的《申报资料电子光盘技术要求》实施，标志着中国的电子提交步入新的时代。表 3-16 为中国三种申报资料电子光盘技术要求的对比。

表 3-16　中国三种申报资料电子光盘技术要求的对比

项目	2022 年版《申报资料电子光盘技术要求》	2023 年版《申报资料电子光盘技术要求》	2024 年版《申报资料电子光盘技术要求》
公布时间	2022 年 1 月 29 日	2022 年 12 月 2 日	2023 年 12 月 11 日
生效时间	2022 年 2 月 7 日	2023 年 1 月 1 日	2024 年 3 月 1 日
申请号	无明确要求	无明确要求	有明确要求
文档结构要求	仅有一级文件夹命名	仅有一级文件夹要求	有明确要求
页面要求	√	√	√
书签及超链接	推荐	推荐	推荐
XML 索引文件	×	×	√
校验和	×	×	√
电子签章	×	√	√
专业制作软件	×	×	√
验证软件	×	×	√
是否需要提交纸质资料	√	×	×

新版《申报资料电子光盘技术要求》与eCTD要求在很多方面大体接近，但是仍有区别。以下是二者的主要区别。

1. 申请号

申请人在制作电子申报资料之前需要从监管机构获得对应的申请号。制剂的申请号可从药品业务应用系统获取，原料药、药用辅料、药包材的申请号可从药品注册申请人之窗获取。申请号的格式为：YP（L、F、B）D+2位年份+6位流水号，其中P代表制剂，L代表原料药，F代表药用辅料，B代表药包材。

2. 文档结构要求

电子申报资料文档结构参考新版《药品注册申请电子文档结构》，各类事项均应同时创建“申请信息”文件夹，包括申请表（如适用）、承诺书等内容。申请人提交的申报资料不允许存在空文件夹和占位文档。对于申请中不适用的章节，申请人应在目录文件夹中提供对不适用章节的标注或说明。

《药品注册申请电子文档结构》通过“文件夹是否可以扩展”与“是否允许创建子文件夹”进一步明确结构变化。“文件夹可以扩展”的标识表明该节点（文件夹）可以被复制，一般适用于药学部分文件和有效性、安全性研究报告。“允许创建子文件夹”的标识表明该文件可以建立子文件夹，一般适用于非临床资料和临床资料。

3. 文件及文件夹命名

电子申报资料文件及文件夹命名原则上应与各类申请申报资料要求中的内容保持一致（详见《药品注册申请电子文档结构》），仅允许使用汉字、英文字母从a至z、数字从0至9、中划线“-”和下划线“_”等字符。对于申报资料中的任一文件，由根目录文件夹开始的所有文件夹和文件名（含扩展名）的路径长度不应超过180个字符，单一文件夹或文件名称（含扩展名）长度不应超过64个字符。

4. XML索引文件和校验和

电子申报资料包含XML索引文件（index.xml）及存放校验和值的文本文件（index-sm3.txt），其中每个文件的校验和值都被记录在索引文件中，而XML索引文件中的校验和值被记录在index-sm3.txt中。

电子提交资料中的校验和是通过SM3国密算法计算得到的。SM3是中华人民共和国政府采用的一种密码散列函数标准，由国家密码管理局于2010年12月17日发布。相关标准为GM/T 0004-2012《SM3密码杂凑算法》。在商用密码体系中，SM3主要用于数字签名及验证、消息认证码生成及验证、随机数生成等，其算法公开。据国家密码管理局表示，其安全性及效率与SHA-256相当。

5. 中国电子光盘技术要求的标准字体

中国电子光盘技术与中国eCTD类似，都采用白名单制度，其字体范围与eCTD相比中文字体多了黑体，其他一致。对于未嵌入的非标准字体，验证报告中显示为提示信息级别，并不影响电子提交的接收。此外，eCTD标准豁免对参考文献（2.7.5章节、3.3章节、4.3章节、5.4章节）和外文参考资料的字体要求。中国三种申报资料电子光盘技术要求的标准字体对比见表3-17。

表3-17　中国三种申报资料电子光盘技术要求的标准字体对比

中文	英文	符号
·宋体 ·黑体	·Times New Roman ·Times New Roman Italic ·Times New Roman Bold ·Times New Roman Bold Italic ·Arial ·Arial Italic ·Arial Bold ·Arial Bold Italic ·Courier New ·Courier New Italic ·Courier New Bold ·Courier New Bold Italic	·Symbol ·Zapf Dingbats

6. 光盘要求

与eCTD要求类似，中国电子提交也建议申请人使用一张DVD光盘进行提交。如果确实需要使用多张光盘，那么建议申请人按照模块进行拆分，并将index.xml和index-sm3.txt放置于第一张光盘中，尽量避免将单个模块的提交文档拆分至多张光盘。此外，在刻盘的时候，申请人需使用标准120型档案级光盘。为保证刻录数据的稳定性和可靠性，建议不超过8X速度刻录，不得重复擦写，不得使用双面DVD光盘。

对于光盘表面，申请人应打印或使用光盘标签笔清晰标注申请号、资料类型、网上预约日期、第×张或共×张等信息。光盘表面不得粘贴标签。申请人应将光盘装入光盘硬盒，在“药品注册申请人之窗”中提交预约信息，可通过药品业务应用系统或“药品注册申请人之窗”打印光盘盒封面，光盘盒封面加盖申请人或注册代理机构公章或电子签章。

按照现行法规，申请人需提交一套完整的电子申报资料光盘（含临床试验数据库，如适用)供审评使用。除药物临床试验申请、境外生产药品再注册申请及直接行政审批的补充申请等不涉及核查的申请之外,申请人还需同时提交一套完整的电子申报资料光盘(含临床试验数据库,如适用)供核查使用。涉及临床试验数据库资料的,须再单独准备一套临床试验数据库光盘。

三、其他提交方式

虽然作为全球最主要的提交方式,eCTD是多数成熟市场的首选提交方式,但由于eCTD成本比较高,给新兴市场带来的负担比较重,所以新兴市场一般会接受其他提交方式。

(一)纸质提交

纸质提交就是以纸张作为申请资料提交的媒介的一种方式,一般会作为电子提交、非eCTD电子提交(Non-eCTD Electronic Submission,NeES)及eCTD提交的辅助提交方式。资料内容打印在纸张上,通过耳朵纸和隔页纸进行资料内容的辅助导航。一般地,资料结构可以按CTD要求,也可以依据各国具体法规。

(二)电子提交

电子提交是以PDF、Word等电子文件作为申请资料的主体,通过网络、邮件或者光盘等方式进行提交。资料组织可以按照CTD的要求或者某些地域的要求[如东盟十国发起的东南亚国家联盟(Association of Southeast Asian Nations,ASEAN)CTD],甚至各国的特定要求。文件可能是按照CTD颗粒度逐个提交,也可能按照模块或者章节合并成一个PDF文件进行提交。一般来说,对PDF文件中辅助导航用的书签、超文本链接并没有明确的要求,有时需要提供目录并制作跨文件的超文本链接以辅助审阅。对于文件大小的要求,一般取决于各国药品监管局官方传输平台的具体情况,从5 MB到50 MB不等。此外,对文件夹及文件的命名也无明确要求,仅需要满足Windows关于文件、文件夹命名及路径要求。总而言之,对电子提交资料的格式要求主要遵循不同国家各药品监管部门的规定,并没有全球统一的规则,所以电子提交资料在全球复用特别困难。

(三)非eCTD电子提交

非eCTD电子提交方式可以作为eCTD提交方式实施前的一种过渡方式。采用NeES的材料必须以CTD格式和颗粒度为基础,有目录文件并辅以跨文件的超文本链接以帮助审阅,对其他跨文件超链接并没有明确的要求。技术要求相对简单,但有明确的验证标准需要进行验证。此外，NeES并不支持资料生命周期管理，也不支持跨提交的跨文件超链接。在全面实施eCTD前，美国、欧盟及澳大利亚都使用NeES作为主要的提交方式，目前仅有波黑及新西兰仍然使用NeES。全球注册提交方式对比见图3-6和表3-18。

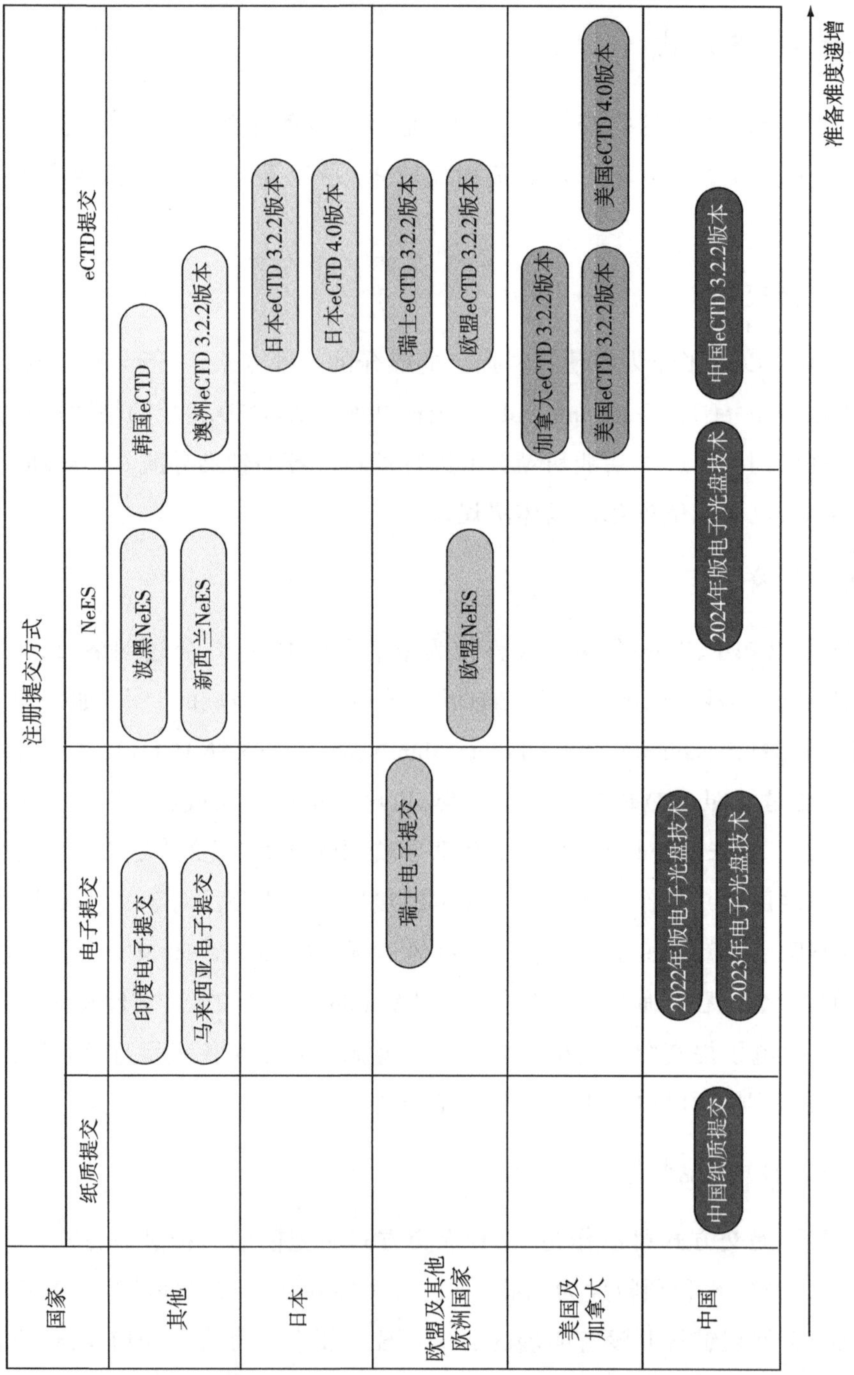

图3-6　全球注册提交方式对比

表3-18　全球注册提交方式对比

对比内容	纸质提交	电子提交	NeES	eCTD提交
资料载体	纸张	电子文件	电子文件	电子文件
资料储存及运输成本	高	低	低	低
准备难度	低	低	中	高
文件、资料格式要求	低	低	中	高
辅助导航形式	目录、耳朵纸、隔页纸	目录、书签、超链接	目录、书签、超链接	XML、文件目录、书签、超链接
辅助导航要求	低	可能有	低	高
资料验证标准	无	无	低	高
文档生命周期管理	无	无	无	有
资料复用难度	基本无可能	高	中	低

四、中国电子提交的展望

随着2024年版《申报资料电子光盘技术要求》及eCTD的实施，虽然我国已经跨入电子提交时代，但是对电子提交来说还有很长的路要走。以下方面将是中国电子提交工作今后实施的重点。

（一）全面实施eCTD技术规范3.2.2版本

目前，中国eCTD的实施范围是化学药品注册分类1类、5.1类，以及治疗用生物制品1类和预防用生物制品1类的上市许可申请，对其他申请类型还不适用eCTD。根据其他国家eCTD部署的经验，中国eCTD可能会逐步扩大适用范围，并最终变为强制实施，成为中国注册提交的主要方式。

（二）提交网络化及验证自动化

目前，药品审评中心正在进行提交网关的测试。今后，中国注册提交将可能使用网关进行eCTD及电子资料的提交。网关的部署可以解决因光盘损坏导致资料不可读的问题。另外，随着自动化验证的部署，可以节省邮寄资料及人工验证的时间，大大加快eCTD及电子提交的格式审查，缩短整个审评流程。

（三）云数据、机器人流程自动化及AI自动化的应用

随着自动化及AI技术的迅速发展，各类自动化及AI技术已经开始渗透到注册提交的

日常工作中。这些新技术可以大大缩短电子提交及eCTD提交的准备时间,从而提高效率、降低成本,缩短提交资料的准备周期。如何更好地利用自动化及人工智能这些技术成为每位注册运营人员都要面临的问题。

(四)eCTDV 4.0的国内试点

目前,中国实施的eCTD是V3.2.2,但是成熟市场(如美国、欧盟等)及开始进行eCTD V4.0试点的日本已经开始实施eCTD V4.0。表3-19为全球eCTD V4.0的实施情况。eCTD V4.0与eCTD V3.2.2相比在文件夹层级结构上更加扁平,在文件组织结构上更加灵活,对文件复用及生命周期管理更加广泛,并且有上下文、关键字的辅助,可以实现很多eCTD V3.2.2无法实现的功能。虽然eCTD V4.0目前也存在一些问题,但是仍将是未来eCTD的新的标准。因此,对中国来说,eCTD V4.0的试点及实施也将是全面实施eCTD V3.2.2后的下一步计划。

表3-19 全球eCTD V4.0的实施情况[1]

市场	技术试点时间	实施时间
欧盟	集中审评:2024年(计划)	集中审评:2025年自愿 其他:2026年自愿 集中审评:2027年强制
美国	2022—2023年第二季度(完成)	2024年自愿 2029年强制
加拿大	2025年(计划)	2026年自愿 2028年强制
日本	2021年第二季度(完成)	2022年自愿 2026年强制
瑞士	2025年(计划)	2026年自愿 2029年强制
澳大利亚	2025年第四季度(计划)	2026年自愿

[1] ICH . ICH electronic Common Technical Document—eCTD v4.0[EB/OL].(2024-07-01)[2024-06-18]. https://ich.org/page/ich-electronic-common-technical-document-ectd-v40.

第四章 通用技术文件翻译实务

通用技术文件是将药品注册所涉及的质量、安全性和有效性信息按照一种通用的结构进行组织和编辑的格式。这种统一格式化处理极大地节省了药物申请人开发、编写药品注册资料的时间和资源，信息格式的一致性和清晰性也使药政监管机构能更高效地评估、批准药品上市，同时便于各国药品监管机构之间的信息共享与沟通。

在CTD翻译的过程中，翻译人员不仅要对医药专业知识有深刻的理解，能使用医药专业术语，还要掌握国际药品注册法规的相关要求，以确保翻译内容的准确性和专业性。此外，翻译者还要保持文件原有的格式结构，确保信息在语言转换后仍然保持其原始的准确性和便于药政监管机构审查的一致性。对于不同国家的特定法规要求，翻译者还必须具备灵活的本地化能力，以满足各目标市场的具体要求。

下面对CTD中各类文件的翻译要点进行重点阐述、讲解，如对内容的理解和表达、参考文献的搜索和使用等方法。

第一节 模块3文件的翻译技巧

在eCTD中，药学研究的化学、制造和控制（Chemistry, Manufacturing, and Controls, CMC）是提交药品注册的重要组成部分之一。CMC提供关于药物的物质性质、制剂制备过程、质量控制措施等信息，监管机构会依据这些信息评估药品是否符合质量标准和法规要求。因此，在翻译期间，译员应结合实际专业知识（如生产工艺、验证方法、实际物质或分子涉及的原理等），确保译文的准确性和专业性，且资料译文必须符合相关法规和指南的要求，包括国家药品监管机构制定的规定、ICH指南等；而在语言风格上应尽可能保持简洁明了，尽量让审阅人一目了然。

一、药学文件翻译的特点

（一）药学文件翻译的语言风格

在药学文件翻译中，除了需保证译文的准确性、专业性之外，译者还要保证译文表达的清晰、直接。总的来说，需要注意以下几点。

1. 专业性和准确性

药学文件必须使用准确的医学术语，避免可能导致误解的任何模糊表达。专业术语应该与原文保持一致，特别是对于药理学、化学成分和医疗用途等关键信息。必要时，应参考专业词典或相关药典以确保术语的准确性。

2. 清晰和直接

药学文件的语言应该是清晰和直接的，避免使用过于复杂或难以理解的句子结构。信息的呈现应直截了当，便于读者（包括医疗专业人士和监管机构）快速抓住关键点。

3. 一致性

在整个文件中使用的术语、缩写和格式应保持一致。如果文件中的某些术语在不同的章节中被反复提及，就应确保每次使用都保持一致，无论是语言风格还是术语的使用。

4. 符合目标语的文化和法规要求

翻译的语言风格应该符合目标语的文化习惯和通常技术表达要求。这包括术语选择、符号使用、衡量单位和缩写等的准确表达，确保文件在目标国家或地区得到正确的理解和应用。

5. 客观和无偏见

药学文件的语言应保持客观和科学性，避免使用任何具有扩大性质或主观判断的词汇。信息的表达要基于证据和研究，确保科学性和中立性。

6. 细节准确

除了术语的准确之外，数值数据（如剂量、浓度、生物等效性数据等）的翻译必须非常准确，如标点符号、小数点、缩写等，因为这些数据直接关系到药品的安全性和有效性。任何小的错误都可能导致严重的后果。

7. 适用性和易读性

虽然药学文件的专业性极其重要，但也应考虑到目标读者的背景，尽可能提高文件的易读性。这可能涉及对复杂概念的简化表述，但不能放弃专业性和准确性。

综上所述，药学文件翻译的语言风格需要综合考虑专业性、准确性、清晰和客观，以确保文件在全球范围内的有效沟通和使用。

（二）药学文件翻译的注意事项

总体来讲，相对于临床、非临床部分，CMC资料的译文有其特殊的要求。一名合格的CMC译员应该熟知药政法规，掌握药学用语的专业表达技能，需要注意以下方面。

1. 专业术语的正确理解和使用

CMC资料包含很多专业化学和生物制药术语。翻译者需要对这些术语有深刻的理解，并能够准确翻译。与病理报告、临床数据等其他医药文件相比，CMC资料在专业术语的使用上更集中和复杂。

2. 格式和结构的严格遵循

CMC资料通常需要按照严格的格式提交，包括特定的图表。翻译时必须保留原有的格式和结构，确保审批人员可以容易地找到他们需要的信息。这种格式和结构的严格在其他文件部分，如临床研究报告、药物作用机理描述等中可能不会被特别强调。

3. 遵守法规的复杂性

CMC资料必须严格遵守国际法规。翻译人员不仅需要确保语言上的准确性，还要对相关法规有充分的了解。这在药品说明书或患者信息单页等其他部分的翻译中可能不会那么复杂。

4. 更新和修订的持续需要

药品生产过程可能会调整，CMC资料需要根据这些变化进行更新。因此，翻译时需要持续跟踪资料的更新和修订，确保翻译内容与旧版英文注册资料文件的原中文译文保持一致。需要强调的是，不只是专业单词需要保持一致，翻译语句的使用和表达也必须保持一致。相比之下，其他部分的文件可能不需要频繁地更新，因为它们的内容相对稳定。

此外，文化差异的考虑也很重要。在跨国注册的情况下，翻译工作还需要考虑不同国家和地区的文化差异及相关法规要求的不同，翻译内容应该尽可能符合当地的语言习惯和行业规范，以确保文件的易读性和可理解性。

二、生产工艺和工艺控制文件的翻译

（一）生产工艺介绍

在药品生产领域中，生产工艺的精细化程度直接关系到最终产品的质量和安全性。高水平的工艺制定对确保药品能够稳定地表现出预期的治疗效能至关重要。此外，生产工艺对确保药品质量的一致性具有核心作用。

药品生产的一个不可忽视的方面是遵循药政监管机构的各项要求，全球各地的卫生监管机构都设有自己的制药质量标准和监管框架。对生产工艺的精确把控及相关文件的细致记录可以帮助制药企业在监管审查中体现出对法规要求的遵守情况。

《药品生产质量管理规范》（Good Manufacturing Practice of Medical Products，GMP）是确保药品安全性、有效性和一致性的系列规定。GMP涉及药品从原料采购、生产、质量控制、储存到销售的全过程，要求生产商必须在有控制和有记录的条件下进行生产作业，确保产品的质量不受风险污染、混淆或错误造成的影响。GMP要求制药企业必须保持恒定洁净度的生产环境，设备和材料必须符合规定标准；员工需接受适当培训，并且生产过程的每一步都有明确的操作程序且有详细记录作为质量追踪的证据。违反GMP规定可能导致药品被召回或其他法律后果。因此，生产工艺是否符合GMP是非常重要的考察点。相应的文件包括eCTD中的2.3.P、3.2.S.2、3.2.P.2、3.2.P.4等部分，以及对应的批生产记录、现场主文件报告、现场稽查报告等。译员在翻译此部分相关文件的时候，应该对GMP文件、药典有关章节及相关行业规范有清楚的了解，以保证用词用语的专业性。

（二）生产工艺文件

生产工艺类文件一般包含以下内容。

1. 工艺流程的详细描述

这种描述通常包括清晰、完整的流程图和各阶段描述。

2. 每个步骤的操作条件和参数

这些条件和参数包括但不限于温度、压力、pH值、反应时间及使用的任何特定设备或技术。

3. 生产场所和设备的信息

这类信息介绍生产设施符合GMP标准的证据，如设备的清洁、校准和维护等。

4. 质量控制方法和结果

这类内容描述如何在每个阶段控制和检查质量，确保最终产品符合规定的质量标准要求。

5. 工艺验证或工艺确认的数据

提供实验数据，以证明在商业生产规模上工艺的稳定性和一致性。对于生产工艺的规定和要求，我们通常都可以在行业规定中找到相应内容；而有关具体生产工艺的操作和步骤则要求译员对实际企业生产有所了解。处理此类文件的时候，建议译员多查询，了解企业官方网站、论坛、论文、器械部件专利文件等，有针对性地对所处理的文件提前了解，厘清逻辑关系，然后再进行翻译。

（三）翻译期间的注意事项

总体来说，翻译药品注册文件是一项需要专业知识、严格精确度和极高责任心的任务。翻译人员需确保所有细节和专业术语都符合目的国家或地区的法律法规和专业要求，以便文件可以被用于审批、生产和后续的监管工作。

现在围绕以下几点进行详述。

1. 工艺译文的合规性

在翻译药品注册文件,尤其是工艺相关文件时,必须确保工艺流程描述的准确性和合规性。翻译人员需要对原文中使用的技术术语和工艺流程有深入的理解,并确保翻译后的语言准确反映原有的制药标准和规范,应避免造成任何可能导致误解的语言模糊性,因为任何小的误差都可能影响产品的合规性评估。

翻译期间,如果遇到源文件中的文件名称,尤其是官方发布文件,那么需要首先查询文件是否有目标语的官方文件名称,如有,译文必须与官方文件名称保持一致。如果是企业内部文件,就要注意文件标题及其格式的一致性。如果存在官方提示"仅做参考使用",那么在采用官方或客户提供的参考译法前,应首先确认其是否为最新版本及译文是否存在问题。

【例1】 Note for Guidance on Minimizing the Risk of Transmitting Animal Spongiform Encephalopathy Agents via Human and Veterinary Medicinal Products.

【原译】 降低人用和兽用医药产品的传染性动物海绵样脑病风险指南注释。

【改译】 最大限度降低通过人用和兽用药品传播动物海绵样脑病风险的指南注释。

【解析】 传染性动物海绵样脑病不是产品的病症,实际上指南规范的内容是降低药品传播传染性动物海绵样脑病的风险,而非降低药品所含脑病的风险,因此改译。

另外,有可能待翻译文件是原始文件的译文版,此时待翻译文件中体现的同一个文件编码下的文件名可能有多个,那么必须将同一个文件编码下的文件名统一。合规性文件还可能包括产品合规性声明、原材料合规性证明、厂房合规性(现场稽查)等文件。在翻译时,要注意首先确认文件的撰写方、阅读方是企业对药品监管局还是官方对企业或者企业对企业。厘清关系后,应首先确认全文翻译语气是上位还是下位,然后再进行翻译。

【例2】 Acknowledgement of An Acceptable Notification.

【原译】 确认通知可接受。

【改译】 确认接受报告内容。

【解析】 这是一段瑞士官方审评机构发布的确认接收到变更申请通知且认为该变更可以接受的文本,例文是本段文本的标题。在翻译此标题时,应注意两点:一是标题通常都太简略,应结合上下文背景确认标题实际上要表达的信息;二是notification这个词是用上位对下位的"通知",还是应该用下位对上位的"告知或报告"?根据文件实际撰写发布人及背景信息,我们可以得知,这里的notification是企业(下位)对官方机构(上位)发出的变更申请的"告知或报告",因此"通知"就不合适。在处理其他类似文件的时候,尤其涉及与官方审评机构交流的文件时,译员一定要谨慎选择用词。

2. 过程检查工艺控制

(1)过程检查工艺控制文件翻译时的一般注意事项。

在生产过程中,生物药品原料往往非常敏感且需严格遵循处理规范,以避免批次之间的差异对产品质量和安全性的潜在影响。这关系到生物药品的质量控制和溯源性。

①翻译过程检查工艺控制文件时,需要准确传达文件的原意,并确保使用的术语符合目标语言区域的规章和行业习惯。

【例3】 Drug substance pool and batch mixture are involved in the manufacturing process of the drug product.

【译文】 制剂生产过程中涉及原液合并或混批。

【解析】 翻译时,须正确表述"合并或混批(pool)和混合(mix)"的相关要求。我国在生物制药生产期间严格要求原液不得混批生产,而国外(如美国FDA)对此并无要求,可以混批生产。因此,在英中和中英翻译时需要结合实际对应法规要求谨慎选择用词,可以适当添加备注提醒客户。

【例4】 Reprocessing/reworking of product will be managed in line with the Corrective Action and Preventive Action (CAPA) policy and the quality function will give approval prior to processing.

【译文】 产品的返工或重新加工采用纠正与预防措施(CAPA)政策进行管理,并由质量部门在加工前进行批准。

【解析】《药品生产质量管理规范》第134条规定:"制剂产品不得进行重新加工。不合格的制剂中间产品、待包装产品和成品一般不得进行返工。只有不影响产品质量、符合相应质量标准,且根据预定、经批准的操作规程以及对相关风险充分评估后,才允许返工处理。返工应当有相应记录。"reprocess和rework这两个词可能出现串用情况,译员需要根据具体应用情况进行用词选择。

②对于工艺期间的工艺控制参数检查项及其结果,翻译语气应有不同。

要求项(可接受标准,acceptance criteria)的译文应体现"不得检出""不得过""应"等语气,而结果项则体现"未检出""不超过"等语气。

③各成分专业用词(如分子、细菌、细胞等)需要根据官方用词进行翻译,如药典、行业规范、MedDRA等要求,保证名称统一、正确,且为最新版本。

(2)翻译生物药品生产期间的过程控制文件时的主要注意事项。

①细胞生长和活性监控。监控细胞的生长速率、死亡率和活性状态,确保细胞的健康和生产效率。

②表达产物的质量和量。定期检测所表达的蛋白质或其他生物分子的量和质量，包括其纯度、分子大小、二级结构和三级结构等。

③培养条件控制。控制培养基的pH值、溶解氧水平、温度、营养成分等，这些都对细胞生长和产品质量有直接影响。

④杂质和污染物控制。监控潜在的微生物污染、内源性和外源性杂质，如病毒、DNA、内毒素等。

⑤产品收集和纯化过程。监控收集和纯化过程的每个步骤，确保产品的一致性和纯化度。

⑥生物活性和功能性测试。通过生物学试验验证产品的生物活性和功能，确保其符合预期的治疗效果。

(3)翻译化学药品生产期间的过程控制文件时的主要注意事项。

化学药品通常指通过化学合成获得的药物，其生产过程相对于生物药品较简单，但仍需严格的过程控制。

①原料和中间体的质量控制。检查使用的所有原料和合成中间体的质量，确保它们符合规定的规格。

②合成过程监控。监控反应条件，如温度、压力、pH值、反应时间等，以及反应的完成度。

③杂质检测:监控合成过程中可能生成的杂质，包括杂质的种类和量，确保产品的纯净度。

④最终产品的纯度和质量一致性。通过各种化学分析方法(如高效液相色谱、气相色谱等)，确保最终产品的纯度和质量一致性。

⑤稳定性试验。对产物或产品的稳定性进行测试，确保其在规定的暂存或保存条件下的化学和物理稳定性。

总的来说，生物药品的过程控制更侧重于生物系统的复杂性，包括细胞的生长条件、生物活性及其严格的杂质监控，而化学药品的过程控制则更侧重于化学反应的精确控制和各种杂质的清除。二者都致力于确保生产出安全、有效和高质量的药品。这种严格的过程控制不仅符合《药品生产质量管理规范》的要求，而且是确保药品治疗效果和患者安全的基础。

3. 设备校准

在翻译涉及设备校准的文件时，应特别注意准确表达设备校准的重要性和过程，必须确保翻译内容清晰描述设备如何、何时及由谁进行校准，以确保生产中使用的任何设备都能在规定的技术规格范围内运行。校准过程描述应该详尽无遗，任何遗漏或误解都可能导致审查人员对文件的合规性产生疑问。在翻译此类文件时应注意以下方面。

(1)日期。由于原文格式问题，有时可能会出现无法判断具体月份或日期的顺序，此时应结合上下文确认。

(2)翻译工艺期间涉及的所有设备设施时要注意全文用词的一致性，建议新建列表，列出涉及的所有设备设施名称及其对应译文，在翻译全文后进行统一检查。

(3)根据生产工艺进度(如上游、下游等)、生产操作规模及相关检测参数的不同，相同的英文在实际翻译中可能会不同，此时应首先确认工艺步骤，理解具体操作，并将其在头脑中具象化，然后进行相应翻译，选择合适的译文用词。

【例5】 The EM results such as for contact plates, settle plates, viable particulate and non-viable particulate monitoring met the acceptance criteria.

【译文】 EM结果(如接触碟、沉降碟、浮游菌和悬浮颗粒物监测结果)均符合可接受标准。

【解析】 plate一词的用法很多，在环境监测期间常译为“接触碟”(contact plate)或“沉降碟”(settle plate)；在生物药品生产前期可能为“培养皿或培养板”(culture plate)；在验证检查中可能译为“微孔板”(microplate)。在英文原文中，常会简写成plate，此时需要根据上下文确定具体用的是什么设备或仪器，不能所有情况都用“板”。

4. 批记录

批记录是药品生产中不可或缺的一部分，是法规要求的合规性文件，详细记录每个批次的生产、检验和放行条件。翻译这些批记录时，需细致准确地将所有数据和操作步骤翻译成目标语言，同时保持记录的一致性和完整性。任何翻译错误都可能导致数据解读错误，从而影响产品质量的判断和认证。

批记录类文件涉及范围较广，从生产到中控、验证步骤，其间涉及的试剂、工序、计算甚至器械部件等内容都可能会出现在文件中。该类文件内容相对更具综合性，在翻译的时候需要广泛查询，确保准确地翻译内容。对于器械部件名称，可以上网搜索生产商售卖网页、行业标准或国家标准文件，查看部件名称，如柱塞、塞柱等。国家标准文件中有详细的部件位置图析和对应英文。在翻译此类文件时应注意以下方面。

(1)由于批记录多以表格形式出现，所以行文简略，只要达意即可，因此在遇到原文太过简略的时候，译文应注意表意到位。

【例6】

complies with in-house specification	yes	no

【原译】

是否符合企业内部要求	是	否

【改译】

符合企业要求	是	否

(2)一定要避免直译,很多长句或多重结构句子的逻辑、成分一定要结合实际情况和原理,先理清操作顺序,再具体翻译。

【例7】 (...The anion exchange product is adjusted to pH 5.0 and is loaded onto a cation exchange column.) The product binds to the column, and impurities are removed either in the non-bound fraction and wash fractions or are retained on the column during product elution.

【原译】 产品与柱结合,在产品洗脱期间去除未结合组分,清洗组分中的杂质保留在层析柱中。

【改译】 产物与柱结合,杂质被去除至未结合组分和清洗组分中,或在产物洗脱期间保留在层析柱中。

【解析】 此步骤为原料药生产工艺过程,所以还没有形成产品,用“产物”一词更合适;层析过程,特别是离子交换层析,是一种利用材料之间的电荷相互作用分离和纯化组分的技术。在这种情况下,阳离子交换层析用于纯化带有负电荷的蛋白质或其他分子,同时去除与这些蛋白质或分子结合的相关杂质。以下是阳离子交换层析的主要步骤。

①样品准备和条件调整。在上述情况下,阴离子交换产物的pH值须被调整至5.0。

②上柱是将样品加载到预装有阳离子交换树脂的柱上,树脂上带有负电荷的基团。由于此时的pH值是5.0,所以样品中的阳离子(带有正电荷)与树脂上的阴离子(带有负电荷)相结合,从而在柱上被捕获。

③洗脱和去杂质。未结合的分子,即不带电或电荷较小的成分,将不会被固定相捕获,并且会随着介质的流动先流出柱。此时,可以收集非结合部分以去除杂质。随后,可以通过改变洗脱液的盐浓度或pH值来洗脱和收集与树脂结合的目标产物。可以通过先进行洗涤步骤去除那些只是弱结合的杂质。

④产品洗脱。通常利用更高盐浓度或不同pH值的缓冲液,使产品与固定相的结合力下降,从而将产品从树脂上解吸并洗脱出柱。

由此可见,根据实际操作原理,上述原文实际讲述的是层析期间的除杂质步骤,改译后的阐述更明确、清晰。

【例8】 Date of withdrawal from Stability Chamber.

【原译】 退出稳定性室日期。

【改译】 (样品)从稳定性室取出日期。

【解析】 该例背景为稳定性分析,即将样品置于特定的稳定性条件(稳定性室)下,过一段时间后进行分析,所以withdraw的意思是将样品从稳定性室内取出。样品与"退出"搭配不当。

此外,关于生产期间的理解和案例还有很多,举例如下。

【例9】 Drug Product was added to the IV bag to target concentrations of 0.07 mg/ml and 5.1 mg/ml to bracket the possible range of clinical doses.

【原译】 将0.07 mg/ml和5.1 mg/ml目标浓度的制剂添加至IV(intravenous,静脉内的)袋中,以涵盖可能的临床剂量范围。

【改译】 将制剂添加至IV袋中,使其达到0.07 mg/ml和5.1 mg/ml的目标浓度,以涵盖可能的临床剂量范围。

【解析】 原文中有这样一段话:To cover the full range of high and low doses, the compatibility of the Drug Product was assessed using an IV bag consisting of 0.9% (W/V) saline and IVBP, and an administration set with a 0.2 micron in-line filter for both the high and low dose。因此,可以推定:0.07 mg/ml和5.1 mg/ml分别对应"high and low dose"的目标浓度。实际操作方法是,IV袋含有生理盐水和IVBP,实际的目标浓度是制剂加入IV袋中被稀释后的目标浓度,因此原译文的逻辑顺序是错误的。

【例10】 extrusion force.

【译文】 推挤力或挤压力。

【解析】 这里的extrusion需要结合实际使用情况进行翻译。如果是与针头、针管相关,则选用"推挤力";如果是片剂生产期间涉及的挤出压片过程,则须选用"挤压力"。

【例11】 We have changed this product specification from 200 mg/vial to 300 mg/vial.

【原译】 我司已将本品的质量标准从200 mg/瓶变更为300 mg/瓶。

【改译】 我司已将本品的规格从200 mg/瓶变更为300 mg/瓶。

【解析】 specification一词的译法有很多,如质量标准、规格、详细说明等,因此在翻译该词的时候一定要结合实际情况进行处理。

【例12】 Your CRA will confirm with your site when each country depot is switching to the 300 mg vials.

【原译】 各国仓库换用300 mg瓶时,各位的CRA将与您的研究中心进行确认。

【改译】 在各国的仓库库存转换为300 mg瓶时,您的CRA将与贵研究中心进行确认。

【解析】 此处修改的是表达。我们在进行翻译的时候不可以完全按照字面一字一句地翻译,而应该理解其实际含义,然后再完整清楚地表达出来。

【例13】 Additionally, the FDA conducted a product specific inspection over the period of April 18-21 that was satisfactory with no 483 observations.

【原译】 此外,FDA从4月18日至21日进行了产品特异性检查,结果令人满意,483个观察结果均为阴性。

【改译】 此外,FDA从4月18日至21日进行了产品特异性检查,结果符合FDA 483缺陷检查要求。

【解析】 该例背景为现场稽查文件。在现场稽查相关规定中,有一个"FDA 483"缺陷检查表,即检查观察通知,它是美国食品药品监督管理局的调查人员向不符合或违反GMP法规或质量体系行为的组织发出的警告信。不了解行业实际背景的译员在翻译时就容易犯原译中的错误,而该例的实际意思是现场稽查中没有观察到列于FDA 483表格中的相关缺陷问题。因此,此类错误反映出一个问题:译员在进行相关译文处理时一定要熟悉背景,提前阅读了解行业背景及相关法规文件,这样才能准确地表达转述原文意思。

【例14】 Therefore, Health Works hereby acknowledge that the manufacturer may issue a Declaration of Conformity and apply the CE mark in accordance to European Union Rules.

【原译】 因此,Health Works特此声明,生产商可能会发布合规性声明,并按照欧盟规则采用CE标记。

【改译】 因此,Health Works特此声明,生产商可能会发布合规性声明,并按照欧盟法规采用CE认证标识。

【解析】 同例13,CE mark不应该被直接按照字面意思翻译,而应该先了解CE的含义,然后进行专业表述。

【例15】 从上述数据分析可知,目前发酵规模的中试生产所得四批次原液中,聚丙二醇2000、arabinose及EDCI残留量均未检出,小于方法定量限。

【原译】 From the data analysis above, it can be seen that the residues of polypropylene glycol 2000, arabinose and EDCI were not detected in the four batches of ZT002 drug substance obtained from the pilot production of the current fermentation scale, which were less than the limit of quantification (LOQ) of the method used.

【改译】 The above data showed that the residues of polypropylene glycol 2000, arabinose, and EDCI in the four batches of ZT002 drug substance, produced in the pilot-scale fermentation process, were not detectable. These residues are below the analytical method's limit of quantification (LOQ).

【解析】 中英文翻译时要注意表达，不应过于直译。原译文中没有直接错误，但是“从上述数据分析可知”(From the data analysis above)这样的译法太过中式表达，因此需要调整译文顺序和用词，以更地道的表达进行翻译。

【例16】 按照ICH Q3C推算，聚丙二醇2000在原液中浓度应低于5.5 mg/ml。

【原译】 According to the ICH guideline Q3C, the concentration of polypropylene glycol 2000 in the drug substance should be less than 5.5 mg/ml.

【改译】 The concentration of polypropylene glycol 2000 in the drug substance should be less than 5.5 mg/ml calculated according to ICH guideline Q3C.

【解析】 这要求译员理解行业相关文件背景。ICH Q3C文件的全名为《Q3C(R8)：杂质：残留溶剂》ICH指导原则，也就是说，这份文件是针对残留溶剂的总体指导，不会对某种具体物质(如聚丙二醇2000)的具体情况(残留浓度)进行规定，因此直接按照原译中的According to the ICH guideline Q3C是不正确的，容易产生歧义。

【例17】 考察四批原液的聚丙二醇2000残留均小于80 μg/ml。

【原译】 The investigation of the four batches of the drug substance revealed that the residue levels of polypropylene glycol 2000 consistently below 80 μg/ml.

【改译】 The residue of polypropylene glycol 2000 in the four batches of the drug substance was below 80 μg/ml.

【解析】 虽然原译文没有实质性错误，但是过于按照原文一字一句表达，有些冗余。译员在充分理解原文意思的基础上可以简化表述，直接采用was即可。

【例18】 此步层析收集液中主链蛋白纯度应≥21%，蛋白含量应≥325 g/L。

【原译】 The purity of the main chain protein in the chromatography pool of this step should be ≥21%, with a protein content of ≥325 g/L.

【改译】 The purity of the main chain protein should be ≥21%, and protein content ≥325 g/L in the chromatography pool of this step.

【解析】 “此步层析收集液中”(in the chromatography pool of this step)的位置不恰当。根据该例我们可以推断，在层析收集液中分析的共有两个：主链蛋白纯度和蛋白含量，因此in the chromatography pool of this step可以放在句首或句尾，表示同时针对两个考察指标，但是放在句中就会产生折断之感，不顺畅且容易产生歧义。

【例19】 A原液质量标准参见SOP文件，其中在全检时间点，样品应按照质量标准进行全项检验；在重点检测时间点，仅对原液的等电点、pH值、结合活性、纯度和蛋白质含量相关检项进行检测，见下表#标注检测项目。

【原译】 Refer to the SOP document for the specifications of drug substance A. In which at the time point of full tests, full tests should be performed according to the specifications; at the key test time points, only the isoelectric points, pH, binding activity, purity, and protein content of the drug substance are tested, see test items marked with"#" in the following table.

【改译】 Refer to the SOP document for the specifications of drug substance A. At the time point of full tests, full tests should be performed according to the specifications; at the key test time points, only the isoelectric points, pH, binding activity, purity, and protein content of the drug substance are tested, see test items marked with"#" in the following table.

【解析】 首先，汉语常用表达为"A行""B列""C日"等，但是英语的常用表达为"Line A""Row B"及"Day C"，那么在实际翻译时应注意调整顺序。其次，"其中"被译为in which是不正确的。从中文意思我们可以推断，"其中"没有特别具体的含义，而译文中in which表达的是in the specification或in the drug substance，均不正确。

有关生产内容的翻译并不容易，这要求译员有深厚的行业背景，了解具体步骤和原理，才能将原文意思完整准确地表述清楚。在遇到难以确定如何翻译的专业内容时，应咨询相关领域的专家。

三、分析方法的验证翻译

（一）文件类型

药学CMC申报文件中有关分析方法的验证通常包括以下类型：验证计划（Validation Protocol）、验证过程记录和数据（Validation Records and Data）、验证报告（Validation Report）。

（二）翻译时的注意事项

在分析方法的验证翻译中，应特别注意以下方面。

1. 专业术语

译员需要对药品分析、化学、统计学等方面的专业术语有充分了解，确保其准确翻译并与目标语言中的标准术语保持一致。验证的分析项目有鉴别试验、杂质测定（限度或定量分析）、含量测定（包括特性参数和含量或效价测定，其中特性参数，如药物溶出度、释放度等）。验证的指标有专属性、准确度、精密度（包括重复性、中间精密度和重现性）、检测限、定量限、线性、范围和耐用性。但需要注意的是，验证的指标均针对方法，即方法的专属性、准确度等。

【例1】 In an additional study, the linearity, accuracy and repeatability for the impurities A, B and C was assessed.

【原译】 在另一项研究中，评估了杂质A、B和C的线性、准确度和重复性。

【改译】 在另一项研究中，评估了杂质A、B和C测定法的线性、准确度和重复性。

【解析】 由于线性、准确度及重复性等参数均为方法验证中方法的指标，因此虽然原文中没有明确说明方法，但是在实际翻译中一定要充分体现，否则会产生歧义。

2. 法律法规的准确性

翻译人员必须熟悉相关的法律法规，并确保译文满足其要求。

3. 数据的准确性

在翻译过程中，特别是在处理验证数据时要高度重视其准确性，对数值、单位、图表和公式都要仔细核对。

4. 格式和结构

保持源文件的格式和结构，在满足目标读者习惯的同时，确保没有遗漏任何重要信息。

5. 逻辑

通常，专业人士在进行原文写作的时候，由于上下文的连贯性及行业共识，原文中会有部分省略或者句子结构略微模糊的情况，因此需要译员对验证过程有清晰的了解，熟读药典相应章节（如《中国药典》中的9101分析方法验证指导原则），结合实际验证过程进行理解并翻译转述。

【例2】 Validation reports for disintegration (ChP), water content (ChP) and microbial limits (ChP) are not provided, since these are pharmacopoeial procedures.

【原译】 鉴于采用药典方法，因此未提供崩解时限（ChP）、水分（ChP）和微生物限度（ChP）的验证报告。

【改译】 由于崩解时限（ChP）、水分（ChP）和微生物限度（ChP）分析方法为药典方法，因此未提供其验证报告。

【解析】 针对方法的验证包括方法确认（Method Verification）和方法验证（Method Validation）。通常，药典方法是无须进行方法验证的，只进行方法确认就可以；企业内部方法或其他自行开发方法则需要进行方法验证。因此，结合该例情况，崩解时限、水分、微生物限度均属于药典要求的检查项目。由于采用药典方法，所以无须对其进行验证或提供验证报告。

【例3】　确认修改后方法是否为改良的药典方法，如果直接采用药典的方法可以。

【原译】　Confirm that if the modified method is a improved compendial method, and if it is applicable to use the compendial method directly.

【改译】　Confirm whether the revised method is an improved compendial method. It can be acceptable when the compendial method is used directly.

【解析】　原译文的译法过于依赖原文，没有对其本意进行理解和调整表达。译员在翻译的时候一定要结合上下文，首先明确具体意思，再进行表达。该例来自答复信件，背景是制药企业更新了药品的检测方法，因此CDE对其提出：制药企业需确认变更后的方法是改良的药典方法还是未变动的药典方法。如果为药典方法，则该方法可以直接使用；如果是改良后的药典方法，则须确认其系统适用性等特性后才可以正常使用。

【例4】　Neutral pH injectable solution.

【原译】　中性pH值注射液。

【改译】　pH值中性注射液。

【解析】　neutral pH injectable solution是指中性pH值的注射用溶液。在医药领域中，许多药物需要以注射剂的形式给药，而这些注射剂的pH值须在生理范围内，以确保其对人体组织和细胞具有兼容性、安全性。neutral pH意味着溶液的pH值接近生理环境中的中性pH值，通常为pH 7.0左右。原译文过于遵循原始格式顺序，忽略了实际意思中的逻辑关系，把pH值放在前面，更符合汉语的表达习惯。

【例5】　ICH Q3D: Quality Risk Management of Elemental Impurities that may be present in Product A produced at AB manufacturing site.

【原译】　ICH Q3D：AB生产厂生产的产品A中可能存在的元素杂质的质量风险管理。

【改译】　根据ICH Q3D对AB生产厂生产的产品A中可能存在的元素杂质进行的质量风险管理。

【解析】　ICH Q3D标题是元素杂质指导原则。指导原则的内容是对原料药和制剂中元素杂质的总体要求，不可能细致到针对某家生产厂或某种药品，因此原译的理解逻辑是存在问题的，实际上应该填补两个因素之间的关系。在翻译中涉及具体相关文件或指导原则的时候，一定要明确相关文件的内容和范围（如《中国药典》、ICH指导原则等），以免出现理解逻辑问题。

【例6】　The CoA also reports that other residues of EIs according to the EMA Guideline are not likely to be present. for this reason, V (Class 2a), Ir, Os, Pd, Pt, Rh, Ru (Class 2b), Cu, Cr,

Mo (Class 3) were not investigated.

【原译】 CoA还报告称，根据EMA指导原则，其他EI残留不太可能存在。因此，未对V(2a类)、Ir、Os、Pd、Pt、Rh、Ru(2b类)、Cu、Cr、Mo(3类)进行调查。

【改译】 CoA还报告称，EMA指导原则中所述的其他EI残留不太可能存在。因此，未对V(2a类)、Ir、Os、Pd、Pt、Rh、Ru(2b类)、Cu、Cr、Mo(3类)进行调查。

【解析】 与例5相似，EMA指导原则不可能说明具体某个产品中的EI(元素杂质)残留量，因此原译文中的逻辑理解错误，实际上应该是CoA(检验报告)中得出是否存在具体某些杂质的结论，而检测的这些杂质项目为EMA指导原则中所提及、要求的元素杂质项目。

【例7】 Please specify the flange height for the PFS.

【原译】 请具体提供PFS的法兰高度。

【改译】 请说明PFS的凸缘高度。

【解析】 我们在翻译时首先要明确句子含义，进行正确的理解。PFS(Prefilled Syringe)，即预充式注射器。由此可以推断，flange是PFS的一个部分或部件。根据注射器的国标标准，可以确定，flange为凸缘。而法兰的意思是“轴与轴之间相互连接的零件，用于管端之间的连接”，即法兰多用于工业器械中，不适用于药品剂型、部件，因此flange不能译为“法兰”。

【例8】 The nominal vial volume is 5 ml.

【原译】 标称西林瓶体积为5 ml。

【改译】 标称西林瓶容积为5 ml。

【解析】 从字面意思上理解，“西林瓶体积”更偏向指西林瓶所占体积，而非其内部装量，因此我们在选择用词的时候要注意表述的恰当性和清晰度。

【例9】 Ongoing stability studies for the drug product vials are systematically reviewed in order to make sure that there are no negative trends visible and that the expiration dating period is supported.

【原译】 对制剂瓶的持续稳定性研究进行系统审查，以确保未出现可见的负面趋势，并确保有效期得到支持。

【改译】 对瓶装制剂的持续稳定性研究进行系统审查，以确保不会出现可见的负面趋势，并确保有效期得到支持。

【解析】 从字面上看，drug product vials的确是制剂瓶，但是从句子中我们可以看出，研究分析的是制剂的稳定性有效期，而非其包装瓶，所以应对其表达进行相应处理，改用

“瓶装制剂”更为贴切。由于研究结果确定的是过去的情况，然后根据已得出的情况来确保未来发展，因此“确保未出现”不合适，实际应该为“确保不会出现”。

【例 10】 In accordance with the relevant general plan, the relevant reports include results of Quality Risk Management (QRM) of the Elemental Impurities (EIs), covered by the ICH Q3D Guideline, that may be present in Drug Product glass vials manufactured at Site A and at Site B.

【原译】 根据相关总体计划，相关报告纳入了ICH Q3D指导原则涵盖、可能在A生产厂和B生产厂生产的制剂（玻璃西林瓶装）中存在的元素杂质（EI）的质量风险管理（QRM）结果。

【改译】 根据相关总体计划，相关报告纳入了在A生产厂和B生产厂生产的制剂（玻璃西林瓶装）中可能存在的、ICH Q3D指导原则覆盖的元素杂质（EI）的质量风险管理（QRM）结果。

【解析】 原译文主要的问题在于表达，其过于依赖原文结构，因此在中文译文中容易产生歧义，如“可能”对应的是可能在A或B生产厂生产，或者可能存在。句子结构不清晰导致句子可读性降低，因此在翻译的时候，尤其是长句，应跳出原文结构单独回顾一下译文，确保表述清晰无歧义。

【例 11】 Submit to the IND additional stability data generated from testing of the clinical DP material under the various storage conditions as they become available to support no significant degradation trends in product quality.

【原译】 向IND提交对各种贮藏条件下的临床DP物料进行检查获得的额外稳定性数据，以证明产品质量无明显降解趋势。

【改译】 请在IND申请中提交对各种贮藏条件下的临床制剂物料进行检查获得的额外稳定性数据，以证明产品质量无明显降解趋势。

【解析】 应先明确IND是什么？IND是Investigational New Drug的缩写，是指新药临床研究审批，而非机构或具体人员，因此“向IND提交”是不正确的表达，而应该改为“在IND申请中提交……”。译员在翻译时遇到缩写词，一定要明确其含义，否则很容易出现理解和表达错误。

【例 12】 Include a control of extractable volume after reconstitution per USP <697> with appropriate acceptance criteria as part of the drug product release specifications.

【原译】 根据USP<697>和适当的可接受标准，纳入对复溶后可抽取体积的控制，作为制剂放行质量标准的一部分。

【改译】 请根据USP<697>，在制剂放行标准中纳入对复溶后可抽取体积的控制项及其适当的可接受标准。

【解析】 放行质量标准中，同时包含检查项目及其可接受标准，二者并列存在并一一对应，因此原句中的per后实际只有USP<697>，句子结构实际上是：Include a control with appropriate acceptance criteria...。译员在翻译中处理这种多重结构的句子时，一定要结合行业背景逻辑及实际上下文明确句意。虽然as part of直译为“作为……的一部分”在语义上没有问题，但是在表达上偏于英式中文，不够纯正，我们可以将其表达调整为“在……中纳入……”。

【例13】 It is expected that sufficient HCP coverage be achieved by the assay or an alternative assay (e.g., in-house) with adequate HCP coverage be developed and validated.

【原译】 预计该检测法可实现足够的HCP覆盖度，或开发并验证具有足够HCP覆盖度的替代检测法（如内部检测法）。

【改译】 预期该检测法可实现足够的HCP覆盖度，或应开发具有足够HCP覆盖度的替代检测法（如内部检测法）并进行验证。

【解析】 表达问题。expect可表达“预计”或“预期”，具体选词应根据实际情况进行区分。英文常用的表达是主语+ be developed（动词A）and validated（动词B）。译员在翻译成中文的时候，应根据情况适当调整句子结构。例如，该例中“开发方法，然后对其进行验证”更符合汉语表达逻辑。

【例14】 Per FDA Manual of Policies and Procedures (MAPP) 5019.1 Rev 1“Allowable Excess Volume/Content in Injectable Drug and Biological Products”, that became effective on January 28, 2022, a specification for gross content per vial should be in place at release to ensure that each DP vial contains enough excess DP to allow for withdrawal and administration of the net container content of drug as stated in the labeling.

【原译】 根据2022年1月28日生效的FDA政策与程序手册（MAPP）5019.1修订版1“注射药物和生物制品允许的过量容量/含量”，应在放行时制定每瓶总含量的质量标准，以确保各DP瓶含有足够且过量的DP，以便抽取和给予标签标明的药物净容器含量。

【改译】 根据2022年1月28日生效的FDA政策与程序手册（MAPP）5019.1修订版1“注射药物和生物制品允许的过量容量/含量”，应制定放行时每瓶总含量的质量标准，以确保各DP瓶含有足够且过量的制剂，以便抽取和给予药品说明书标明的药物净容器含量。

【解析】 检查的质量标准不应该是“临用现定”的，而是需要提前预设、验证然后确立，因此原译文中“在放行时制定质量标准”是错误的，应该是“制定放行时的质量标准”，且此质量标准的制定目的是确保各瓶汇总均含有足量或过量的制剂以便抽取和给药。

【例 15】 Approval of this report indicates that the packaging process for High Speed Bottle Line #1 Using 150cc Bottles, 38mm CRC Caps, and the Deitz Pharmafill TC4 Electronic Counter, TFI-003 for Packaging 28 Count Drug Capsules in individual cartons was successfully validated.

【原译】 本报告获得批准表明成功验证了28粒装制剂胶囊高速瓶生产线#1(使用150 cc瓶、38 mm CRC盖和Deitz Pharmafill TC4电子计数器TFI-003)的包装工艺。

【改译】 本报告获得批准表明,28粒装制剂胶囊高速装瓶生产线#1(使用150 cc瓶、38 mm CRC盖和Deitz Pharmafill TC4电子计数器TFI-003)的包装工艺已得到了成功验证。

【解析】 根据整句话,可确认bottle line实际指的是包装工艺中的一条生产线,原译文中的"瓶生产线"是不正确的,容易引起歧义,让人错误理解为该生产线用于生产包装用瓶,因此需将其改为"装瓶生产线",明确包装步骤。关于表达中的"表明成功验证了"的句子结构生硬,实际可改为"表明,……已得到成功验证"更符合中文表达习惯。

【例 16】 A complete set of analytical and study samples with appropriate number of standards and QCs for their validation.

【原译】 一套完整的分析和研究样品,以及用于其验证的适当数量标准品和QC样品。

【改译】 一套完整的分析、研究样品和适当数量的校正标样及用于其验证的QC样品。

【解析】 关于"标准品"和"校正标样",结合上下文,根据原文可以判断standards是calibration standards的简写,因此此处我们依然选择"校正标样"用词;for their validation是用于修饰standards and QCs,还是修饰QCs。从中文逻辑语义中,我们可以判断:在方法验证文件中,校正标样是确定在校准函数中用作独立变量值的参考物质,一般其数量是定准的,而这里的"适当数量"指的是QC样品。

【例 17】 Calibrators contain the drug substance in 5% BSA/PBS and 0.2% PHS.

【原译】 校正标样含有溶于5% BSA/PBS和0.2% PHS中的药物成分。

【改译】 在5% BSA/PBS和0.2% PHS中加入药物成分配制校正标样。

【解析】 原译文为直译,表达生硬。对于同一个意思,我们可以换一种表达,使其读起来更顺口,更好理解。

【例 18】 请结合磁珠抗体的生产工艺和质控,评估其安全性风险。

【原译】 Please evaluate the safety risk based on the manufacturing process and quality control of magnetic bead antibodies.

【改译】 Please evaluate the safety risk based on the manufacturing process and quality control of magnetic bead-conjugated antibodies.

【解析】 “磁珠抗体”为专业名词。根据语句,我们可以判断该例为沟通交流信件中的一句话。由于沟通交流双方均为专业人士,因此在文本中极有可能出现简写或缩写的情况。在这种情况下,译员要注意明确被简写的专业术语的含义,而不能完全按照简写后的文字直译,否则会产生歧义。

【例19】 产量最高的培养条件为××℃,下罐OD600为××,下罐体积产量为×× mg/L。

【原译】 The highest yield was obtained at the incubation condition of ××° C, with the OD600 of ×× at unloading and the volume yield of ×× mg/L at unloading.

【改译】 The highest yield was obtained at the incubation condition of ××° C, with the OD600 of ×× at harvest and the volumetric yield of ×× mg/L at harvest.

【解析】 “下罐”是生产中的一个用词,比较考验翻译人员的专业性。如果翻译人员无法对其工艺过程进行正确理解,则可能会出现过于表面的直译,如原译中的unloading。实际上,unloading在上下文中,可以表示将生物反应器罐“卸载”,但无法全面准确地表达实际意义。根据上下文,应是当前阶段(文中为发酵培养)结束后,把物料“下罐”并转移至下一阶段(进行纯化),因此这里如果翻译为transfer(转移),也是不准确的。transfer可用的场景太多,中间产物或扩增的转移也叫transfer,但是跟实际文中意思不匹配。如果我们对工艺流程有足够了解,那么可知此处应为harvest(收获)。

【例20】 依据开发方案,分别进行两批补料优化发酵,将发酵时间延长至×× h。

【原译】 Based on the development protocol, two separate batches of feeding optimization and fermentation were carried out and the fermentation time was extended to ×× h.

【改译】 In accordance with the development protocol, two batches were subject to fermentation with feeding optimized separately, and the duration of fermentation was extended to ×× h.

【解析】 carry out后面接的应该是行为,而非batch,词语搭配不正确,可以说carry out campaign,因此这里用two batches were subject to。对于发酵时间,常见用词为time,但是表示一段时间用duration更好。因此,我们在做中英翻译的时候,在了解句意的基础上应合理选择用词,如时间点或时间段、未来、过去等,在中文的表述中常常没有明确体现,需要译员自己理解并加以判断。

【例21】 本产品用于定性检测人体样本中微生物核酸,通过高通量测序和智能算法分析,可获得疑似致病微生物的种属信息。

【原译】 This product is designed for qualitative detection of microbial nucleic acids in human sample, and it can provide the species information of the suspected pathogenic microorganisms through high-throughput sequencing and intelligent algorithm analysis.

【改译】 This product is intended to be used in the detection of nucleic acids of any microorganism qualitatively in human sample. Species of the suspected pathogenic microorganisms can be determined by this high-throughput sequencing and intelligent algorithm analysis.

【解析】 更改的译文采用is intended表示“产品用于”更符合英语表达习惯。虽然中文句子用一个句号，但是该例表达的是两个意思，所以在更改的译文中使用两个句子进行表达。

【例22】 While significant degradation was not observed for most of excipients (highlighted in green), potency loss was noted for magnesium stearate, sodium stearyl fumarate, talc, povidone and croscarmellose sodium for samples stored at 40°C/75% RH (highlighted in yellow and red).

【原译】 对于大多数辅料，均未观察到明显降解（以绿色突出显示），但在40°C/75% RH条件下储存的样品中，观察到硬脂酸镁、硬脂酰富马酸钠、滑石粉、聚维酮和交联羧甲纤维素钠的效价损失（以黄色和红色突出显示）。

【改译】 尽管大多数辅料未导致活性成分发生明显降解（以绿色突出显示），但在40℃/75% RH条件下储存的样品中，观察到硬脂酸镁、硬脂酰富马酸钠、滑石粉、聚维酮和交联羧甲纤维素钠导致活性成分含量下降（以黄色和红色突出显示）。

【解析】 原译文意思表达不明确，且有歧义。更改的译文在正确理解英文原文后使用专业的表达，表意正确且清晰。

【例23】 Although changing the blend loads allowed capsule filling for the higher doses, the poor blend flow and adhesion resulted in higher than espected capsule fill weight variability and a lower than expected batch yield from capsule rejection suggesting that the use of an automatic encapsulation process does not sufficiently compensate for poor blend flow properties.

【原译】 虽然改变混料载量可使胶囊填充更高剂量，但混料流动性和黏附性较差，导致胶囊装量变化性高于预期，并且胶囊拒绝的批次产率低于预期，表明使用自动封装工艺不能充分补偿较差的混料流动性。

【改译】 虽然改变混料载量可使胶囊填充更高剂量，但混料流动性较差和具黏附性，导致胶囊装量变化性高于预期，并且因胶囊不合格导致批次产率低于预期，表明使用自动封装工艺不能充分补偿较差的混料流动性。

【解析】 原译文太过直译，而且表达拗口、不清晰。更改的译文采用专业用语进行描述，并且灵活使用填词等方法，使译文准确流畅。

关于"分析方法的验证"的翻译部分内容相对简单，只要明确验证过程、熟悉指导原则和方法原理，就可以更好地完成译文的翻译。相关知识可以学习药典指导原则和方法、所用仪器供应商的官方售卖网站、教科书、网络实验步骤等。只有明确原理，我们才能更好地理解原文，进而提供专业、严谨的译文。

四、检验报告的翻译

（一）了解检验报告文件

产品检验报告（Certificate of Analysis，COA）是记录产品的关键质量指标和检测结果，用于确保产品质量符合规定的标准。在药品行业中，COA文件对药品生产商、销售商及监管机构都具有重要意义。

COA文件通常在以下几种情况下需要出具。

1. 销售产品或运输产品

当一种药品（如原料药、辅料、包材等）准备在市场上销售或运输时，通常需要出具COA文件，以证明该产品符合所有应用标准和质量要求。

2. 产品收货或验货

当企业收到新的产品或原材料时，它们可能会要求供应商提供COA文件，以证明产品质量和特性符合订单要求。

3. 产品质量控制

如果一家企业对其生产过程实施质量控制，那么它们会定期或不定期地对生产中的产品进行测试，并出具COA文件，以证明生产、加工中的产品符合企业或标准的质量要求。

4. 产品召回

如果一种产品被召回，那么企业可能需要通过重新检测该商品并出具新的COA文件，以证明产品已经解决了存在的问题并达到应有的标准。

5. 合规要求

由于监管需要，要求在某些情况下（如产品上市前等）必须出具COA文件，以证明产品的质量与特性。

以上都是可能需要出具COA文件的情况。在COA文件的页脚或最后的说明部分，通常会根据上述情况对COA文件进行解释说明，翻译时应注意规范。

（二）COA文件的结构

在以上情况下，COA文件用于证明一个特定批次的产品符合指定的规格。虽然每个COA文件可能会因产品类型及特定的质量要求而有所不同，但是常用COA文件通常包括以下几个部分。

1. 头部信息

头部信息包括公司名称、地址及联系信息等。

2. 产品信息

产品信息包括产品名称、批号、包装量、生产日期、失效日期或有效期、复检日期等。

3. 检查项目和方法

检查方法是对进行各项检查的方法的简述或者引用。

4. 检查结果

检查结果是对产品进行的各种质量检查的结果，包括鉴别、纯度、物理或化学性质（如pH值）、降解产物、残留物质及潜在污染物等。

5. 质量标准

质量标准是每一项检测应该达到的结果或者接受的范围，以便与实际测试结果进行比较。

6. 认证

文件的认证部分会由检查人员和审核人员签名，并注明日期以确认测试结果的真实性。

7. 备注

备注是一些额外的、对理解和解读文件有帮助的注释。

以上都是COA文件常用的构成部分。在进行产品质量管理和控制时，这样的分析报告是非常重要的。

当然，也有其他特殊情况需要提供COA文件。这需要译员针对其特定情况适当调整翻译结果。

（三）检验报告文件的翻译过程

1. 确认检品

医药行业的常见检品可能是药品制剂（包括生物药、化药、中药）、原料药或原液（活性成分）、包材原料、生产助剂（如黏合剂、润滑剂、填充剂、颜料）等。

2. 翻译

确认检品后，根据其相应类别进行翻译。

不同类别的检品检项不同。对于药品成品，主要检查其鉴别、性状、含量或效价、杂质、降解产物、溶出度、单位剂量均匀度、纯度、水分、理化性质、稳定性等，同时会根据其具体剂型、药品类型(如化学药品、生物药品等)及保存方法进行相应检查。对于原料药、辅料、工艺过程的检查则与药品成品相似，不过相较之下会增加残留溶剂、残留杂质、残留CHO、材料等级、BSA等来源安全性等方面的检查。再如，针对药包材，主要检查其安全性、杂质、器件是否稳固等。在翻译时，要注意用词的专业性和可读性，可重点参考药典检查方法和检查项目及相应的行业标准。

化学药品的常见检项包括一般鉴别、理化性质(溶液颜色、澄清度)、相对密度、pH值、渗透压摩尔浓度、黏度、残留溶剂、杂质、降解产物、残留金属、干燥失重、水分、炽灼残渣、不溶性微粒、可见异物、崩解时限、溶出度、释放度、装量、粒度分布、堆密度、振实密度、比表面积等。生物药品常见检项包括一般鉴别、理化性质(溶液颜色、澄清度)、效价、生物活性、微生物计数、细菌内毒素、杂质、残留CHO、残留DNA、分析变异体、PS80残留、支原体、外源性病毒因子、大肠埃希菌含量等。

药包材则涉及较广。根据包装材料的材质(如橡胶、硅胶、玻璃、塑料等)、用途不同，需要的检项也不同，通常包括密度、耐水性、透气性、拉伸性能、密度、细胞毒性、穿刺力、穿刺落屑、可沥滤物和可提取物等。

在翻译生物、化学药物的COA时，应多参照《中国药典》中相关检查项目和检查方法的表达，先理解、明确具体表达内容，然后再翻译，要做到表达清晰、明确。在翻译药包材、生产助剂等相关COA文件时，应多对照相关行业标准、ICH指导原则及具体产品、部件的相关国家标准文件。

3. 译后工作

翻译完成后，对整体Word文件从头至尾进行检查，然后审校、定稿。

(四)翻译COA文件时需要注意的细节

(1)COA文件的主体内容以表格形式出现，翻译时注意文本应尽量简洁明了。如果因原文表格编写简略，则应根据具体情况厘清逻辑顺序再进行翻译。

【例1】 Dissolution by USP apparatus 1 in 0.3% SDS.

【原译】 USP装置1在0.3% SDS中的溶出度。

【改译】 0.3% SDS中的溶出度(使用USP装置1)。

【解析】 溶出度的测定对象是药品，而非装置。

【例2】

检查项目	可接受标准	结果
Residual NS0 HCP ELISA	Reagent performance acceptable/system suitability passes	Acceptable

【原译】

检查项目	可接受标准	结果
残留 NS0 HCP ELISA	试剂性能可接受/系统适用性合格	可接受

【改译】

检查项目	可接受标准	结果
残留 NS0 HCP(ELISA 法)	试剂性能可接受/系统适用性合格	可接受

【解析】 残留 NS0 HCP(宿主细胞蛋白)是检查项目,ELISA(酶联免疫吸附法)是该项目的检测方法,因此第一列应是检查项目(检查方法)。而原译文中的“残留 NS0 HCP ELISA”表达不明确,没有对二者关系进行完整说明,改译后的译文更加清晰明确,也可以采用“ELISA 法测定残留 NS0 HCP”的译法。

(2)检查项目的质量标准和结果可能以同样的英文原文出现,此时应注意翻译结果需根据具体归类进行区分,体现“限度要求”和“检查结果”的区别。

【例3】 大肠埃希菌检项中的 no growth。

【译文】 不得检出生长或未检出生长。

【解析】 需要参考其对应栏目是“限度要求”或“检查结果”,再确定其为要求或者结果,最后进行检查。

(3)用词严谨。与其他科学文献一样,检验报告的翻译要求严谨的用词和准确的术语,要严格参考相关药典及行业规定进行翻译。

(4)科学的单位。在翻译过程中需要注意单位,在部分原文不清晰的情况下,根据相应情况作出判断并进行备注。另外,上、下角标也需要按照中文的常用格式进行调整。

【例4】 A280.

【原译】 A280。

【改译】 A_{280}。

【解析】 A280 实际是指紫外光吸收法测定蛋白浓度试验中 280 nm 波长处的吸光度值。此类常见词“280”都是下角标,有时英文或中文的原文中会由于格式问题没有体现,但是译文中应该按照行业常见格式进行书写。

(5)固定用语。

【例5】 NLT 99.6% Monomer;NMT 0.4% Aggregates.

【译文】 单体:不小于99.6%;聚合物:不得超过0.4%。

【解析】 NMT、NLT分别是not more than和not less than的缩写,常用书面规整表达为不超过、不少于,翻译时应注意不得产生歧义。此外,文件中偶尔也可能出现NGT、GT等的原文,其实际代表的意思为:not greater than、greater than,其意思与NMT、MT一样,可作类似处理。

【例6】 This product shows a good dissolving ability in the water.

【译文】 本品易溶于水。

【解析】 对于溶解度,具体可参照药典用词,直接翻译为"可以很好地溶解在水里"可能没有错,但在专业表达上应翻译为"在水中可溶"或"可溶于水"。常见的英文表达为:freely soluble in water(易溶于水)。不过,如果原文表述不完全符合行业规范用词,就要求译员在翻译的时候按照恰当的行业表述方式进行语言调整。

(6)保持准确性和一致性。由于COA文件涉及关键质量数据和检测结果,所以翻译时须确保关键信息的准确理解和传达。同时,质量控制环节中的术语和词汇须保持一致,以便监管机构审核。

(7)保持原文件格式。COA文件通常包含许多表格和数据,须保持原文件的格式不变。在完成翻译后,应检查翻译文件的格式,以确保与原文件一致。

(8)缩写。常见缩写,如复检日期为retest date(RTD)。译员应充分了解专业,并在整体环境中进行翻译,如在不理解的情况下翻译,则容易出错。

在翻译COA文件时,翻译人员应充分了解相关专业知识,以确保翻译的准确性、一致性和专业性。翻译时需要根据上下文,按照原文在专业领域中的立场和要求进行准确、严谨的翻译。

五、药典的翻译

药典是规定药品质量的法典,包括药品的标准、试验方法和一般性要求等。不同国家和地区的药典,如《中国药典》(ChP)、《美国药典》(USP)、《欧洲药典》(Ph. Eur.)、《日本药典》(JP)等,都有不同的格式和要求。这些药典不仅为药品的生产和质量控制提供标准,而且影响药品注册文件的撰写和翻译。因此,翻译药品注册eCTD资料时,遵循药典的表述方式及格式是至关重要的。药典的描述具有突出的特点,如《中国药典》的描述言简意赅,以短句为主,很多句子以程式化的方式表达。

为便于理解药典的表达，我们可以参考以下例句。

【例1】 Prepare a 1∶10 dilution by aseptically adding 10 g of product into 90 ml of Phosphate Buffer, pH 7.2. Mix thoroughly.

【原译】 在无菌条件下操作，向90 ml的磷酸盐缓冲液（pH值7.2）中加入10 g的药品，混匀，制备1∶10的稀释剂。充分混合。

【药典格式改译】 在无菌条件下，取本品10 g，加入至90 ml磷酸盐缓冲液（pH值7.2）中，混匀，制备1∶10稀释液。充分混合，即得。

【解析】 药典常用的制备方式表达：取……，加入……，按照步骤，每步一个小短句，清晰简洁。

【例2】 除葡萄糖、琼脂之外，取上述成分，混合，微温溶解，调节pH值使加热后在25℃的pH值为7.2±0.2，加入琼脂，加热溶化后，再加入葡萄糖，摇匀，分装，灭菌。

【原译】 Take the above ingredients and mix them (glucose and agar are not included), dissolve at slightly warm temperature, adjust the pH to 7.2±0.2 at 25℃ after heating, add agar and heat to dissolve, then add glucose and shake well, dispense and sterilize.

【药典格式改译】 Mix the above ingredients except glucose and agar, tepidly dissolve. Adjust the pH so that after heating it is 7.2±0.2 at 25℃, add agar and heat to dissolve. Add glucose and shake well, dispense and sterilize.

【解析】 药典中的操作步骤很少会用then这样的连词，直接按照每步操作简单表达即可。

【例3】 以上总有机碳和易氧化物两项可选做一项。

【原译】 Select one of the above two items (total organic carbon and readily oxidizable substance) to perform.

【药典格式改译】 The above two items, Total organic carbon and Readily oxidizable substance may be used alternatively.

【解析】 在药典格式中，检查项通常首字母大写，以表明其为一个项目。同样地，章节名称标题、专有名词等都要注意首字母大写。原译中的“选做”太过直译，我们参考药典表达发现，用alternatively可更好表达。

【例4】 This is accomplished by transferring 1 ml of the 1∶10 dilution to a MEEB container for the 0.10 g sample.

【原译】 这是通过将1 ml 1∶10稀释液转移至0.10 g样品的MEEB容器中完成的。

【药典格式改译】 具体的操作方法：对于0.10 g样品，取1 ml 1∶10稀释液，加入至

MEEB容器中。

【例5】 Example: five (5) Petri dishes are plated with 1 ml of 1∶50 product dilution, and one (1) colony is recovered.

【原译】 例如:将1:50产品稀释液铺于五(5)个培养皿中,回收一(1)个菌落。

【药典格式改译】 例如:取1:50产品稀释液,涂布于五(5)个培养皿中,回收一(1)个菌落。

【例6】 Following incubation, vortex and transfer quantities containing 0.1 g, 0.01 g and 0.001 g of the product to separate containers containing 100 ml of MEEB.

【原译】 培养后,涡旋并转移含有0.1 g,0.01 g和0.001 g产品的量,以分离含有100 ml MEEB的容器。

【药典格式改译】 培养后,分别取含有0.1 g、0.01 g和0.001 g产品的培养物,涡旋,加入至含有100 ml MEEB的容器中。

【例7】 Report the result as"Absent" or"Absent in 1 g of product".

【原译】 报告结果为"不存在沙门氏菌属"或"在1 g的产品中不存在沙门氏菌属"。

【药典格式改译】 报告结果为"未检出"或"在1 g产品中未检出"。

【例8】 The qualification test for TAMC and TYMC consists of three conditions which were independently inoculated with between 10 ~ 100 CFU of each of the challenge microorganisms.

【原译】 由3种条件组成的TAMC和TYMC的合格鉴定检查,均为独立培养10 ~ 100 CFU的挑战微生物。

【药典格式改译】 TAMC和TYMC验证试验涵盖3种条件,分别单独接种10 ~ 100 CFU的各个挑战微生物。

【例9】 Microorganisms used for the preparation of the inoculum were not more than five passages from the original ATCC master seed lot.

【原译】 准备进行接种的微生物,从原始的ATCC主种子批开始传代次数不得超过五次。

【药典格式改译】 接种微生物的传代次数从原始的ATCC主种子批开始不得超过五次。

【例10】 The inoculum of E. coli was between 10 ~ 100 CFU.

【原译】 大肠埃希菌的种菌在10 ~ 100 CFU。

【药典格式改译】 大肠埃希菌的接种量在10 ~ 100 CFU。

【例11】 At intervals during the incubation period and at its conclusion, examine the media for macroscopic evidence of microbial growth. If the material being tested renders the medium turbid so that the presence or absence of microbial growth cannot be readily determined by visual examination, 14 days after the beginning of incubation transfer portions (each not less than 1 ml) of the medium to fresh vessels of the same medium and then incubate the original and transfer vessels for not less than 4 days.

【原译】 培养期间以一定间隔及结束时，对培养基进行目检，检查微生物生长情况。如果检测物质使培养基浑浊，则说明不易于通过目检测定微生物是否生长了；培养开始14天后，取部分（每次不少于1 ml）培养基置于有同样培养基的新容器，然后再培养原始容器和转移容器至少4天。

【药典格式改译】 在培养期的一定间隔时间及结束时，对培养基进行目检微生物生长情况。如果培养基出现浑浊，则说明不能从外观上判断有无微生物生长。培养14天后，每次可取该培养液不少于1 ml转种于同种新鲜培养基中，将原始培养物和新接种的培养基继续培养不少于4天。

【例12】 If no evidence of microbial growth is found, the product to be examined complies with the test for sterility. If evidence of microbial growth is found the product to be examined does not comply with the test for sterility, unless it can be clearly demonstrated that the test was invalid for causes unrelated to the product to be examined. The test may be considered invalid only if one or more of the following conditions are fulfilled.

【原译】 如果还未检出微生物生长的迹象，那么该供试品符合无菌检查要求。如果检出了微生物生长的迹象，那么该供试品不符合无菌检查要求，除能清楚证明该结果由供试品无关的原因导致、因此该检查无效之外。只有满足一个或多个以下条件，该检查才可能被认为无效。

【药典格式改译】 若还未检出微生物生长迹象，则判该供试品符合无菌检查要求。若检出微生物生长迹象，则判该供试品不符合无菌检查要求，除非能充分证明试验结果无效，即生长的微生物由非供试品原因导致。只有符合下列至少一个条件时，方可认为试验无效。

六、药学翻译的特点：一词多译

药学文件中，我们常常会看到一词多译的情况。有的一词多译是相同含义，表达不同，如store译为贮藏、储存、贮存。此时，我们可以根据客户的用词偏好和需求，灵活选择用词，但一定要注意全文的一致性，不能出现一会儿选用A、一会儿选用B的混用情况。

有的一词多译情况特殊，同一词语在不同语境中含义不同，如expiry date译为失效期或有效期；drug substance译为原料药或原液。此时，则要求译员对文件背景及句子背景有深入了解，明确具体情况再进行翻译，避免出现用词不当的情况。常见一词多译词语的译法及其选用背景见表4-1。

表4-1　一词多译汇总（英译中）

英文	译文1	译文2	译文3	译文4
Accuracy	准确性	准确度（方法验证）	—	—
Acetic acid	乙酸	醋酸	—	—
Additional information	其他信息	补充信息	—	—
Agitation rate	搅拌速率	搅拌转速	—	—
Ambient	环境温度	常温	环境条件	—
Appearance	性状	外观	—	—
Appearance of solution	溶状	溶液外观	—	—
Assay	含量	含量测定（COA项目）	分析	试验
Assembly	装配	组装	组件	—
Attachment	附件	黏附（包衣片剂的生产或包装缺陷）	—	—
Autoclave	高压釜	高压灭菌器	高压灭菌（工艺过程）	—
Bias	偏差	偏倚	—	—
Bioassay	生物测定法	报告基因法	—	—
Bioburden	微生物限度	生物负载（药典表达）	生物负荷	—
Bulk	散装	大批量、大包装	原液（Unprocessed bulk）	—
Bulk packaging	散装包装	散装品包装	大批量包装	—
Challenge	挑战（微生物、试验）	攻击（病毒）	—	—
Characterization	表征（工艺）	（特性）鉴定	检查项目（检测报告类型表头）	—

续表

英文	译文1	译文2	译文3	译文4
Characterization of impurities	杂质表征	杂质分析	—	—
Chromatography	层析(生产纯化)	色谱分析(分析)	—	—
Chromatography	层析(工艺)	色谱或色谱法(分析方法)	—	—
Coating	涂层(包装、涂料等)	包衣(包衣片剂)	—	—
Coefficient of determination	测定系数	决定系数	—	—
Column	列(表格中)	柱或色谱柱	—	—
Competition binding	竞争结合	竞争结合性	—	—
Component	处方	成分	部件	组件
Compound	配制	配料	—	—
Confidential	机密	机密文件	—	—
Configuration	配置(计算机或运行)	规格(包装)	构型(立体结构)	—
Container closure system	容器密封系统	包装材料或容器	包装材料或容器	包装系统(eCTD目录)
Content	内容物	含量	内容	目录
Control	对照	控制	—	—
Deliver	交付	递送	给药	—
Description	性状	描述	检查项	介绍
Detergent	清洁剂	洗涤剂	—	—
Device	设备	装置	—	—
Dimethyl sulfoxide	二甲亚砜	二甲基亚砜	—	—
Dispensing	配料	发放	—	—
Dissolution	溶出度(常释)	释放度(缓释)	—	—
Dissolved oxygen	溶氧	溶解氧	—	—
Distribution	分布	分销	—	—
Drug substance	原料药	原液	药物成分	—
Efficiency	效率	柱效(色谱柱)	—	—
Error	错误	偏差	—	—

续表

英文	译文1	译文2	译文3	译文4
Expiry date	失效期	有效期至	—	—
Female	女性	雌性	—	—
Film coated tablet	包衣片	薄膜衣片	薄膜包衣片	—
Filter	过滤器	滤光片	过滤	—
Flask	量瓶	烧瓶	摇瓶	—
Formulation	配方或配制	处方	制剂	—
Function	作用	功能	职能	—
Glycerin	丙三醇	甘油	—	—
Granulation	颗粒(产品)	制粒(工艺)	—	—
Harvest cell culture fluid	细胞培养收获液	收获细胞培养液	—	—
High molecular weight species	高分子量类	高分子量物质	—	—
Hold time	孵放时间3(病毒去除或灭活时)	放置时间	保持时间	—
Homogenization	均质化	均化	—	—
Incubate	孵育(无生命)	培养(有生命)	—	—
Index	指数	索引(目录)	—	—
Inhibition	抑制作用	抑制率	—	—
Initial	初始	起始	姓名首字母缩写	—
Injection volume	进样量	进样体积	注入体积	注射体积
Inoculum train	转接	接种物培养	—	—
In-process control	过程控制	过程中控制	—	—
Input	输入	投料	—	—
Instruction	操作指南	使用说明	—	—
Intended use	拟定用途	预期用途	—	—
Introduction	引言	介绍	前言	简介
Introduction	介绍	引言	引进	—
Isopropanol	异丙醇	2-丙醇	—	—
Item	项目	物品或产品	检查项	—
Load	上样	负荷	负载	加载
Male	男性	雄性	—	—

续表

英文	译文1	译文2	译文3	译文4
Material	物料（生产中）	材料（检测中用得多或者包装材料）	—	—
Medium	培养基	介质	中等、中间	中粉
Membrane	膜包（生物细胞）	滤膜（过滤用）	—	—
Mineral oil	液状石蜡	矿物油	—	—
Mobile phase	展开剂（TLC法）	流动相（HPLC法）	—	—
Molecular weight	分子量	摩尔质量	—	—
Monograph	各论	专论	—	—
Name	姓名	名称	—	—
Needle wash	针头清洗	洗针液	—	—
No	否	不存在	不符合	—
No.	编号	数量	—	—
Not determined	未测定	未确定	—	—
Operating	操作（单独作为一个词出现时，仅表示操作的意思）	运营（部门、人员）	—	—
Operating temperature	操作温度	运行温度	—	—
Other information	其他信息	其他信息	—	—
Out of specification	超标	超出质量标准	—	—
Parameter	检测项目	参数	—	—
Parental cell line	母细胞系	亲代细胞系	—	—
Part number	部件编号	物料编号	产品编号	—
Passes	合格	符合要求	—	—
Pastilles	颗粒	锭剂	—	—
Pattern	（色谱）图	样式、格式	—	—
Ph. Eur.	欧洲药典	Ph.Eur.	—	—
Plate count	平板计数（微生物计数）	塔板数（色谱法）	—	—
Pool	合并（液）	收集	池	—
Position	位置	职位	—	—

续表

英文	译文1	译文2	译文3	译文4
Preexisting	合并 （两种病一起）	既往存在 （一种病）	—	—
Pre-filtration	粗滤	预过滤	过滤前	—
Preparation	配制	编制或制定(文件)	制备液	—
Prepare by	撰写人	起草人	—	—
Primary packaging	一级包装	内包装	—	—
Primary reference standard	主要标准品	一级标准品	—	—
Procedures	程序	测定法	方法	步骤
Process control	过程控制	工艺控制	流程控制	—
Profile	图谱或谱图	特征	曲线	—
Pseudorabies virus	伪狂犬病病毒	假性狂犬病病毒	—	—
QA	质量保证	质量保证部	—	—
Qualification	确认	合格验证	资质确认	—
Reduced	降低	去除	还原	—
Refrigerator	冰箱	冷藏	—	—
Release	发布	放行	释放度(检测)	—
Remark	注	说明	—	—
Replicate	复孔	平行测定	—	—
Residual	残差 （公式或标准曲线计算，旁边有斜率）	残留(杂质、污染等残留)	—	—
Resolution	分辨率 （图片的清晰度）	分离度 （色谱图峰和峰之间的分离情况）	—	—
Retentate	截留物	截留液	—	—
Review	审核	审查	—	—
Rinse	冲洗	漂洗	淋洗	—
Robustness	稳健性(工艺中)	耐用性 （方法验证中）	可靠性	—
Sample	样品(药学多用)	样本(临床多用)	—	—
Secondary packing	二级包装	外包装	—	—
Sign/signature	签名	签字	—	—

续表

英文	译文1	译文2	译文3	译文4
Site	厂址	地点	场地	生产厂
Site of manufacture	生产场地	生产地点	—	—
Size	规格	尺寸	号	量
Solution	溶液	解决方案	—	—
Species	物质	种属(菌种、物种、人类种属)	类型	—
Specificity	专属性(方法验证)	特异性	—	—
Standard	对照品	标准品	—	—
Standard deviation	标准差	标准偏差	—	—
Start material	起始物料	起始原料	—	—
Stock solution	储备液	贮备液	—	—
Strength	规格	含量	包装规格	力
Stress	强降解	强制降解	影响因素	强力
Subject	进行	受试者	供试材料	主题
Summary	综述	总结	概要	—
Test	检查	检测	试验(性能试验常用,如稳定性)	—
Test item	供试品	检查项目	—	—
Test method	检测方法	检查方法	检验方法	—
Test sample	待检样品(临床)	供试品(药学)	—	—
Title	标题	职务	题目	—
Total	总计	汇总	—	—
Transfer line	转移管线	传输线	—	—
Twinning	成对	粘连	配对	—
Uniformity	均一性	均匀性	—	—
Vehicle	赋形剂	溶媒	—	—
Verification	确认	验证	—	—
Vial	西林瓶	瓶或小瓶	冻存管(细胞)	进样瓶(HPLC法、GC法)
Year	年	岁	—	—
Yes	是	存在	符合	—

续表

英文	译文1	译文2	译文3	译文4
Yield	产率	收率	—	—

第二节　模块4文件的翻译技巧

模块4也称“安全性模块”，包含表明产品安全性的所有研究报告和评估。该模块中的数据涉及针对药品进行的非临床研究或临床前研究，通常包括与药品相关的药理学、药代动力学、药效学、毒理学的相关研究。

一、非临床研究资料

非临床研究资料可帮助理解药物的作用机制和疗效，评估药物的安全性，为药物的临床试验和上市提供重要的科学依据，包括药理学、药代动力学、毒理学等资料。

药理学资料主要包括主要药效学、次要药效学、安全药理学、药物相互作用等。对不同类型药物采用的药效学方法不同。例如，肿瘤药物的药效学试验方法包括MTT法体外抗肿瘤试验、常规体内抗肿瘤试验、原位移植模型抗肿瘤试验等；抗病毒药物的药效学试验包括体外细胞培养试验、动物体内药效试验；糖尿病药物的药效学试验涉及不同的动物模型，如遗传性糖尿病动物模型试验、化学诱导剂糖尿病动物模型试验等；抗真菌药物的药效学试验涉及微量液体稀释法、琼脂稀释法等。

安全药理学(Safety Pharmacology)主要研究药物在治疗范围内或治疗范围外的剂量时潜在的希望不会出现的对生理功能的不良影响，即观察药物对中枢神经系统、心血管系统和呼吸系统的影响。其研究目的包括确定药物可能关系到人的安全性的非期望药理作用，评价药物在毒理学和(或)临床研究中被观察到的药物不良反应和(或)病理生理作用，研究所观察到的和(或)推测的药物不良反应机制。[1]安全药理学主要评估中枢神经系统、心血管系统、呼吸系统的指标，如给药前后实验动物的运动功能、行为改变、感觉或运动反射等，给药后不同时间的血压、心电图、心率等的变化，呼吸频率、潮气量、血氧饱和度等各种呼吸指标的变化。

非临床药代动力学研究是通过动物体内外和人体外的研究方法，揭示药物在体内的动态变化规律，获得药物的基本药代动力学参数，阐明药物的吸收、分布、代谢、排泄的过

[1] 国家药品监督管理局药品审评中心. 药物安全药理学研究技术指导原则[EB/OL].(2014-05-13)[2024-06-18]. https://www.cde.org.cn/zdyz/domesticinfopage?zdyzIdCODE=eabe80e6d8d90236c7fde1c5ff8f8999.

程和特点。[1]药代动力学资料主要包括吸收、分布、代谢、排泄、分析方法等。吸收涉及动力学参数、生物等效性、生物利用度等；分布涉及组织分布试验、蛋白结合率和血细胞中的分布等；代谢主要涉及可能的代谢途径、生物样品中代谢产物的化学结构和数量、胃肠道或肝脏首过效应、体外代谢、酶诱导和抑制等；排泄主要涉及排泄途径、排泄程度及乳汁排泄。

毒理学资料主要包括单次给药毒性研究、重复给药毒性研究、遗传毒性研究、致突变研究、致癌性研究、生殖与发育毒性研究等。

此外，非临床研究资料还包括刺激性试验、皮肤光毒性试验、溶血性试验、生物样品分析方法的验证、利用放射性同位素的药物组织分布试验等。

非临床研究资料涉及的内容比较广泛。翻译非临床研究资料有两个难点：一是当涉及某项试验时，译者对试验内容不理解，无法准确表达试验内容；二是对于一些较为专业或少见的内容，译者可能难以找到相关参考资料。因此，翻译非临床研究资料不仅需要译者具备较强的翻译技能，还需要具备高效的信息检索能力。

二、常见词汇总结

非临床研究中的常见词汇总结见表4-2。

表4-2　非临床研究中的常见词汇

英文	中文
Pharmacology	药理学
Pharmacodynamics	药效学
Toxicology	毒理学
Absorption	吸收
Distribution	分布
Metabolism	代谢
Excretion	排泄
Pharmacokinetics	药代动力学
Mechanism of action	作用机制
In vivo	体内
In vitro	体外

[1] 国家药品监督管理局药品审评中心．化学药物非临床药代动力学研究技术指导原则[EB/OL]．(2005-03-18)[2024-06-18]．https://www.cde.org.cn/zdyz/fullsearchpage.

续表

英文	中文
Elimination	消除
Disposition	处置(即药物的分布和消除)
Redistribution	再分布
Biotransformation	生物转化
C_{max}	峰浓度
T_{max}	达峰时间
Matrix	基质
No observed adverse effect level, NOAEL	未见毒性反应剂量
Lowest observed adverse effect level, LOAEL	最小毒性反应剂量
Maximum tolerated dose, MTD	最大耐受剂量
Minimal lethal dose, MLD	最小致死剂量
Median lethal dose, LD_{50}	半数致死剂量
Repeated dose toxicity study	重复给药毒性试验
Plasma concentration-time curve	血药浓度-时间曲线
Specificity	特异性
Precision	精密度
Accuracy	准确度
Stability	稳定性
Reproducibility	重现性

三、实例

【例 1】 Well tolerated chronic dosing schedules of ×××(once or twice daily dosing) significantly inhibited the growth of all the xenografts tested, in a dose-dependent manner.

【原译】 耐受性良好的×××长期给药方案(每日一次或两次给药)且以剂量依赖性方式显著抑制了所有被检测的异种移植瘤的生长。

【改译】 ×××长期给药方案(每日一次或两次给药)耐受性良好,且以剂量依赖性方式显著抑制了所有被检测的异种移植瘤的生长。

【解析】 在原译中,"耐受性良好的×××长期给药方案"是对英文的直译,不太符合中文的表达习惯,在中文中更习惯于将修饰语放在被修饰物的后面,在改译中调整了"耐受性良好"的位置,即"×××长期给药方案(每日一次或两次给药)耐受性良好",这使整个句子更符合中文的表达习惯。

【例2】 Growth inhibition was dose dependent, when a range of doses were tested.

【原译】 当对一系列剂量进行检测时，该生长抑制作用具有剂量依赖性。

【改译】 对一系列剂量进行检测显示，该生长抑制作用具有剂量依赖性。

【解析】 将“当对一系列剂量进行检测时”这个时间状语改为“对一系列剂量进行检测显示”，将时间状语直接融入主句使整个句子更符合中文的表达习惯。

【例3】 The total amount of blood drawn in this study will not be higher than 500 ml (about 2 cups, please include the Mandarin equivalent (shēng) during translation).

【原译】 本研究的总采血量不高于500 ml[约2杯，翻译时请附上普通话版本(shēng)]。

【改译】 本研究的总采血量不高于0.5升(约2杯，翻译时将量词翻译为中文的“升”)。

【解析】 改译的依据主要是考虑到中文的表达习惯，采用意译。

【例4】 LD_{50} values and other acute studies indicated low toxicity.

【原译】 LD_{50}值和其他急性研究表明其毒性较低。

【改译】 LD_{50}值和其他急性毒性研究表明其毒性较低。

【解析】 在原译中，“其他急性研究”是直译，但是中文的表意并不完整。很明显，这是有关毒性的研究，因此改译更为准确，更能体现原文的意思。

【例5】 These processes not only trigger immediate host defensive responses such as inflammation, but also ×××.

【原译】 这些过程不仅引发即时宿主防御反应，如炎症，而且×××。

【改译】 这些过程不仅引发炎症等即时宿主防御反应，而且×××。

【解析】 两种译法都可以，改译中将such as翻译为“等”，更符合中文的表达习惯，句子更顺畅。

【例6】 Refrigerated (2℃ to 8℃).

【原译】 冷藏(2～8℃)。

【改译】 冷藏(2℃～8℃)。

【解析】 表示范围时，前后数字后面的℃都应该保留。

【例7】 Absorbance: 4 decimal places.

【原译】 吸光度：4位小数。

【改译】 吸光度：保留4位小数。

【解析】 在改译中，“保留4位小数”明确地表达吸光度的值需要精确到小数点后四位。这种表述更清晰。

【例 8】 This report describes the membrane levels of TROP2 as measured by immunohistochemistry (IHC) in tumor biopsies from subjects with NSCLC enrolled in the ××× study.

【原译】 本报告描述了在入组×××研究的NSCLC受试者的肿瘤活检组织中通过免疫组织化学(IHC)测定的膜TROP2表达水平。

【改译】 本报告描述了在入组×××研究的NSCLC受试者的肿瘤活检组织中通过免疫组织化学(IHC)测定的细胞膜TROP2表达水平。

【解析】 原译将membrane直译为“膜”。这里的membrane是指细胞膜，改译表达更清晰。

【例 9】 Overall, tumor cell membrane TROP2 expression was not predictive of ××× efficacy and did not explain the differential efficacy by NSCLC histology.

【原译】 总体而言，肿瘤细胞膜TROP2表达不能预测×××的有效性，也不能解释NSCLC组织学的有效性差异。

【改译】 总体而言，肿瘤细胞膜TROP2表达不能预测×××的有效性，也不能解释不同NSCLC组织学的有效性差异。

【解析】 改译中添加了“不同”，使译文的表达更清晰。

【例 10】 Concentrations of IgE were determined by interpolation of the standard curve using ××× Software corrected for the dilution factor, and are expressed in ng/ml.

【原译】 使用×××软件制作标准曲线，通过稀释系数进行校正，通过插入法来确定IgE的浓度，用ng/ml表示。

【改译】 使用×××软件制作标准曲线，通过稀释系数进行校正，通过插值法来确定IgE的浓度，用ng/ml表示。

【解析】 “插值法”是一种通过已知的数据点推求新数据的方法，原译的“插入法”不准确。

【例 11】 There was no significant difference between those two groups in total lung lesion scores or PAS staining.

【原译】 两组患者总肺损伤评分或PAS染色无统计学显著差异。

【改译】 两组总肺损伤评分或PAS染色无统计学显著差异。

【解析】 这是一项小鼠的动物实验。原译中“患者”一词不符合语境。改译更准确。

【例 12】 This analytical method refers to the current version of the following.

【原译】 本分析方法参考了现行版下列资料。

【改译】 本分析方法参考了下列现行版资料。

【解析】 原译主要存在表达的问题，改译更符合中文的表达习惯。

【例 13】 Add 100 μL of prepared standards, QCs and samples into each well and cover the plate with a plate sealer.

【原译】 向各孔中加入 100 μL 制备好的标准品、QC 和样品溶液，并用封板膜覆盖平板。

【改译】 向各孔中加入 100 μL 制备好的标准品、QC 样品和样品溶液，并用封板膜覆盖平板。

【解析】 QCs 是 quality controls 的缩写，通常用来表示质量控制样品。在此语境下，改译的“QC 样品和样品溶液”更准确。

【例 14】 细胞对肿瘤细胞体外杀伤活性的检测。

【原译】 Assay of killing activity of C-CAR031 cells against tumor cells in vivo.

【改译】 Assay of killing activity of C-CAR031 cells against tumor cells in vivo.

【解析】 vivo 和 vitro 是拉丁文，其意思分别为“体内”和“体外”，原译文将意思弄反了。此外，由于两个词是拉丁文，所以注意这两个词用斜体。

【例 15】 ×××高剂量组雌性动物 D29 可见白蛋白（Alb）、TP、A/G 降低，雌雄动物 D29 可见 ALT、AST、LDH 升高，Alb、TP、A/G 降低。

【原译】 The ××× high-dose group showed decreases in albumin (Alb), TP and A/G in female animals at D29, whereas increases in ALT, AST and LDH and decreases in Alb, TP and A/G in both sexes at D29.

【改译】 The ××× high-dose group showed decreases in albumin (Alb), TP and A/G in female animals at D29, whereas increases in ALT, AST and LDH and decreases in Alb, TP and A/G in both females and males at D29.

【解析】 动物实验中雌雄动物常见的译法是 females and males。

【例 16】 药代动力学（PK）结果基于药代动力学分析集。

【原译】 Pharmacokinetic (PK) results are based on pharmacokinetic analysis set.

【改译】 Pharmacokinetic (PK) results were based on pharmacokinetic analysis set.

【解析】 这个研究已经完成，应使用过去时。原译存在明显的时态错误。

【例 17】 与×××相关的 SAE。

【原译】 SAE related to ×××.

【改译】 SAEs related to ×××.

【解析】 此处SAE不只有一个，在英文译文中应使用复数形式。

【例18】 发热定义为无其他原因的38℃以上体温。

【原译】 Fever is defined as a body temperature of 38°C or higher without other cause.

【改译】 Fever is defined as a body temperature of 38°C or higher without other causes.

【解析】 这里的含义是“没有其他多种原因”，应使用复数形式，因此改译为causes更准确。

【例19】 本研究的样品为本研究专用，不与其他研究共用。

【原译】 The samples of this study were for the exclusive use in this study that cannot be used in other studies.

【改译】 The samples of this study were for the exclusive use in this study and cannot be used in other studies.

【解析】 改译将两部分内容分开，用and连接，使句子更清晰、更易理解。

【例20】 本实验共进行了15个分析批，分析批标准曲线结果汇总见表3。

【原译】 A total of 15 analytical runs were conducted for this experiment, and the summary of standard curve in analytical runs is shown in Table 3.

【改译】 A total of 15 analytical runs were conducted for this experiment, and the summary of standard curves in analytical runs is shown in Table 3.

【解析】 根据语境，这里不只是一条标准曲线，因此改为复数形式curves。

【例21】 允许的时间误差范围：±4h。

【原译】 Allowed time range: ± 4h.

【改译】 Allowed window: ± 4h.

【解析】 原译将“时间窗”直接译为time range，而实际上在医学研究资料中“时间窗”常用的英文为window。

【例22】 对猕猴的最低有效剂量为150 U/kg/D。

【原译】 The lowest effect dose for macaque monkeys was 150 U/kg/D.

【改译】 The minimum effective dose for rhesus monkeys was determined to be 150 U/kg/D.

【解析】 在医药文件中，“猕猴”一般译为rhesus monkey。改后的译文在表达和措辞方面都比原译文更胜一筹。

【例23】 试验结果表明：××药物 1.1×102 U/kg 以上各组能明显促进末梢血血小板数回升。

【原译】 The results showed that ×× drug 1.1 × 102 U/kg and above could obviously promote the increase of platelet count in peripheral blood.

【改译】 The study results showed that ×× drug at dose of 1.1 × 102 U/kg and higher significantly promoted the recovery of platelet counts in peripheral blood.

【解析】 更改译文采用加词、更改短语描述方式、更改副词、更改行动用语及单复数等形式，使译文质量大幅度提高，更符合英文表达习惯。

【例24】 各组小鼠卡铂剂量150 mg/kg，一次腹腔注射给药造模。

【原译】 Mice in groups were treated with one dose of carboplatin at a dose of 150 mg/kg intraperitoneally for the purpose of the establishment of the model.

【改译】 All groups were received a single intraperitoneal dose of carboplatin at 150 mg/kg to create a thrombocytopenia model.

【解析】 更改译文采用简述方法，使表达清晰简单、一目了然，译文质量高于原译文。

【例25】 ××药物促进血小板生成和释放的作用与剂量有明显量效关系。

【原译】 There was a significant dose-response relationship between the effect of ×× drug on promoting the production and release of platelets and the dose.

【改译】 The action of ×× drug promoting the production and release of platelets had a significant dose-response relationship with the dosage.

【解析】 更改译文对主语进行调整，使表达意思简洁明了、质量更好。

【例26】 单剂量××药物伴随外周血血小板（PLT）剂量相关地增高（从基线值平均上升55.9%至107.4%，$P<0.05$）。

【原译】 Platelets (PLT) in peripheral blood increased with increasing ×× drug dose when the single dose regimen was used (mean increase from baseline of 55.9% to 107.4%, $P < 0.05$).

【改译】 A single dose of ×× drug was associated with a dose-dependent increase in peripheral blood platelets (PLT) (rising from a baseline average of 55.9% to 107.4%, $P < 0.05$).

【解析】 更改译文对原译文进行了较大的改动，即改变主语、谓语，使表达意思简明易懂，更符合英文表达习惯。

【例27】 ××药物为最常用的蛋白表达诱导剂，尚未有公开的毒性数据，多批次检测均小于8 μg/ml。

【原译】 ×× drug, the most commonly used protein expression inducer, currently lacks publicly available toxicity data, and the residue levels in multiple batches tested were consistently below 8 μg/ml.

【改译】 ×× drug is the most frequently used protein expression inducer, with little public toxicity data available, and its residue in multiple batches was below 8 μg/ml.

【解析】 更改译文采用英文顺序表达，并且使用little一词表示负面意思，表意简明扼要，符合英文表达习惯。

第三节 模块5文件的翻译技巧

模块5也称有效性模块，是证明产品对目标适应证具有功效的所有研究报告和评估结果。模块5的结构和内容在ICH M4E指导原则中有相关规定，主要涉及与产品相关的临床研究报告、交叉研究分析、上市后数据、临床药理学、生物药剂研究、临床疗效和临床安全性的完整详细信息。模块5还明确临床研究报告和相关信息的具体放置位置，以简化准备和审查工作并确保完整性。研究报告的位置由研究的主要目的决定，在每份报告中只能出现一次。如果研究有多个目的，就需要在研究报告的每个章节中进行交叉参考。

一、研究方案

（一）了解临床研究方案

临床研究方案是进行临床研究的基础，是一份详细的计划，描述临床研究的背景和目的、试验设计和方法及统计分析等。《药物临床试验质量管理规范》中试验方案的定义为：叙述试验的背景、理论基础和目的，试验设计、方法和组织，以及统计学考虑、试验执行和完成的条件。❶

（二）研究方案的时态

在进行研究方案中译英翻译时，临床研究方案的时态一般采用一般现在时和将来时，表示经常发生的行为和即将发生的行为，涉及已完成的研究结果时除外（已完成的研究结果采用过去时）。

（三）临床研究方案的结构

1. 标题

翻译临床研究方案的标题时，需查证标题是否已经在之前递交的资料中使用（根据研究编号、关键词等）。如果标题已经被使用，则在翻译时务必采用之前已经使用的标题。可以利用一些公开平台查找相关信息，如美国FDA管理的临床试验注册平台可以查找已

❶ 国家药监局、国家卫生健康委关于发布药物临床试验质量管理规范的公告[EB/OL].（2020-04-26）[2024-06-18]. https://www.nmpa.gov.cn/xxgk/fgwj/xzhgfxwj/20200426162401243.html.

注册的临床研究标题。如果临床研究方案中有方案编号，就可以直接用方案编号到该平台上查找官方英文标题。图4-1为美国FDA的临床试验注册平台的查找界面。

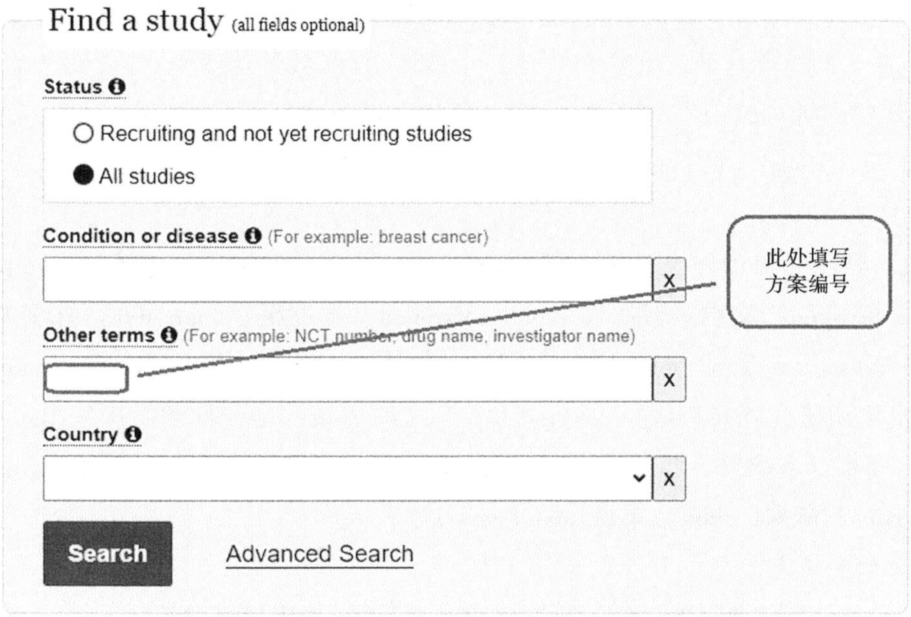

图4-1　美国FDA的临床试验注册平台的查找界面

我国也有可以查询临床试验的平台，如药品审评中心管理的药物临床试验登记与信息公示平台（见图4-2）。

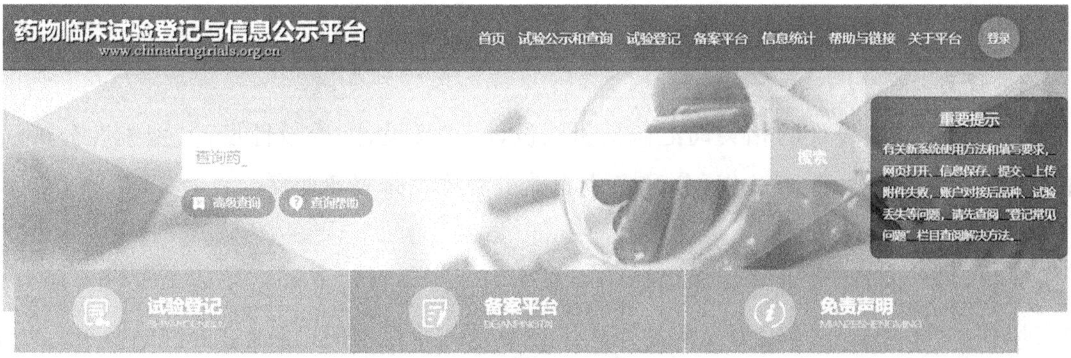

图4-2　药物临床试验登记与信息公示平台

在翻译药品注册资料时，无论是中文翻译英文还是英文翻译中文，都可以在这些平台上查找临床试验登记相关信息，参考使用平台上已经登记的临床试验标题及相关内容，以用于我们的日常翻译，这可以很好地保证翻译用词、用语的一致性。

此外，也可使用本书第五章科技论文文件翻译技巧中介绍的标题翻译方法。常见临床研究方案中的标题句型，如【中文标题】一项评估×××(药名)治疗×××(疾病名称)的安全性、有效性的随机对照、开放性、多中心、Ⅱ期研究；【英文标题】 A phase Ⅱ, randomized, controlled, open-label, multi-center study to evaluate the safety, efficacy of ××× in subjects with ×××.

研究标题中常见的英文词汇包括单向(one-way)、交叉(cross)、前瞻性(prospective)、双盲(double-blind)、安慰剂对照(placebo-controlled)、叙述报告(narrative)、首次人体研究(first-in-human)、耐受性(tolerability)、平行(parallel)、剂量范围探索(dose-ranging finding)、固定序列研究(fixed-sequence study)等。这些高频词是在标题中反复出现的，在平时的工作中可以多积累。此外，常见的词汇还有简短标题(short title)、受试者(subjects)、患者(patients)、队列(cohort)、单臂(single-arm)等。

2. 目的和终点

研究目的包括主要目的、次要目的、关键次要目的、探索性目的等。

常见句型，如 To evaluate safety, tolerability, PK of ××× for × weeks in subjects with ×××; To investigate PK properties of ××× in subjects with ×××; To compare the effect on ××× and safety of ××× versus ×××。

终点是预先设定的，用于评估某种干预措施(如药物、疗法等)的有效性的指标。终点涉及的词汇包括主要终点、次要终点、复合终点、总生存期、客观缓解率、无病生存期、疾病进展时间、无进展生存期、替代终点、协同主要终点等。

3. 设计

临床研究方案设计的相关词汇包括析因设计、交叉设计、等效性设计、探索性分析、研究流程图、优效界值、隐蔽分组(分配隐藏或随机隐藏)、采样策略等。

4. 入排标准

入选标准和排除标准的表述须使用专业的表达。入选标准的英文和中文具有特定的语言风格，多采用短语等较为简洁的句式。在翻译入排标准时，可到官方网站参考一些示例。入排标准可以通过方案编号在相关网站上查询。以下为相关网站上的入排标准示例(见图4-3)。

Criteria

Inclusion Criteria:

1. Written informed consent must be obtained.
2. Healthy Chinese male and female subjects aged 18 to 50 years (both included) are enrolled, no clinically significant abnormalities.
3. Total body weight ≥ 45kg at screening, and body mass index(BMI)between 18 and 28 kg/m^2 (inclusive).
4. Female subjects must meet one of the following criteria for participation in this study: Of non-childbearing potential .
5. Male subjects and female subjects of childbearing potential must use an effective contraceptive method during their participation in this clinical study.
6. Can communicate successfully with the investigator and understand and comply with the requirements of this study.

Exclusion Criteria:

1. History of relevant allergy/hypersensitivity.
2. History of any of the following diseases:
   a. Any clinically significant comorbidity, as judged by the investigator.
   b. Clinical signs of active infection found at screening.
   c. Previous malignancy within the past 5 years.
   d. Acute or chronic bronchospastic disease within the past 3 years.
3. Subject who are currently suffering from any medical condition.
4. Subjects who have undergone organ transplantation.
5. Received immunosuppressive therapy within 6 months prior to randomization.
6. Received any biological product within 90 days or 5 half-lives (for other study drugs), whichever is longer, prior to randomization, or participated in another clinical study and received a study drug.

图 4-3　入排标准示例

下面是官方文件中的一些入选标准示例。[1]

In order to be eligible to participate in this study, an individual must meet all of the following criteria:

1. Male or female, aged <specify range>

2. In good general health as evidenced by medical history or diagnosed with <specify condition/disease> or exhibiting <specify clinical signs or symptoms or physical/oral examination findings>

3. <Specify laboratory test> results between <specify range>

4. Ability to take oral medication and be willing to adhere to the <study intervention> regimen

5. For females of reproductive potential: use of highly effective contraception for at least 1 month prior to screening and agreement to use such a method during study participation and for an additional <specify duration> weeks after the end of <study intervention> administration

---

[1] National Institutes of Health. "Phase 2 and 3 Clinical Trial" Template Document[EB/OL]. (2024-05)[2024-06-18]. https://osp.od.nih.gov/wp-content/uploads/2022/11/Protocol-Template-Version-1.0-040717.docx.

6. For males of reproductive potential: use of condoms or other methods to ensure effective contraception with partner throughout study duration

临床试验方案中的英文排除标准示例如下。

An individual who meets any of the following criteria will be excluded from participation in this study:

1. Current use of < specify disallowed concomitant medications>

2. Presence of <specific devices (e.g., cardiac pacemaker)>

3. Pregnancy or lactation

4. Known allergic reactions to components of the <study intervention> , <specify components/allergens>

5. Febrile illness within <specify time frame>

6. Treatment with another investigational drug or other intervention within <specify time frame>

7. Current smoker or tobacco use within <specify time frame>

8. < Specify any condition(s) or diagnosis, both physical or psychological, or physical exam finding that precludes participation>

(四)实例

【例1】 Patients could continue to receive study treatment beyond RECIST 1.1-defined progression if, in the judgement of the Investigator, they were receiving clinical benefit and did not meet any discontinuation criteria.

【原译】 如果根据研究者的判断,患者可获得临床获益且不符合任何终止治疗标准,则患者在出现RECIST 1.1定义的进展后继续接受研究治疗。

【改译】 患者在出现RECIST 1.1定义的进展后,如果根据研究者的判断,患者仍可获得临床获益且不符合任何终止治疗标准,则可继续接受研究治疗。

【解析】 研究者的判断应该是在患者出现RECIST 1.1定义的疾病进展后作出的。原译的句子结构逻辑不清晰,因此改译将顺序进行了调整,更准确地反映了原文的意思。句子表达的意思是,在出现RECIST 1.1定义的疾病进展后,如果研究者判断患者仍可临床获益且不符合任何终止治疗的标准,那么患者可以继续接受研究治疗。修改后的表达更符合原文的逻辑关系和语境,使译文的含义更加明确和清晰。

【例2】 ××× and leave it to the pathology practice to use an assay of their choosing.

【原译】 ×××将选择使用何种检测方法留给病理学实验室自行决定。

【改译】 ×××而是让病理学实验室自行选择检测方法。

【解析】 原译文将leave it to译为“留给”，是直译，改译采用符合中文的习惯表达方式。原译中的leave it to意为“留给某人决定”或“让某人处理”。虽然原译能够表达原文的意思，但表达方式较为生硬，不符合中文的语言习惯。改译的表达方式更自然，更符合中文的语言表达习惯。

【例3】 Patients with advanced solid tumors, who have exhausted standard of care options (or for which no standard therapies exist) and may be suitable for ××× monotherapy treatment as assessed by the Investigator.

【原译】 已用尽标准治疗选择(或无标准治疗)且经研究者评估可能适合×××单药治疗的晚期实体瘤患者。

【改译】 已尝试所有标准治疗选择(或无标准治疗)且经研究者评估可能适合×××单药治疗的晚期实体瘤患者。

【解析】 原译中的“已用尽标准治疗选择”直译了英文原文中的have exhausted，太过于直译，而且可能会让读者误解为患者已经用完了所有的治疗药物。然而，原文中的exhausted在这里实际上指患者已经尝试了所有的标准治疗选择。因此，改译将其译为“已尝试所有标准治疗选择”，这样翻译更符合中文的表达习惯，也更能准确地表达原文的含义。

【例4】 The recommended dose of ××× is a single fixed dose of 50 mg for infants with body weight <5 kg and a single fixed dose of 100 mg for infants with body weight ≥5 kg, given as a single intramuscular injection.

【原译】 <5 kg体重和≥5 kg体重婴儿的×××推荐剂量分别为50 mg单次固定剂量和100 mg单次固定剂量，给药方式为单次肌肉注射给药。

【改译】 体重<5 kg和体重≥5 kg婴儿的×××推荐剂量分别为50 mg单次固定剂量和100 mg单次固定剂量，给药方式为单次肌肉注射给药。

【解析】 “<5 kg体重和≥5 kg体重”的表述不符合中文的表达习惯，改译为“体重<5 kg”，把“体重”放在“<”前，更符合中文的表达习惯。

【例5】 For ××× participants receiving ××× monotherapy or in combination for medications that do not impact cardiac conduction, the QT should be <460.

【原译】 对于接受×××单药治疗或与不影响心脏传导的药物联合治疗的×××受试者，QT应<460。

【改译】 对于接受×××单药治疗或与不影响心脏传导的药物联合治疗的×××受试者，

QT间期应<460 ms。

【解析】 在这里QT指心电图中的一个重要参数，即QT间期，QT间期的单位是毫秒(ms)，所以改译为“QT间期应<460 ms”，更准确、完整地表达了原文的意思。

【例6】 This is being done to address the US FDA request that the benefit: risk assessment should be performed after 500 infants have received ××× before moving forward into Phase 3 in infants> 35 weeks GA.

【原译】 进行这项分析是因为美国FDA要求在>35周龄GA的婴儿进入3期之前、500名婴儿接受×××治疗后进行获益或风险评估。

【改译】 进行这项分析是因为美国FDA要求在GA>35周龄的婴儿进入3期之前、500名婴儿接受×××治疗后进行获益或风险评估。

【解析】 在这里GA是“胎龄”的缩写。改译中“GA>35周龄”的表述更符合中文的表达习惯。

【例7】 This model had treatment group, time, and time × treatment group interaction as fixed effects.

【原译】 该模型以治疗组、时间和时间×治疗组相互作用为固定效应因子。

【改译】 该模型以治疗组、时间和时间×治疗组交互作用为固定效应因子。

【解析】 在统计学中，讨论多个变量之间的关系时，可能涉及“交互作用”，对应的英文是interaction。在临床资料的翻译中，这个词比较常见。

【例8】 A participant is considered to have completed the study if they have completed all periods of the study including the last visit or the last scheduled procedure shown in the SoA.

【原译】 如果受试者完成研究的所有阶段，包括末次访视或SoA中显示的最后一次计划步骤，则视为完成研究。

【改译】 如果受试者已经完成研究的所有阶段，包括末次访视或SoA中显示的最后一次计划步骤，则视为完成研究。

【解析】 have completed的意思是“已经完成”，改译后更准确、清晰。

【例9】 Laboratory tests with results outside of the reference range at Screening may be repeated at the Investigator's discretion for the purpose of further determining eligibility.

【原译】 筛选时结果超出参考范围的，实验室检查可由研究者酌情重复进行检查，以进一步确定合格性。

【改译】 筛选时实验室检查结果超出参考范围的，可由研究者酌情重复进行检查，以进一步确定合格性。

【解析】 改译调整了主语的位置，将“实验室检查”前移，在语义上更清晰，也更符合中文的语言习惯。

【例10】 12-lead ECG recordings will be made after the participants have been resting in a seated or supine position for at least 10 minutes.

【原译】 在受试者以坐位或仰卧位休息至少10分钟后，进行12导联ECG记录。

【改译】 在受试者以坐位或仰卧位静息至少10分钟后，进行12导联ECG记录。

【解析】 原译过于口语化。在医学研究中，“静息”有更专业的含义，是指处在清醒、不活动的安静状态下。

【例11】 主要研究目的：评价×××治疗×××受试者的有效性。

【原译】 Primary Objective: The primary objective of this study is to evaluate the efficacy of ××× in subjects with ×××.

【改译】 Primary Objective: To evaluate the efficacy of ××× in subjects with ×××.

【解析】 临床研究方案中，研究目的通常采用简洁的to evaluate ×××句式。

【例12】 高出血风险受试者包括先天性出血疾病受试者(如血友病)、×××。

【原译】 Subjects at high risk of bleeding, including those with congenital bleeding disorder (e.g. haemophilia), ×××.

【改译】 Subjects at high risk of bleeding, including those with congenital bleeding disorders (e.g. haemophilia), ×××.

【解析】 disorder表示一种特定的疾病，而复数disorders表示一类疾病。此句讨论包括血友病在内的一类先天性出血疾病，应使用disorders。

【例13】 T细胞表面标志物（CD3+）。

【原译】 T Cell surface marker (CD3+).

【改译】 T cell surface marker (CD3+).

【解析】 在生物领域中，T cell是习惯表达方式。

【例14】 包括不良事件、生命体征、体格检查、实验室检查、12导联心电图（ECG）。

【原译】 Including adverse events, vital signs, physical examinations, laboratory tests, and 12 electrocardiograms (ECGs).

【改译】 Including adverse events, vital signs, physical examinations, laboratory tests, and 12-lead electrocardiograms (ECGs).

【解析】 原译中12 electrocardiograms (ECGs)的表述不清晰，改译中12-lead electrocardiograms是“12导联心电图”更准确的译法。

【例15】 生活方式的考察因素。

【原译】 Lifestyle factor.

【改译】 Lifestyle considerations.

【解析】 改译中的considerations有"考察"的含义，而原译中的factor是"因素"的意思，因此改译更贴近原文的意思。

【例16】 1/支。

【原译】 1/injection.

【改译】 1/vial.

【解析】 "一支"对应的英文是vial。

【例17】 若无效，考虑甲基强的松龙1000 mg/日，Ⅳ。

【原译】 If ineffective, considering methylprednisolone 1000 mg/day, Ⅳ.

【改译】 If refractory, considering methylprednisolone 1000 mg/day, Ⅳ.

【解析】 ineffective的意思是not producing any significant or desired effect, refractory的意思为difficult to control，此处改译更能表达出原句的意思。

【例18】 酌情使用×××和激素(使用建议同2.6.2)。

【原译】 Treatment with ××× and hormones as appropriate (recommendation for use are the same as 2.6.2).

【改译】 Treatment with ××× and hormones as appropriate (recommendations for use are the same as 2.6.2).

【解析】 原译中的recommendation是单数，改译中为复数形式，因此在2.6.2节中有多个建议。

【例19】 建议经验性使用广谱抗生素和×××。

【原译】 Empirical broad-spectrum antibiotics and ××× is recommended.

【改译】 Empirical broad-spectrum antibiotics and ××× are recommended.

【解析】 empirical broad-spectrum antibiotics and ×××为复数，因此谓语动词应改为are。原译中采用is是错误的。

【例20】 皮质类固醇激素用量在强的松当量30 mg及以下。

【原译】 Corticosteroid dosage was 30 mg of prednisone equivalent and below.

【改译】 Treatment with corticosteroids at the dose of 30 mg prednisone equivalent and below.

【解析】 入排标准通常采用比较简洁的短语形式，不采用完整的句子。这句话的意思是是需要入组接受强的松当量30 mg及以下治疗的受试者，而原译文无法表达这种意思。中译英翻译的要点之一要结合上下文理解句子的意思，而不是单纯地按文字去翻译。

【例21】 If files are kept electronically, a note to file must be kept in the Pharmacy Binder designating the electronic location of these files.

【原译】 如果文件以电子方式保存，则必须在药房文件夹中保存一份文件指定电子位置保存的文件说明。

【改译】 如果以电子形式保存文件，则必须在药房文件夹中保存一份文件备注，说明保存文件的位置。

【解析】 英语句子一般采用包含多从句的长句表达，而中文科技文章以短句为主，且一个短句只说明一个意思，所以在进行翻译时建议将英文长句拆分为几个中文短句。

二、患者知情同意书

（一）知情同意书

知情同意书是每位受试者表示自愿参加某一试验的文件证明。研究者需向受试者说明试验性质、试验目的、可能的受益和风险、可供选用的其他治疗方法及符合《世界医学协会赫尔辛基宣言》规定的受试者的权利和义务等，使受试者充分了解后表示同意[1]。

（二）知情同意书的时态和语言表达

英文知情同意书大多采用一般现在时和将来时，语言通俗易懂，用词用语宜采用非医学专业用语，这样便于患者理解。知情同意书中可能有部分内容与研究方案重复（如研究标题、入排标准等），这些内容的表述需要与研究方案保持一致。知情同意书中可能会涉及一些医院和公司名称，这些信息需要到相应医院或公司的官方网站查询，且优先选择使用其官方网站的中英文表述，以保证译文的准确性，而不要进行简单随意的中英单词互译。

（三）知情同意书的结构

美国FDA规定提供给受试者的知情同意书包括八个基本要素。其中，临床研究概述（Description of Clinical Investigation）、风险和不适（Risks and Discomforts）、获益（Benefits）等资料主要是关于临床研究的陈述及对任何实验性程序的确认、风险、获益等。翻译这部分

[1] 国家药监局、国家卫生健康委关于发布药物临床试验质量管理规范的公告[EB/OL].（2020-04-26）[2024-06-18]. https://www.nmpa.gov.cn/xxgk/fgwj/xzhgfxwj/20200426162401243.html.

需与临床方案、临床研究报告的表达方式保持一致。

知情同意书还涉及权利、保密、补偿等内容的翻译，在中译英时可先阅读相关英文内容以了解语言风格。例如，关于保密声明可阅读美国FDA发布的针对申办者、申办者—研究者、研究员、企业和食品药品监督管理局工作人员的保密证书指南；关于免责措辞可阅读知情同意书中的免责措辞指南。免责措辞示例如下：

Although future research that uses your samples may lead to the development of new products, you will not receive any payments for these new products. By agreeing to this use, you are giving up all claims to any money obtained by the researchers from commercial or other use of these specimens.

Tissue obtained from you in this research may be used to establish a cell line that could be patented and licensed. No financial compensation will be provided to you should this occur.

（四）实例

【例1】 If you change your mind about ××× testing, the study doctor will ×××.

【原译】 如果您改变对参加×××检测的想法，研究医生将×××。

【改译】 如果您不想继续参与×××检测，研究医生将×××。

【解析】 原译中的“如果您改变对参加×××检测的想法”直译了英文原文中的If you change your mind about ××× testing。虽然这种翻译在字面上没有问题，但中文表达会有些生硬。改译为“如果您不想继续参与×××检测”，这样的表述更自然。

【例2】 Your sinuses are hollow air spaces within the bones surrounding the nose.They produce mucus, which drains into the nose. If your nose is swollen, this can block the sinuses and cause pain.

【原译】 鼻窦是鼻子周围骨骼内的中空气腔。它们产生黏液，并排入鼻腔。如果您的鼻子肿胀，就会堵塞鼻窦并导致疼痛。

【改译】 鼻窦是鼻子周围骨骼内的中空气腔。鼻窦产生黏液，并排入鼻腔。如果您的鼻子肿胀，就会堵塞鼻窦并导致疼痛。

【解析】 在原译中，“它们产生黏液，并排入鼻腔”中的“它们”指代的是鼻窦。在中文里，我们往往直接把前文提到的名词作为主语，以增强语句的连贯性和清晰度。因此，改译中将“它们”改为“鼻窦”，使句子表达更流畅。

【例3】 Participants are to have commenced concomitant treatment with ××× agonist prior to or on Cycle 1 Day 1 and must be willing to continue on it for the duration of the study.

【原译】 受试者应在第1周期第1天之前或当天开始使用×××激动剂进行联合治疗，

且同意在研究期间持续接受×××激动剂治疗。

【改译】　受试者应在第1周期第1天之前或当天开始使用×××激动剂进行联合治疗，且必须同意在研究期间持续接受×××激动剂治疗。

【解析】　原译省略了后面的must，must表示一种强制性、必需性，因此在翻译时应尽量保留这种语气。改译后的表达更符合原文的语气。

【例4】　××× given weekly for 2 weeks，one week of rest.

【原译】　×××每周给药一次，连续两周，休息一周。

【改译】　×××每周给药一次，连续两周，停药一周。

【解析】　原译中将rest翻译为"休息"，签署知情同意书的患者并不能明白，可能会感到困惑。实际上，这里rest的意思是停药。

【例5】　For example，you may be eligible for a regimen containing a class of chemotherapy called ×××.

【原译】　例如，您可能有资格获得含有×××的化疗方案。

【改译】　例如，您可能有资格接受含有×××的化疗方案。

【解析】　原译中"获得含有×××的化疗方案"明显不符合中文的表达习惯，改为"接受含有×××的化疗方案"更符合中文的表达习惯。

【例6】　Patient-reported outcome assessments will be completed at on-site visits electronically.

【原译】　将在现场访视时以电子方式完成患者自报结果评估。

【改译】　将在现场访视时完成患者电子版自报结果评估。

【解析】　原译没有错误，但是"以电子方式完成患者自报结果评估"是一种比较直接的翻译，改译后更符合中文表达习惯。

【例7】　Last Patient In (LPI).

【原译】　首例患者入组(LPI)。

【改译】　末例患者入组(LPI)。

【解析】　原译将Last Patient译为"首例"是错的，可能是译者看错了，应该是"末例"，所以翻译时需要仔细看。

【例8】　Previous exposure to anifrolumab as part of a clinical trial or early access program.

【原译】　作为临床试验或早期供药项目的一部分，既往暴露于anifrolumab。

【改译】　既往于临床试验或早期供药项目中暴露于anifrolumab。

【解析】　翻译as part of时，建议根据语境灵活处理，如果翻译为"……的一部分"，那么容易让人感觉不太自然。

【例9】 参加本研究是否有报酬?

【原译】 Am I paid for participating in this study?

【改译】 Do I get paid for participating in this study?

【解析】 改译更自然,是常用的句式。

【例10】 本试验仅用于研究目的,您可以选择不参与本研究。

【原译】 This trial will be used only for the purposes of study and you may choose not to participate in this study.

【改译】 This trial will be conducted only for the purposes of study and you may choose not to participate in this study.

【解析】 原译中的used only for是对"仅用于"的直译,但是原文是说,试验仅在什么情况下才实施,因此改译中的will be conducted only for更准确地表达了原文的意思。

【例11】 研究将从筛选访视开始。

【原译】 The study will be started from the screening visit.

【改译】 The study will start from the screening visit.

【解析】 原译使用被动语态可能会有些冗余。改译后更简洁自然,The study will start更直接地表达了原文意思。这样的表达更简洁,也更符合英语的表达习惯。

【例12】 本研究分为A、B、C共3个部分。

【原译】 The study contains 3 parts in total, A, B and C.

【改译】 The study contains 3 parts in total, namely Parts A, B and C.

【解析】 原译中A, B and C的描述有些不清晰,改译是为了提高句子的清晰度,更准确地表达原文的意思。

【例13】 随机化后,发现严重违反入选或排除标准,或其他方案违背申办者认为不适合继续参加本研究。

【原译】 After randomization, major violations of inclusion/exclusion criteria are identified, or other protocol violations that the sponsor considers not appropriate to continue the participation in this study.

【改译】 After randomization, major violations of inclusion/exclusion criteria are identified, or other protocol violations that the sponsor considers not appropriate for the subject to continue the participation in this study.

【解析】 在改译中,"不适合继续参加本研究"被翻译为not appropriate for the subject

to continue the participation in this study，这样表述更清楚地指出是研究对象 subject。

【例 14】 预筛选知情同意书/Version 1.0/版本日期：2024 年 01 月××日。

【原译】 Pre-Screening Informed Consent Form/Version 1.0/Version Date: 01/××/ 2024.

【改译】 Pre-Screening Informed Consent Form/Version 1.0/Version Date: January ××，2024.

【解析】 原译"01/××/ 2024"中的"01"是月份，还是日期？这可能使读者感到困惑，因此改译为 January ××，2024。

【例 15】 受试者的权利和相关注意事项。

【原译】 Rights of Subjects and Note.

【改译】 Rights of Subjects and Notes.

【解析】 此处"注意事项"不只有一条，应采用复数形式 Notes。

【例 16】 获知信息的相关联系方式。

【原译】 Relevant Contact Information.

【改译】 Contact Information for Further Information.

【解析】 原译 Relevant Contact Information 并未完全表达出原文的意思，改译后更准确。

【例 17】 2021 年国家药品监督管理局药品审评中心发布了《×××》和《×××》。

【原译】 In 2021，Center for Drug Evaluation，CFDA issued ××× and ×××.

【改译】 In 2021，Center for Drug Evaluation，NMPA issued ××× and ×××.

【解析】 国家药品监督管理局于 2018 年更新为 NMPA，因此改译是正确的。

【例 18】 研究时间从签署知情同意书至×××治疗后的 24 个月。

【原译】 The study will last for 24 months from the ICF signing to the end of ××× treatment.

【改译】 The study will last for 24 months from signing the ICF to the end of ××× treatment.

【解析】 原译和改译在语法上都是正确的，但是改译可能更通顺、自然，强调 signing 这个动作。

【例 19】 在您签署这份知情同意书后、接受外周血白细胞采集之前，我们会×××。

【原译】 After you have signed this ICF before the collection of peripheral blood leukocytes，we will ×××.

【改译】 After you have signed this ICF and before the collection of peripheral blood leukocytes，we will ×××.

【解析】 原译可能会让读者感觉混乱，因为 after 和 before 没有明确的逻辑关系，改译用 and 连接，使句子的逻辑关系更清晰。

【例20】 采集约1.5 ml全血或10 ml尿液用于妊娠试验(育龄妇女)。

【原译】 Collect approximately 1.5 ml of whole blood or 10 ml of urine for a pregnancy test (in women of childbearing age).

【改译】 Collect approximately 1.5 ml of whole blood or 10 ml of urine for a pregnancy test (for women of childbearing age).

【解析】 改译中的for women of childbearing age更准确地表达了这个意思。for在句中表明妊娠试验是针对育龄妇女进行的。

三、临床研究报告

(一)了解临床研究报告

临床研究报告是在临床试验完成后对试验过程和结果进行详细记录的书面报告,包括所有的原始数据和统计分析结果。这份报告是药品注册的关键内容,它提供了安全性和有效性的证据。任何遗漏或错误都可能导致药品注册延迟或被拒绝。因此,翻译临床研究报告需要具有更多的专业知识和严谨认真的态度。

(二)临床研究报告的时态和语言表达

将中文临床研究报告翻译成英文时,建议采用一般过去时和现在完成时,但是叙述部分除外(建议该部分采用一般现在时)。

(三)临床研究报告的结构

临床研究报告通常按照ICH E3指导原则(临床研究报告的结构与内容)进行编写,主要包括简介、研究目标、研究计划、疗效评估、不良事件、参考文件、附录等部分。[1]

1. 标题

有关临床研究报告标题的译法,可参考临床研究方案标题章节的译法。

2. 研究目标

建议根据临床研究方案编号在Clinicaltrial网站查询相关信息,之后可以直接采用。[2]

3. 研究重点

建议根据临床研究方案编号在Clinicaltrial网站查询相关信息,之后可以直接采用。

---

❶ 国家药品监督管理局药品审评中心. E3:临床研究报告的结构与内容[EB/OL].(1995-11-30)[2024-06-18]. https://www.cde.org.cn/ichWeb/guideIch/toGuideIch/3/0.

❷ US Department of Health and Human Services[EB/OL].(2024-11-01)[2024-06-18]. https://clinicaltrials.gov/.

4. 入排标准

入排标准译法可以参考研究方案入排标准章节内容。但是,对于中译英的文件,建议将研究报告的表达时态改为一般过去时,语言风格要求简洁,尽量使用短语形式。

5. 英文临床研究报告的各章节标题

在进行临床研究报告的中译英时,建议英文临床研究报告的各章节标题采用ICH E3指导原则中的目录表述方式。当然,对于差异较大的中文标题原文,也可以与客户沟通,以达成一致,找到更恰当的英文表达。

6. 词汇和句型

需要注意drug substance的译法。对于生物制剂,drug substance译为"原液",生物制剂包括疫苗类、抗毒素类、免疫球蛋白类,或者名字中含recombinant human或者×××单抗的。化学药drug substance译为"原料药"。procedure一词有多种译法,在药学文件中涉及检查方法时译为步骤,在法规文件(如GCP等)中译为操作、规程,在临床文件中通常译为手术、步骤等。需要根据不同的语境选择准确的译法。

研究结果中描述不良事件的用词需要参考《监管活动医学词典》,文中有时会提及"本文件中AE按照MedDRA ××版本或AEs were coded by MedDRA ××",注意务必使用对应的版本。有关MedDRA的详细介绍可参见"八、《监管活动医学词典》简介"。

在描述对研究药物采取的措施时,常见的表述有剂量不变(dose unchanged)、停用药物(dose discontinuation)、暂停给药(dose interruption),描述结局时有好转(recovering)、痊愈(recovered)、未好转(not recovered)、症状持续(symptoms ongoing),受试者通常用subject,患者用patient,也有都翻译为subject的。

在临床研究报告中,对患者(受试者)的描述通常采用的格式:患者(受试者)编号×××,男,60岁,患有×××病,随机接受×××治疗;A 60-year-old male subject with ×××(英文格式)。

(四)实例

【例1】 There is a strong rationale to ×××.

【原译】 ×××有很强的理论依据。

【改译】 ×××有充分的理论依据。

【解析】 原译直译了英文原文,表述不太符合中文的表达习惯。改译中将"有很强的理论依据"改为"有充分的理论依据",这样的翻译更符合中文的表达习惯。

【例2】 Effects of ××× on Cardiac Functional Measures in Obese, Aged Cynomolgus Monkeys with HF and Reduced LVEF.

【原译】 ×××对有HF和LVEF降低的肥胖老年食蟹猴心脏功能指标的影响。

【改译】 ×××对有HF伴LVEF降低的肥胖老年食蟹猴心脏功能指标的影响。

【解析】 原译中的"有HF和LVEF降低"可能会被理解为HF和LVEF降低是两个独立的条件。因为HF(心力衰竭)常常伴随着LVEF(左室射血分数)的降低,所以"HF伴LVEF降低"是一种更专业、更准确的表述。

【例3】 Study treatment could continue after RECIST-defined progression (at the Investigator's discretion) for as long as a patient continued to derive clinical benefit, in the absence of any discontinuation criteria.

【原译】 只要患者在不符合任何终止治疗标准的情况下,在出现RECIST定义的疾病进展(经研究者判定)后仍显示临床获益,可继续接受研究治疗。

【改译】 患者在出现RECIST定义的疾病进展(经研究者判定)后仍显示临床获益且不符合任何终止治疗标准,可继续接受研究治疗。

【解析】 "只要"一词放在句首,可能会让读者误以为"不符合任何终止治疗标准"是主要的条件,而忽视"RECIST定义的疾病进展后仍显示临床获益"这一更重要的条件。改译后,句子的逻辑关系和结构都有调整,能更流畅、更准确地反映原文的逻辑关系。

【例4】 While not preferred, local labs allowed.

【原译】 在非首选的情况下,可以在当地实验室进行检查。

【改译】 可以在当地实验室进行检查,但非首选。

【解析】 原文的意思是,虽然可以在当地实验室进行检查,但这不是首选的方式。改译更清晰地表明原文的逻辑关系。

【例5】 Secondary endpoints are consistent with the primary endpoint and did not show a benefit of G-CHOP over R-CHOP.

【原译】 次要终点与主要终点一致,且未显示G-CHOP组优于R-CHOP组的获益。

【改译】 次要终点与主要终点一致,且未显示G-CHOP组的获益优于R-CHOP组。

【解析】 改译将"获益"的位置提前,这样表述更符合中文表达习惯。

【例6】 ××× analysis showed no evidence for ventricular enlargement or hydrocephalus in the treatment phase and no inflammation-related signals in the spinal cord during the recovery phase.

【原译】 ×××分析显示,在给药期无心室扩大或脑积水的证据,在恢复期脊髓无炎症相关信号。

【改译】 ×××分析显示,在给药期无脑室扩大或脑积水的证据,在恢复期脊髓无炎症相关信号。

【解析】 联系上下文,原文讨论的是脑部的情况,所以ventricular应该是指脑室,而非心室。

【例7】 uncommon (1/1000 to < 1/100 subjects).

【原译】 不常见(1/1000至<1/100名受试者)。

【改译】 偶见(1/1000至<1/100名受试者)。

【解析】 根据国际医学科学组织委员会(CIOMS)推荐,不良反应的发生率表示为:十分常见(≥10%)、常见(1%～10%,含1%)、偶见(0.1%～1%,含0.1%)、罕见(0.01%～0.1%,含0.01%)、十分罕见(<0.01%)。

【例8】 Fresh biopsies must be collected as described in Section ××× at screening in both the Part A PD backfill cohorts and Part B expansion cohorts, where clinically feasible.

【原译】 如临床可行,在筛选时,必须在A部分PD回填队列和B部分扩展队列中按照第×××节所述采集新鲜活检。

【改译】 如临床可行,在筛选时,必须在A部分PD回填队列和B部分扩展队列中按照第×××节所述采集新鲜活检样本。

【解析】 原译"采集新鲜活检"中的"活检"是不能采集的,biopsies在句中可以译为"活检样本",所以改译更准确。

【例9】 Based on safety, PK, and PD data, the SRC may recommend intermediate dose levels and/or alternative dosing schedules.

【原译】 基于安全性、PK和PD数据,SRC可能会推荐中间剂量水平和/或替代给药方案及治疗间隔。

【改译】 基于安全性、PK和PD数据,SRC可能会推荐中间剂量水平和/或替代给药方案。

【解析】 原译的错误是"多译",英文原句中并没有与"及治疗间隔"对应的短语,可能是由译者的疏忽造成的。

【例10】 To ensure that participants are not exposed to unnecessary testing procedures, there will be a 2-step consent process at the pre-screening and main screening visits.

【原译】 为了确保受试者不需进行不必要的检测程序,将针对预筛选和主筛选访视进行两步知情同意过程。

【改译】 为了避免受试者进行不必要的检测程序,将针对预筛选和主筛选访视进行两步知情同意过程。

【解析】 原译是对英文的直译，但是“不需进行不必要的”的可读性差，改译更符合中文的表达习惯。

【例 11】 The following grouped terms are also considered ADRs for ×××: fatigue, keratitis, rash, skin hyperpigmentation, anaemia.

【原译】 以下分组术语也被认为是×××的不良反应：疲乏、角膜炎、皮疹、皮肤色素沉着过度、贫血。

【改译】 以下分组术语也被认为是×××的不良反应：疲劳、角膜炎、皮疹、皮肤色素沉着过度、贫血。

【解析】 fatigue在MedDRA26.1中对应的首选语是“疲劳”，因此改译为“疲劳”。

【例 12】 Had an Eastern Cooperative Oncology Group performance status (ECOG PS) of 0 to 1 at screening.

【原译】 筛选时东部肿瘤协作组体能状态（ECOG PS）为0～1。

【改译】 筛选时东部肿瘤协作组体能状态（ECOG PS）评分为0～1。

【解析】 英文原文中并没有“评分”，改译增加了“评分”，这样表达更完整，更符合中文的表达习惯。

【例 13】 当日（2023年11月25日），血常规示：白细胞计数16.64×10^9/L。

【原译】 On the same day (25 November 2023), the blood routine showed white blood cell count of 16.64×10^9/L.

【改译】 On the same day (25 November 2023), the blood routine test showed white blood cell count of 16.64×10^9/L.

【解析】 原句中的“血常规”被直接译为the blood routine，改译使用blood routine test，这样表达更加清晰，指出血常规是一种检查。

【例 14】 2例受试者到数据截止日期前尚在28天DLT观察期内，未产生有效性评估数据。

【原译】 Two subjects were still in the 28-day DLT observation period as of the data cutoff date and had no available efficacy assessment.

【改译】 Two subjects were still in the 28-day DLT observation period as of the data cutoff date and had no available efficacy assessment data.

【解析】 原译中，efficacy assessment之后遗漏了“数据”一词。改译更准确。

【例 15】 尚未在临床试验中发现新的安全性问题。

【原译】 No new safety issues have been identified in clinical trials.

【改译】 No new safety concerns have been identified in clinical trials.

【解析】 在药品注册资料中,"安全性问题"的常用英文为 safety concerns。

【例 16】 按 PT 分类,发生率≥20% 的 TEAE 包括中性粒细胞计数降低(100%)、淋巴细胞计数降低(100%)×××。

【原译】 The TEAEs with ≥ 20% incidence by PT include neutrophil count decreased (100%), lymphocyte count decreased (100%), ×××.

【改译】 The TEAEs with ≥ 20% incidence by PT included neutrophil count decreased (100%), lymphocyte count decreased (100%), ×××.

【解析】 因为研究已经结束,所以应采用过去时态,即 included。原译存在时态错误。

【例 17】 筛选期初次筛选血肌酐有 174.9 μmo/L。

【原译】 Blood creatinine was 174.9 μmo/L in initial screening.

【改译】 Blood creatinine was 174.9 μmol/L in initial screening.

【解析】 原译中的 μmo/L 有误,正确写法是 μmol/L。原译直接采用 μmo/L,改译更正为 μmol/L。

【例 18】 筛选期靶病灶:肺 33.7 mm、肺 13.5 mm、淋巴结 28.6 mm ×××。

【原译】 Screening target lesions: lung 33.7 mm, lung 13.5 mm, lymph node 28.6 mm, ×××.

【改译】 Target lesions at screening: lung 33.7 mm, lung 13.5 mm, lymph node 28.6 mm, ×××.

【解析】 在医学研究资料中,"筛选期"常用 at screening,改译中将"筛选期靶病灶"译为 target lesions at screening 更准确。

【例 19】 当试验退至前一剂量组时,如果前一剂量组已有 6 例可评价受试者,则该剂量组剂量为 MTD。

【原译】 When the dosage was de-escalated to the previous dose level, if there were already 6 evaluable subjects in the previous dose group, the dose in that dose group would be MTD.

【改译】 When the dosage was de-escalated to the previous dose level, in the event where there were already 6 evaluable subjects were treated at the previous dose level, the current dose was considered as MTD.

【解析】 原译的主要问题是把"剂量为 MTD"直接译为 dose ... would be。该文件是临床研究报告,是已经完成的事情,是一个肯定的结果,would 含假设意味,且这个剂量本身并不是 MTD,而是研究者将其视为 MTD,所以改为 considered as 更合适。

【例20】 重复给药研究中最常报告的TEAE为注射部位红斑(36.4% vs. 32.1%)、注射部位肿胀(19.6% vs. 14.3%)、头痛(10.3% vs. 14.3%)和恶心(9.3% vs. 10.7%)。

【原译】 The common reported TEAEs in repeated-dose studies were injection site erythema (36.4% vs. 32.1%), injection site swelling (19.6% vs. 14.3%), headache (10.3% vs. 14.3%), and nausea (9.3% vs. 10.7%).

【改译】 The most frequently reported TEAEs in repeated-dose studies were injection site erythema (36.4% vs. 32.1%), injection site swelling (19.6% vs. 14.3%), headache (10.3% vs. 14.3%), and nausea (9.3% vs. 10.7%).

【解析】 "最常报告"的含义是the most frequently,而不是common,因此改译更准确。

四、药品说明书

(一)了解药品说明书

药品说明书是用来指导医生和患者合理用药的重要依据,详细提供关于药物成分、用途、剂量及服用方法等关键信息。正确理解和遵循药品说明书的描述内容对确保药物疗效和减少不良反应至关重要。在翻译药品说明书时,应保证信息的无误传达,不能有任何意思、数字甚至格式方面的错误出现。在着手翻译药品说明书之前,建议先收集并熟悉相关资料,确保理解相关的医学、药学、化学等专业术语。如果客户提供了之前版本的说明书作为参考材料,那必须仔细阅读并考虑采用相同的翻译风格和术语。例如,翻译之前可阅读中国国家药品监督管理局的相关要求,如2023年3月发布的《化学药品说明书及标签药学相关信息撰写指导原则(试行)》[1]等。此外,收集、参考与有关药物相关的疾病治疗指南和指导原则也是提高译文质量的有效方法。总的来说,充分的准备工作是确保药品说明书翻译质量的关键。

(二)处方药药品说明书的结构与内容

处方药的药品说明书通常包括警示语、药品名称、成分、性状、适应证、规格、药理作用、用法用量、不良反应、禁忌、注意事项、孕妇及哺乳期妇女用药、儿童用药、老年用药、药物相互作用、药理毒理、药物代谢动力学、贮藏、包装、有效期、批准文号、生产企业等内容。

[1] 国家药品监督管理局药品审评中心. 关于发布《化学药品说明书及标签药学相关信息撰写指导原则(试行)》的通告[EB/OL]. (2023-03-21)[2024-06-18]. https://www.cde.org.cn/main/news/viewInfoCommon/defca6a1f3ba33d0bad6f309e5a0b816.

1. 警示语

警示语是指药品可能引发的严重不良反应(可导致死亡或严重伤害)及其严重安全性问题警告的摘要,可涉及禁忌和注意事项等项目的内容。警示语在说明书标题下,全文用黑体字。黑框警告(Boxed Warning)是美国药品说明书的一个重要特点,在说明书中有两个位置:一是内容概要中;二是说明书正文中。[1]

2. 药品名称

药品名称通常包括通用名称、商品名称、英文名称、汉语拼音等。

药品英文名称通常采用世界卫生组织审定的国际非专利药名,即世界通用的名称。中国药品通用名称是由国家药典委员会按照《中国药品通用名称命名原则》组织制定并报国家食品药品监管部门备案的中文药品法定名称,是同一种成分或相同配方组成的药品在中国境内的通用名称。中文通用名称一般以音译为主,也可意译或者音译和意译结合。若通用名称体现了构型,如“es-”(表示为S构型)出现时,“艾司-”代表“es-”(表示为S构型),“阿尔-”代表“ar-”(表示为R构型),则置于通用名称前,如esomeprazole的通用名称为“艾司奥美拉唑”。要获得详细的指导可参考国家药典委员会发布的《中国药品通用名称命名原则》。[2]

除申报通用名称之外,为了保护自己产品的知识产权,许多生产企业会给自己的产品注册一个商品名称,商品名称右上角加注®。对于正在申请注册的商品名称,一般在品名右上角加注TM。同一种药品因生产厂家不同可能拥有多个商品名称。在遇到药品商品名称做英中翻译时,可到国家药品监管局官方网站或其他权威网站查证。如果药品未在中国上市,那么商品名称直接用英文原文。此外,在对说明书英译中时,按照中文表达习惯,通常用“本品”代替其商品名称。

汉语拼音是通用名称的汉语拼音,可参照现行版《国家药品标准工作手册》的相关要求。

3. 成分

成分通常包括活性成分、化学名称、化学结构式、分子式、分子量及制剂中的辅料。

4. 性状

性状描述的是外观、理化性质、成分、分子式、剂型等。性状常用的词语有理化性质、颜色、气味、剂型、分子式、易溶、溶解、微溶、极微溶解、略溶、几乎不溶、不溶等。

---

[1] 洪兰,朱俊怡.国内外药品说明书和标签管理中有关警示语的比较研究[J].中国药房,2014,25(33):3161-3163.

[2] 国家药典委员会.中国药品通用名称命名原则[EB/OL].(2006-09-21)[2024-06-18].https://www.chp.org.cn/#/newsDetail?id=2125.

5. 规格

制剂的规格指每一单位制剂中(如每支、每片等)含有主药的标示量(或效价)、含量(%)或装量。规格的表述方式一般参照现行版《中国药典》及《国家药品标准工作手册》的相关要求。

6. 药理作用

翻译药理作用时需要结合医药专业知识和翻译技巧,以确保信息准确、专业且易于理解。药理作用的常用词语有临床药理、作用机制、作用方式、分布、代谢、排泄、半衰期、药效学、药代动力学、副作用、药物相互作用等。

7. 适应证

药品说明书中的适应指的是药物获批用于治疗或预防的特定疾病或症状。翻译时,译员需要具备相关的专业知识,对原文提到的疾病或症状,应准确地找到与其在目标语言中对应的专业术语,如“高血压”的英文术语为hypertension。适应证的常用句型为be indicated in(for)...。

8. 有效期

药品标签中的有效期应当按照年、月、日的顺序,年份用四位数表示,月、日用两位数表示。有效期的具体标注格式为“有效期至××××年××月”或者“有效期至××××年××月××日”,也可以用数字和其他符号表示为“有效期至××××/××/××”等。

(三)实例

【例1】 Median time to first onset was X months (range: X to Y).

【原译】 用药至首次发作的中位时间为X个月(范围:X ~ Y)。

【改译】 用药至首次发作的中位时间为X个月(范围:X ~ Y个月)。

【解析】 原译中的“范围:X ~ Y”没有明确时间单位。改译让读者更容易理解。

【例2】 Module ×××, Section ××× Narratives of individual studies.

【原译】 模块×××,第×××节两项个体研究的叙述报告。

【改译】 模块×××,第×××节两项单项研究的叙述报告。

【解析】 在英文原句中,individual studies是指单独进行的、各自独立的研究。原译中的“个体研究”可能会引起误解,让人误以为是针对个体(如个人)进行的研究,而改译中的“单项研究”更准确地表达了原文的意思,即每一项研究都是独立进行的。

【例3】 The study met its primary objective demonstrating a statistically significant and clinically relevant improvement in PFS for ××× compared with placebo with a HR of 0.35 (95% CI 0.25 ~ 0.49; p<0.000 01; median 8.4 months for ××× vs. 4.8 months for placebo).

【原译】 该研究达到了其主要目的，显示×××与安慰剂相比，显著改善PFS且具有临床意义和统计学显著性，HR为0.35（95% CI 0.25～0.49；$p < 0.000\ 01$；×××组中位时间为8.4个月，安慰剂组中位时间为4.8个月）。

【改译】 该研究达到了其主要目的，显示×××与安慰剂相比，显著改善PFS且具有临床意义和统计学显著性，HR为0.35（95% CI 0.25～0.49；$p<0.000\ 01$；×××组中位PFS为8.4个月，安慰剂组中位PFS为4.8个月）。

【解析】 在原文中，median 8.4 months for ××× vs. 4.8 months for placebo描述的是PFS（无进展生存期）的中位数，因此应明确指出这个时间是PFS的中位数，而不仅是“中位时间”。

【例4】 There are no needles co-packed.

【原译】 未与针头共同包装。

【改译】 与针头分开包装。

【解析】 “未与针头共同包装”可能会让读者感到困惑。改译更符合中文的表达习惯，更容易让人理解。

【例5】 The population estimates for the apparent central volume of distribution is 12 L and the apparent peripheral volume of distribution is 11 100 L.

【原译】 表观中心分布容积的群体估计值为12 L，表观外周室分布容积为11 100 L。

【改译】 表观中央室分布容积的群体估计值为12 L，表观外周室分布容积为11 100 L。

【解析】 原译将central volume of distribution翻译为“中心分布容积”是错误的译法。改译的“中央室分布容积”是房室模型中的参数。

【例6】 Contact lenses should be removed prior to instillation of ××× and may be reinserted 15 minutes following its administration.

【原译】 在滴用×××之前应移除隐形眼镜，并可在给药后15分钟重新戴上隐形眼镜。

【改译】 在滴用×××之前应摘除隐形眼镜，并可在给药后15分钟重新戴上隐形眼镜。

【解析】 改译中，将“移除”改为“摘除”，更符合语境，也更容易让读者理解。说明书应使用患者和医生更容易理解的语言。

【例7】 Patients had an ECOG performance status of either 0 (37%) or 1 (63%).

【原译】 患者的ECOG体能状态为0（37%）或1（63%）。

【改译】 患者的ECOG体能状态评分为0（37%）或1（63%）。

【解析】 原译将ECOG performance status直译为“ECOG体能状态”，改译增加“评分”二字，ECOG performance status是一种评分标准，改译更加准确、易于理解。

【例8】 Quantity of needles in package: 2 needles.

【原译】 包装内针头的数量:2只针头。

【改译】 包装内针头的数量:2支针头。

【解析】 描述针的数量通常用“支”作量词,改译更准确。

【例9】 从未进行过×××的动物生殖试验。

【原译】 No animals reproduction studies with ××× have been performed.

【改译】 No reproduction studies with ××× in animals have been performed.

【解析】 改译将动物一词放在更合适的位置,使句子更易理解,更符合英文的表达习惯。

【例10】 万一发生了接触,请用水彻底冲洗。

【原译】 In the unlikely event of contact, rinse thoroughly with water.

【改译】 In the event of contact, rinse thoroughly with water.

【解析】 改译删掉unlikely,使句子更简洁。说明书应使用简洁易懂的语言描述,避免体现感情色彩。

【例11】 【批准文号】国药准字×××。

【原译】 [Approval License] State Pharmaceutical Manufacturing Number ×××.

【改译】 [Approval No.] State Pharmaceutical Manufacturing Number ×××.

【解析】 说明书中“批准文号”的英文常用Approval No.。

【例12】 不良事件汇总表(发生率≥20%)。

【原译】 Adverse events with an incidence of ≥20%.

【改译】 Summary of adverse events with an incidence of ≥20%.

【解析】 原译没有译出“汇总表”的意思,改译更准确。

【例13】 对补液不敏感的低血压患者,需要给予升压药物治疗。

【原译】 For hypotensive patients with no response to fluids, administer antihypertensive medications.

【改译】 For hypotensive patients with no response to fluids, administer vasopressors.

【解析】 “升压药”的英文是vasopressors,原译中的antihypertensive medications是错的。

【例14】 在×××开始治疗之前,应对育龄期妇女进行妊娠试验。

【原译】 Women of childbearing age should undergo pregnancy test before C-CAR031 treatment.

【改译】 Women of childbearing potential should undergo pregnancy test before C-CAR031 treatment.

【解析】 women of childbearing age 可能会被误解为处于一定年龄范围的女性，而此处是指生理上有可能怀孕的女性。因此，建议采用 women of childbearing potential。

【例 15】 拟用于治疗×××患者。

【原译】 Intended for the treatment of patients with ×××.

【改译】 Indicated for the treatment of patients with ×××.

【解析】 indicated for 常用于描述某种药物的适应证。

【例 16】 白细胞数量。

【原译】 Number of leukocytes.

【改译】 White blood cell count.

【解析】 在医学术语中，白细胞数量习惯使用 white blood cell count，而不用 number of leukocytes。

【例 17】 报告数值：×××。

【原译】 Report the value: ×××.

【改译】 Reported value: ×××.

【解析】 原译描述报告数值的动作，此处描述的是所报告的数值，因此改为 reported value。

【例 18】 按不同中心汇总受试者分布。

【原译】 Summary of Subject Disposition by Site.

【改译】 Subject Disposition by Site.

【解析】 中文原文并没有“总结”一词，改译跟原文意思更贴近。

【例 19】 口服。

【原译】 Oral administrition.

【改译】 Oral administration.

【解析】 原译中的 administrition 有拼写错误，应为 administration。

【例 20】 新生儿用药可引起中毒，早产儿较正常儿半衰期长。

【原译】 Administration of this product may cause neonate intoxication, and has a longer half-life in preterm infants than in normal infants.

【改译】 Administration of this product may cause neonate intoxication, and has a longer half-life in preterm infants than in full-term infants.

【解析】 normal infants 是一种广义的表述，可能包括各种各样的婴儿，没有明确反映这些婴儿的出生情况，而full-term infants（足月儿）是一种更具体的表述。“正常儿”是相对早产儿来说的，full-term infants更准确地表达原文的意思。

五、统计分析计划与统计分析报告

（一）了解统计分析计划与统计分析报告

统计分析计划（Statistical Analysis Plan，SAP）是对临床试验的统计学考虑及拟对数据进行统计分析的清晰描述。统计分析计划是独立的文件，其内容涵盖试验所涉及的所有统计学考虑，且具有技术性和可操作性，包括设计的类型、比较的类型、随机化与盲法、主要指标和次要指标的定义与测量、检验假设、数据集的定义、疗效及安全性评价和统计分析的详细计划。

统计分析报告（Statistical Analysis Report，SAR）是根据统计分析计划对试验数据进行统计分析后形成的报告，是临床试验结果的重要呈现手段，是撰写临床研究报告的重要依据，并与统计分析计划一起作为药物注册上市的申请材料提交给监管部门，用于对临床试验结果的评价。[1]

SAP和SAR是监管部门评价临床试验结果的重要文件和依据。在翻译药品注册资料时，有时会遇到这类文件。与临床试验方案和临床研究报告相比，SAP和SAR具有更强的技术性和更多的实际操作细节等特点，在翻译时需要注意使用准确的统计学术语和保持仔细认真的态度。

（二）统计分析计划与统计分析报告的主要内容

（1）统计分析计划的主要内容包括研究目的、设计类型（平行设计、交叉设计、析因设计、成组序贯设计等）、对照类型（安慰剂对照、阳性对照等）、盲法（单盲、双盲）及设盲措施、样本量、评价指标、假设检验、数据集、统计方法及采用的软件等。

（2）统计分析报告中的试验概述和统计学方法与SAP相同，SAR还包括统计分析的结果与结论，一般会有统计图和统计表。统计分析结果涉及受试者分布、人口学资料和基线特征分析、依从性和合并用药分析、疗效分析、安全性分析等。

[1] 国家药品监督管理局药品审评中心．药物临床试验数据管理与统计分析的计划和报告指导原则［EB/OL］．（2016-07-27）［2024-06-18］．https://www. cde. org. cn/zdyz/domesticinfopage? zdyzIdCODE=09b574f3bc1fdcaaf1b75fd699cbf864.

（三）常见词汇

SAP和SAR中的常见词汇有Ⅰ类错误、Ⅱ类错误、等效性试验、非劣效性试验、符合方案集、交互作用、结转、偏倚、全分析集、安全性分析集、全局评价指标、双模拟、替代指标、统计分析计划、意向性分析原则、优效性试验、期中分析、估计方法、缺失数据、敏感性分析、亚组分析、补充分析等。

（四）实例

【例1】 Statistical Analysis Plan Review and Approval.

【原译】 统计分析计划的审查和批准。

【改译】 统计分析计划的审批。

【解析】 review and approval可以直接译为“审批”。

【例2】 Safety analyses will be presented for China cohort and Asian analysis in the safety analysis set and will be investigated using descriptive statistics.

【原译】 在中国队列和亚洲分析中，将使用安全性分析集报告安全性分析，并采用描述性统计量对安全性分析进行考察。

【改译】 在中国队列和亚洲分析中，将使用安全性分析集报告安全性分析，并采用描述性统计量对安全性分析进行评估。

【解析】 在此类文件中，很少用“考察”一词。对investigated一词的翻译，可根据语境灵活处理。此句可以译为“评估”。

【例3】 Summary of duration of exposure of study treatment，RDI and PID.

【原译】 研究治疗暴露持续时间总结、RDI和PID。

【改译】 研究治疗暴露持续时间、RDI和PID总结。

【解析】 RDI是（相对剂量强度）relative dose intensity；PID是预期剂量百分比（percentage intended dose），此句的“总结”应放在最后。

【例4】 The Asia Full Analysis Set (Asia FAS) will include all randomised patients in the Asia cohort with treatment groups assigned in accordance with the randomisation.

【原译】 亚洲分析集（亚洲FAS）将包括亚洲队列中的所有随机化患者，其治疗组分配基于随机化情况。

【改译】 亚洲全分析集（亚洲FAS）将包括亚洲队列中的所有随机化患者，其治疗组分配基于随机化情况。

【解析】 原文中full analysis set的准确译法是“全分析集”，原译中的译法是错误的。

【例5】 RFS using BICR assessments according to RECIST 1.1.

【原译】 根据RECIST 1.1标准采用BICR评估的RFS。

【改译】 BICR根据RECIST 1.1标准评估的RFS。

【解析】 原译是对using BICR assessments的直译。此句动作的发出者是BICR。改译更符合中文的表达习惯,也更准确地表达了句子的意思。

【例6】 The objective of this study is to evaluate the safety of ××× in Chinese patients with COPD in real world clinical practice.

【原译】 本研究的目的是评价×××在中国COPD患者实际临床诊疗中的安全性。

【改译】 本研究的目的是评价×××在中国COPD患者真实世界临床诊疗中的安全性。

【解析】 原句中real world的译文应采用“真实世界”,这是官方的说法,如《关于真实世界数据用于医疗器械临床评价技术指导原则》等。

【例7】 V1, V2, V3 and V4 will be followed up by on-site visit.

【原译】 通过现场访视对V1、V2、V3和V4进行随访。

【改译】 通过现场访视进行V1、V2、V3和V4随访。

【解析】 原文中的V1, V2, V3 and V4指的是随访,不是随访的对象。原译没有正确表达V的含义,改译更准确。

【例8】 No significant differences were observed except for severe granulocytopenia, which was significantly more frequent after R-CHOP (p = 0.01).

【原译】 除重度粒细胞减少症(R-CHOP治疗后发生率显著更高)外,未观察到显著差异,p = 0.01。

【改译】 除重度粒细胞减少症(R-CHOP治疗后发生率显著更高,p = 0.01)外,未观察到显著差异。

【解析】 统计学上p < 0.05具有显著性,这里p = 0.01表明具有显著性,对应于发生率显著更高,位置应在括号内。

【例9】 Assuming a 70% responder rate in the ××× group, a sample size of approximately 444 in the PPS would have a statistical power of 90% to demonstrate the non-inferiority of ××× to ×××.

【原译】 假设在×××组的应答者比率为70%,那么PPS中约444个样本可以证明×××有效性不劣于×××,统计把握度为90%。

【改译】 假设在×××组的应答者比率为70%,那么PPS中约444个样本可以证明×××非劣效于×××,统计把握度为90%。

【解析】 优效(inferiority)、非劣效(non-inferiority)为统计学常用术语。

【例10】 If lack of proportionality is found, this may be a result of treatment-by-covariate interactions, which will be investigated.

【原译】 如果发现缺乏比例性,原因可能是即将研究的治疗协变量相互作用。

【改译】 如果发现缺乏比例性,原因可能存在治疗协变量交互作用,将对此进行研究。

【解析】 原译文表述不当,改译后因果关系更明确。根据ICH E9:临床试验的统计学原则词汇表,应使用"交互作用"。

【例11】 Summaries of the number and percentage of patients experiencing a PFS event, the type of event (RECIST 1.1 or death) and the number and percentage of censored patients and detailed reason for censoring will be provided along with median PFS and its corresponding 95% CI, calculated using the Brookmeyer-Crowley method with log-log transformation.

【原译】 采用Brookmeyer-Crowley方法和对数-对数转换法,计算总结了发生PFS事件的患者人数和百分比、事件类型(RECIST 1.1或死亡)、删失患者人数和百分比及详细删失原因,以及中位PFS数据及其相应的95%CI。

【改译】 将提供发生PFS事件的患者人数和百分比、事件类型(RECIST 1.1或死亡)、删失患者人数和百分比及详细删失原因的总结,并将使用Brookmeyer-Crowley方法和对数-对数转换计算中位PFS及其相应的95% CI。

【解析】 原译文理解有误,先提供人数、百分比、事件类型数据和总结,然后使用Brookmeyer-Crowley方法和对数-对数转换计算中位PFS及其相应的95% CI,而非直接用方法计算需要提供的数据。

【例12】 If it is decided to limit further recruitment only to the HER2-low population based on the results of the interim futility analysis, neither PFS nor OS will be tested in the ITT population, i.e., testing will only be performed in the HER2-low population.

【原译】 如果基于期中无效分析结果,决定仅限制HER2低表达人群的进一步招募,则在ITT人群中既不检测PFS也不检测OS,即仅在HER2低表达人群中进行检测。

【改译】 如果基于期中无效分析结果,决定仅限制HER2低表达人群的进一步招募,则在ITT人群中既不检验PFS也不检验OS,即仅在HER2低表达人群中进行检验。

【解析】 统计学中常用对PFS和OS等终点进行检验,而非检测。

【例13】 For both ICR and investigational assessments, when censoring a patient for PFS the patient will be censored at the latest of the dates contributing to a particular overall visit assessment.

【原译】 对于ICR和研究评估，在将患者PFS设为删失数据时，将在特定总体访视评估使用的最晚日期将患者设为删失。

【改译】 对于ICR数据和研究评估，删失患者的PFS数据时，将在用于特定总体访视评估的最晚日期对患者进行删失。

【解析】 改译更清晰地表述了对患者数据进行删失的时间。

【例14】 Individual predicted exposure metrics will be derived from the updated PopPK model, using simulation of empirical Bayes estimates for individual dosing schedules.

【原译】 使用个体给药方案的经验Bayes估计模拟，根据更新的PopPK模型推导个体预测暴露量指标。

【改译】 通过模拟个体给药方案的经验bayes估计值，从更新后的PopPK模型中推导出个体预测暴露量指标。

【解析】 原译文意思模糊，修改为通过模拟经验bayes估计值，从模型中推导指标，表达更通顺。

【例15】 然而，有时CR结果随后的影像学检查表明可能仍然存在小病灶，实际上患者在第一个时间点的结果是PR，而不是CR。

【原译】 However, imaging results following the CR result sometimes suggest small lesions may still be present, therefore, the patient actually has a PR at the first time point rather than CR.

【改译】 However, imaging results following the CR result sometimes suggest that small lesions may still be present, therefore, the patient actually has a PR at the first time point rather than CR.

【解析】 在英语中，that可省略，但在复杂的句子中，添加that可以使句子更清晰。改译中添加了that引导从句，使句子更加明确、更容易理解。

【例16】 全分析集（FAS）：包含所有入组并至少接受1次研究药物的受试者。

【原译】 Full Analysis Set (FAS): includes all subjects enrolled who receive at least 1 dose of study drug.

【改译】 Full Analysis Set (FAS): includes all subjects enrolled who have received at least 1 dose of study drug.

【解析】 原文的意思是，所有入组并至少接受过1次研究药物的受试者。其中，接受1次研究药物是过去发生的，并且对现在有影响，因此使用现在完成时态更准确。

【例17】 保留一位小数，若百分比达百分之百则表示为“100”，若百分比为0则表示为“0”。

【原译】 One decimal place, express as "100" if percentage is 100 percent, and expressed as "0" if percentage is 0.

【改译】 One decimal place, expressed as "100" if percentage is 100 percent, and expressed as "0" if percentage is 0.

【解析】 这里隐含的主语it不是动作的执行者，应采用被动语态。改译将第一个动词形式express改为expressed，使之与第二个动词形式expressed保持一致。

【例18】 研究天数的定义是疗效/安全性评估相对于首次使用研究药物时的天数。

【原译】 Study days is defined as the number of days from the date of first study administration to the day of efficacy/safety assessment.

【改译】 The number of study days is defined as the number of days from the date of first study administration to the day of efficacy/safety assessment.

【解析】 改译文在句子开头加入the number of，使句子的主语从study days变为the number of study days。the number of study days是一个数字，即从首次使用研究药物到进行疗效或安全性评估的天数。

【例19】 若不良事件发生在研究药物首次给药之前，则按非TEAE计。

【原译】 Adverse events will be counted as non-TEAEs if they occured prior to the first dose of study drug.

【改译】 Adverse events will be counted as non-TEAEs if they occur prior to the first dose of study drug.

【解析】 这个句子描述的是一种规则，在英文中常用一般现在时态。改译中的occur更符合英语的语法规则，也更准确地表达了原文的意思。

【例20】 不良事件的相关性。

【原译】 Relationship with Adverse Events.

【改译】 Relationship to Adverse Events.

【解析】 此例是指（可能是药物或治疗方式等）与不良事件之间的相关性。在描述与某事物的相关性时，英语中通常使用介词to而非with。

【例21】 数据分析将基于CRF直接收集的访视进行分析，不作分析窗口期的设定。

【原译】 Data analysis will be based on the visit collected directly from the CRF, and no analysis window will be set.

【改译】 Data analysis will be based on the visits collected directly from the CRF, and no analysis window will be set.

【解析】“访视”一词可能有多次访视的情况，因此在英文翻译中使用复数形式 visits 更准确。

【例22】 TEAE：对 TEAE 进行如下亚组分析。

【原译】 TEAEs: TEAEs will be performed in the following subgroup analyses.

【改译】 TEAEs: The following subgroup analyses will be performed for TEAEs.

【解析】 原译并没有准确表达句子的意思，performed 搭配的主语应该是分析，而不是 TEAEs。改译更清晰地反映出动作（分析）和对象（TEAEs）之间的关系，即对 TEAE 进行如下亚组分析。

【例23】 以治疗前后交叉表的形式（根据研究者对临床意义的判断）对 12 导联心电图治疗后最严重结果较基线的变化情况进行描述性统计。

【原译】 Descriptive statistics will be presented for the changes from baseline to the most severe result in 12-lead ECG after treatment in the form of a cross-tabulation for parameters before and after treatment (according to the investigator's assessment of clinical significance).

【改译】 Descriptive statistics will be presented for the changes from baseline to the most severe result in 12-lead ECG after treatment in the form of a cross-tabulation for parameters before and after treatment (according to the investigator's assessment on clinical significance).

【解析】 改译将 assessment of clinical significance 改为 assessment on clinical significance。句子更强调的是研究者对临床意义的评估，改译后更准确。

【例24】 当数值落在正常值范围时，CTCAE 分级被赋值为 0。

【原译】 The CTCAE grade will be assigned a value of 0 when the value fall in normal ranges.

【改译】 The CTCAE grade will be assigned a value of 0 when the value falls in normal ranges.

【解析】 value 是单数形式，所以它后面的动词 fall 也应该是单数形式 falls。

六、药物不良反应报告

（一）了解药物不良反应报告

药物不良反应（Adverse Drug Reaction，ADR）是指合格药品在正常用法用量情况下出现的与用药目的无关的有害反应。药物不良反应是药物固有特性所引起的，任何药物都有可能引起不良反应。这些不良反应可能会影响患者的健康和生活质量，甚至可能会对患者造成严重的健康危害。监测药物不良反应报告是合理用药的重要依据，是关系到广大患者用药安全的一项重要工作。监测药物不良反应报告可以帮助医疗人员更好地了解药物不良反应的发生情况，从而指导临床合理用药。

不良反应报告的翻译工作在医学领域中具有重要意义，它有助于及时了解和评估药物的安全性，提高药物治疗过程中患者的安全性。通过翻译药物不良反应报告，国际医学界可以更好地共享和交流关于药物安全性的信息。翻译药物不良反应报告既是一项重要任务，又是一次挑战，因为它涉及医学和药学专业知识，翻译人员需要具备医学、药学等领域的知识和专业背景。理解不良反应的术语和描述，能够准确翻译不良反应的名称、疾病、诊断和症状等内容。此外，译员还需要对药物治疗过程、临床试验过程及不良反应相关信息有所了解，以便能够准确地翻译药物不良反应报告的内容。在翻译时，翻译人员应注意以下几点。

1. 准确性

译员要确保准确地翻译原始文件中的每一个术语、短语和句子，尤其是涉及药物名称、不良反应描述等的关键信息，避免任何可能导致误解的表述。由于药物的不良反应信息关系到患者的安全，因此翻译中的任何错误都可能带来严重的后果。

2. 专业术语的一致性

译员要确保使用标准化的临床医学术语，结合专业知识理解并准确表达药物的药理作用、剂量、适应证和不良反应等内容。专业术语需要与目标语言中公认的专业用词保持一致，必要时，需要查阅相关的医学字典或专业术语数据库。目前，医药领域已经有国际公认的不良反应术语，即《监管活动医学词典》。

3. 完整性

译员要保证报告的完整性，报告应将所有重要信息都传递给目标受众，确保准确无误地翻译报告中的所有内容。

4. 法律和伦理要求

译员要了解与药物不良反应报告相关的法律和伦理规定，尤其是在涉及患者隐私和数据保护方面。

5. 文化适应性

译员要考虑目标语言国家的文化背景，适当调整用语，以确保药物不良反应报告的内容在新的语境中仍然准确无误。

6. 清晰度和可读性

译员要保证翻译的清晰和流畅，确保报告的内容易于目标语言的读者理解。

7. 复核和校对

翻译完成后，译员要进行彻底的复核和校对，最好由具备相应专业背景的第二位译者进行审校，以进一步确保翻译的准确性和专业性。

（二）药物不良反应报告的结构

药物不良反应报告通常由不良反应信息、可疑药物信息、合并用药及病史、生产企业信息、申请人因果关系判断等重要部分组成。

1. 不良反应信息

不良反应信息通常包括药物受试者的姓名首字母缩写（名字、姓氏）、国家、出生日期、年龄、性别、不良反应发生日期、反应描述（包括相关的检查或实验室数据）等。

在翻译不良反应信息时，要正确翻译不良反应术语，使用正确的医学术语，避免使用不准确或含义模糊的词汇。在翻译研究标题时，应以临床试验中的信息为准。日期格式应与客户原文保持一致，通常为DD/MM/YY。

译员在翻译时应对临床中常用的缩略语保持敏感性，如给药频率常使用每日一次（QD）、每日二次（BID）、每日三次（TID）、每日四次（QID）等，给药途径常使用口服（PO）、静脉注射（IV）、静脉滴注（IV drip）等，在翻译过程中应注意这些缩略语的正确表述。

此外，在翻译过程中需要关注不良反应的严重性，特别是对于严重的不良反应，需要特别注意并报告给相关机构。其中，存在以下损害情形之一的不良反应应当被判定为严重药物不良反应：导致患者死亡（Patient Died）；危及生命（Life Threatening）；导致住院或住院时间延长（Involved or Prolonged Inpatient Hospitalisation）；导致永久或显著的残疾或功能丧失（Involved Persistent or Significant Disability or Incapacity）；先天性异常或出生缺陷（Congenital Abnormalitya or Birth Defect）；导致其他重要医学事件（Important Medical Event）。

对不良反应来说，“严重程度”和“严重性”并非同义。“严重程度”常用于描述某一特定事件的程度（如轻度、中度、重度心肌梗死等），然而特定事件本身的医学意义可能较小（如严重头痛等）。而“严重性”则不同，其以患者或事件的结局或所采取的措施为标准，该标准通常与造成危及生命或功能受损的事件有关。严重药物不良反应是指其“严重性”，而非“严重程度”。

死亡病例应被理解为怀疑因药物不良反应（如室颤等）导致死亡的病例，而并非只看病例结局本身。如果死亡病例的药物不良反应仅表现为轻度皮疹或腹痛，并不能导致死亡，患者死亡的可能原因是原患病（如癌症等）进展，就不能判定该病例为严重药物不良反应，也不能将其归为死亡病例。

2. 可疑药物信息

可疑药物信息包括可疑药物(含通用名称)、每日剂量、给药途径、用药适应证、治疗日期、治疗持续时间等。

其中,在翻译药品名称时需在NMPA官方网站查询[1],译文格式和原文保持一致,且格外注意带商品名的药品名称,如天晴甘平肠溶胶囊,Diammonium Glycyrrhizinate是该药品的通用名称,而Tianqing Ganping是其商品名,在翻译时需要翻译药品的通用名称,因此可以翻译为“Diammonium Glycyrrhizinate Enteric-coated Capsules(Tianqing Ganping)”。由于个别原文的药名不规范,在NMPA官方网站上可能直接查不到,因此需要先到百度上搜索一下,再用其实际药名在NMPA官方网站上查找对应的英文。例如,“注射用丙氨酰胺谷胺酰胺”无法直接在NMPA官方网站上查到,经过查证可知正确药名为“注射用丙氨酰谷氨酰胺”,然后可在NMPA官方网站上查找到该药品名。

3. 合并用药及病史

在翻译严重不良反应(Serious Adverse Reaction,SAE)术语、既往病史、合并疾病时,应参照WHO药品不良反应术语集(WHO-ART)或MedDRA及其配套指南进行正确的翻译,因为国家药品监督管理局药品审评中心是承认MedDRA术语的,如“发热”应译为pyrexia,而不是fever。

4. 药品生产企业信息

根据中国药品管理法规的规定,药品生产企业是药品不良反应报告的主要主体,必须建立健全药品不良反应监测与报告制度,并及时报告相关不良反应事件。药品生产企业信息包括企业名称和地址,如企业接收报告的日期、报告来源、报告类型等。

5. 申请人因果关系判断

根据药品监管部门的要求,药品不良反应报告中申请人需要对药物与不良反应之间的因果关系进行判断。因果关系的判定又称“关联性评价”,即评价药品与患者发生的不良反应或事件之间的相关性。世界卫生组织国际药物监测合作中心又称“乌普萨拉监测中心”(Uppsala Monitoring Center,UMC),是全球性的药物安全性组织。其推荐的WHO-UMC评定法是目前全球普遍应用的关联性判定方法。WHO-UMC评定法将关联性分为6级,即肯定(certain)、很可能(probable/likely)、可能(possible)、不可能(unlikely)、待评价(conditional/unclassified)、无法评价或分类(unassessible/unclassifiable),药品不良反应因果关系判定方法如表4-3所示。

[1] 国家药品监督管理局.数据查询[EB/OL].[2024-06-18].https://www.nmpa.gov.cn/datasearch/home-index.html#category=yp.

表4-3 药品不良反应因果关系判定方法

关联性评价	时间相关性	是否已知	激发	再激发	其他解释
肯定	+	+	+	+	-
很可能	+	+	+	?	-
可能	+	±	±?	?	±?
不可能	-	-	±?	?	±?
待评价	需要补充材料才能评价				
无法评价	评价的必需资料无法获得				

注:+表示肯定或阳性;-表示否定或阴性;±表示难以判断;? 表示不明。

(三)实例

【例1】 2023年4月17日收到SAE随访报告,公司评价如下:基于收到的随访信息,申办方因果关系判断保持不变。

【原译】 Based on the SAE follow-up report received on 17 April,2023,the company's assessment was as follows: Sponsor's causality assessment remained unchanged based on the follow-up information received.

【改译】 Based on the SAE follow-up report received on 17 April,2023,the company's assessment is as follows: Sponsor's causality assessment remained unchanged based on the follow-up information received.

【解析】 原译中公司的评价使用了过去式,实际上这句话的时态应为一般现在时,指的是在当前的文件中作出的评价。

【例2】 2021年7月30日,受试者返院行C1D15随访。

【原译】 On 30 July 2021,the subject returned to the hospital for C1D15 visit.

【改译】 On 30 July 2021,the subject returned to the hospital for C1D15 follow-up visit.

【解析】 在临床中,visit具有访视之意,因此将"随访"译为follow-up visit更符合原文。

【例3】 头孢克洛-希克劳混悬剂,熊去氧胆酸-优思弗胶囊。

【原译】 Cefaclor (Xikelao) suspension,Ursodeoxycholic acid (Yousifu) capsules.

【改译】 Cefaclor (Ceclor) suspension,Ursodeoxycholic acid (Ursofalk) capsules.

【解析】 涉及翻译药品名时,一定要到NMPA官方网站上查询药品的商品名,而不能直接使用汉语拼音。经查询NMPA官方网站,希克劳和优思弗的商品名分别为Ceclor、Ursofalk。

【例4】 粒细胞缺乏伴发热Ⅳ级[发热性中性粒细胞减少症(10016288)]-恢复。

【原译】 Agranulocytosis with fever Grade Ⅳ[Febrile neutropenia (10016288)]-Resolved.

【改译】 Agranulocytosis with fever Grade Ⅳ[Febrile neutropenia (10016288)]-Recovered.

【解析】 临床结局是疾病发展到最终的结果或治疗的最终结果,在描述结局时"恢复"的英文通常使用recovered。

【例5】 申办方考虑受试者既往应用研究药物×××后并未出现肝功能异常的情况,且受试者2022年8月26日行胆胰管MR水成像结果示胆道低位梗阻、肝门部占位所致,2022年8月27日全腹增强CT提示受试者肿瘤病灶增大,故考虑该事件与研究疾病相关,同意研究者判定与研究药物肯定无关。

【原译】 Considering that the subject did not have obstruction of bile duct after previous use of the study drug ×××, and the results of MR hydrography of biliopancreatic duct on 26 August 2022 showed low level biliary obstruction which was associated with space-occupying lesion at hepatic hilar, and the enhanced CT of the whole abdomen on 27 August 2022 suggested the subject's enlarged tumor lesion, the Sponsor believed that the event was related to the study disease, and agreed with the investigator's assessment on the relationship between the event and the study drug, "definitely unrelated".

【改译】 Considering that the subject did not have hepatic function abnormal after previous use of the study drug ×××, and the results of MR hydrography of biliopancreatic duct on 26 August 2022 showed low level biliary obstruction which was associated with space-occupying lesion at hepatic hilar, in addition, the enhanced CT of the whole abdomen on 27 August 2022 suggested the subject's enlarged tumor lesion, the Sponsor assessed that the event was related to the study disease, and agreed with the investigator's assessment on the relationship between the event and the study drug, "definitely unrelated".

【解析】 通常科研论文或医学论文中不使用believe,可以使用assess代替believe。

【例6】 2022年8月10日,受试者开始使用×××试验用药品,给药7天内体重为54.7 kg,接受第一周期治疗方案(120.34 mg,静脉注射129 min,每21天为一个周期,每个周期第一天给药,剂型:冻干剂)。

【原译】 On 10 August 2022, the subject started to receive investigational drug ×××, weighed 54.7 kg within 7 days of administration, and received the first cycle of the treatment regimen (120.34 mg, intravenous injection over 129 min, in 21-day cycles, administered on the first day of each cycle, dosage form: lyophilized).

【改译】 On 10 August 2022, the subject started to receive the first cycle of treatment with ××× study drug (120.34 mg, IV injection on Day 1 of each 21-day cycle, dosage form: lyophilized product for injection), and weighed 54.7 kg within 7 days prior to dosing.

【解析】 在描述不良反应时经常会遇到受试者用药前后状态的描述，原译将试验用药品和治疗方案分别翻译，略显啰唆，而修改译文将二者译成一句，简洁、易懂。

【例7】 2021年8月17日收到质疑回复，新增了受试者研究药物及合并药物信息，澄清了对试验药物的采取措施，确认受试者死亡时SAE未结束，无SAE结束时间。

【原译】 Query resolution received on 17 August, 2021, added information on subject's study drug and concomitant medications, clarified actions taken with investigational product, confirmed that SAE had not been ended at the time of subject's death, and that no SAE end date was provided.

【改译】 Responses to queries received on 17 August 2021: Added information on subject's study drug and concomitant medications, clarified actions taken with study drug, confirmed that SAE had not ended at the time of subject's death, with no SAE end date provided.

【解析】 在临床不良反应报告中，研究药品(investigational product)通常指的是还处在研发阶段或者未被美国FDA或其他国家相应药品监管机构批准用于商业销售的药物、疫苗、生物制品或医疗设备。研究药物(study drug)一般特指在临床试验中使用的具体药物，可能是已知的，也可能是全新的，但它们都处于临床试验的不同阶段。当描述质疑回复时，通常翻译为responses to query，并且修改译文最后用了临床翻译中常用的独立主格结构，让译文更加精炼。

【例8】 因2021年5月17日研究者评估外院增强CT结果为疾病进展(PD)，受试者结束研究药物治疗，发生在原定C4给药前，故考虑"对试验用药采取的措施"为"不适用"，相应的症状是否减轻或缓解应为"不适用"。

【原译】 On 17 May, 2021, because the investigator assessed the enhanced CT scan results from another hospital as progressive disease (PD), the subject discontinued treatment with the study drug before the scheduled C4 administration. Therefore, the investigator considered the action taken with respect to the investigational product as "not applicable", and the corresponding issue regarding whether symptoms were improved/resolved as "not applicable".

【改译】 On 17 May 2021, because the investigator assessed the enhanced CT scan results from another hospital as progressive disease (PD), the subject discontinued treatment with the study drug before the scheduled C4 administration. Therefore, the investigator considered the action taken with the study drug as "not applicable", and the corresponding response to the question of "DID REACTION ABATE AFTER STOPPING DRUG" was "not applicable".

【解析】 在翻译申请人因果关系判断部分时，经常会遇到"对试验用药采取的措施""停止给药后是否减轻或缓解"等类型的句子，这种句子在临床上是有固定表达的，如"ACTION TAKEN WITH THE STUDY DRUG""DID REACTION ABATE AFTER STOPPING DRUG"。

【例9】 结合2021年11月28日CT结果，暂未排除胆道压迫梗阻，予暂停本次给药。

【原译】 Combined with CT results on 28 November 2021, compressive obstruction of bile duct was not ruled out, and the dose was hold.

【改译】 Combined with CT results on 28 November 2021, compressive obstruction of bile duct was not ruled out, and the dose remains unchanged.

【解析】 在临床医学中，"暂停本次给药"通常意味着暂时停止给药，并不意味着剂量会发生变化，因此将"暂停本次给药"译为the dose remains unchanged是为了强调剂量不会发生改变，只是暂时停止给药，这样处理更贴合原文的意思。

【例10】 一名70岁男性受试者(受试者编号：×××)，正在参加×××公司开展的"×××用于无标准治疗的晚期实体瘤的开放、剂量探索和剂量扩展I期临床研究"。

【原译】 A 70-year-old male subject (subject number: ×××) was participating in "an open-label, dose-finding, and dose expansion Phase I clinical study of ××× in advanced solid tumors without standard is available" conducted by ×××.

【改译】 A 70-year-old male subject (subject number: ×××) was participating in "an open-label, dose-finding, and dose expansion Phase I clinical study of ××× in advanced solid tumors without standard is available" sponsored by ×××.

【解析】 原译将"开展"翻译成conduct是不恰当的，因为conduct的动作发出者一般是研究中心，而该研究是由×××公司申办的，因此译文应该使用sponsor。

【例11】 股骨颈骨折SAE转归为未好转或未缓解或持续，血小板计数降低SAE转归为好转或缓解，营养不良SAE转归为未好转或未缓解或持续。

【原译】 The outcome of SAE femoral neck fracture was not recovered or not resolved or persistent, the outcome of SAE platelet count decreased was recovering or resolving, and the outcome of SAE malnutrition was not recovering or not resolving or persistent.

【改译】 The outcome of SAE femoral neck fracture was not recovered or not relieving or ongoing, the outcome of SAE platelet count decreased was recovering or resolving, and the outcome of SAE malnutrition was not recovered or not relieving or ongoing.

【解析】 原译涉及临床事件的所有结局,其中表示症状持续的英文常用ongoing,改译时将persistent改为ongoing。

【例12】 死亡诊断显示:1. 胰头钩突高-中分化腺癌胰周淋巴结转移术后pT3N1M0 ⅡB期化疗后腹膜后淋巴结转移、肝转移放疗后靶向治疗后进展。

【原译】 Death diagnosis showed: 1. Progression after surgery for highly-moderately differentiated adenocarcinoma peripancreatic lymph node metastases in uncinate process of pancreatic head, followed by pT3N1M0 stage ⅡB radiotherapy, followed by radiotherapy for retroperitoneal lymph node metastases and liver metastases, and followed by targeted therapy.

【改译】 Progression of high-moderately differentiated adenocarcinoma in the uncinate process of the pancreas head after treatment, which included surgery for peripancreatic lymph node metastases, chemotherapy for pT3N1M0 stage ⅡB, radiotherapy for retroperitoneal lymph node metastases and liver metastases, and targeted therapy.

【解析】 修改后的译文很巧妙地运用了增译技巧,增加treatment一词,然后以一个定语从句引出各项手术,而原译文的结构略显臃肿,意思不容易理解。

【例13】 研究者考虑本次事件发生于×××停药后约2个月,故评估本次事件与研究药物×××可能无关,但与受试者服用×××可能有关。

【原译】 The investigator considered that this event occurred approximately 2 months after discontinuation of ×××, and therefore assessed that this event was unlikely related to the study drug ×××, but was possibly related to ×××.

【改译】 Considering that this event occurred approximately 2 months after discontinuation of ×××, the investigator assessed that this event was unlikely related to the study drug ×××, but was possibly related to ×××.

【解析】 修改译文以一个非谓语动词作条件状语的结构,将主句移到后面,这种句子结构更符合英语语法习惯,使句子更容易理解。

【例14】 在本病例中,事件发生距离首次用药8个月,距末次用药50余天。虽然事件发生在用药之后,但需要注意的是事件发生时距离停药已有50余天,事件发生前患者服用×××,肝功能异常已经作为不良反应在产品说明书中被描述,文献中也有报道服用含×××的产品后导致的药物性肝损伤。

【原译】 In this case, the event occurred 8 months after the first dose and more than 50 days after the last dose. Although the event occurred after the drug was administered, it should be noted that the event occurred more than 50 days after the drug was discontinued, and the patient took ××× before the occurrence of the event. In addition, the abnormal liver function had been described as an adverse reaction in the product leaflet, and the drug-induced liver injury after administration of ×××-containing products had been reported in the literature.

【改译】 In this case, the event occurred 8 months after the first dose and more than 50 days after the last dose. Although the event occurred after the drug was administered, it should be noted that the event occurred more than 50 days after the drug was discontinued, and the patient took teprenone and omeprazole before the occurrence of the event. In addition, the abnormal liver function had been described as an adverse reaction in the package insert of the product, and the drug-induced liver injury after administration of ×××-containing products had been reported in the literature.

【解析】 药品说明书的英文表达方式有instructions、directions、description、leaflet等。目前，药品说明书常用package insert、insert。

【例15】 因暂无更多信息，故遵从研究者判断，考虑SAE丙氨酸氨基转移酶升高与×××、×××均可能有关。

【原译】 Due to lack of more detailed information, as judged by the investigator, the SAE of alanine aminotransferase increased was considered as possibly related to both ××× and ×××.

【改译】 Due to lack of more detailed information, the SAE of alanine aminotransferase increased was considered as possibly related to both ××× and ×××, as judged by the investigator.

【解析】 as judged by the sb结构通常放在句子的末尾，使表达更自然流畅。这是因为将这个结构放在句子末尾可以先表达句子的主要内容，然后再用这个结构来说明是谁进行了评判。这种句子结构更符合英语语法习惯，也更容易理解。

【例16】 发热（发热[10037660]，发热[10037660]）-恢复。

【原译】 Pyrexia (Fever[10037660], Pyrexia[10037660]) – recovered from.

【改译】 Pyrexia (Pyrexia[10037660], Pyrexia[10037660]) – Recovered.

【解析】 翻译SAE术语时，要严格参照MedDRA编码，从中查找对应的英语译法。

【例17】 检查结果示受试者查尿葡萄糖2+14 mmol/L、尿蛋白+0.15 g/L，心电图：窦性心律左室高电压，疑似左室肥大，建议进行心超及动态血压检测，T波改变，TV1>TV6。

【原译】 The results showed that the urine glucose of 2+14 mmol/L, urinary protein of

+0.15 g/L, electrocardiogram: sinus rhythm and high voltage in the left ventricle, suspected left ventricular hypertrophy. It was recommended that the subject underwent echocardiography and ambulatory blood pressure monitoring. T-wave changes were also observed, with TV1>TV6.

【改译】 The results showed that the urine glucose of 2+14 mmol/L, urinary protein of +0.15 g/L, electrocardiogram: sinus rhythm and high voltage in the left ventricle, suspected left ventricular hypertrophy. The subject was advised to undergo echocardiography and ambulatory blood pressure monitoring. T-wave changes were also observed, with TV1>TV6.

【解析】 原译提到"建议进行心超及动态血压检测",改译时使用advise一词有让受试者遵医嘱之意,因此在该语境下advise比recommend更符合原文。

【例18】 请研究者确认药物的用药结束时间是2022年7月4日,还是2022年9月13日。

【原译】 The investigator was asked to confirm whether was discontinued on 4 July 2022 or 13 September 2022.

【改译】 Please kindly confirm whether was discontinued on 4 July 2022 or 13 September 2022.

【解析】 对于质疑表中的"请研究者核实或确认",不宜翻译为the investigator was asked to verify or confirm。由于质疑表的处理对象为研究者,所以可直接译为please kindly verify or confirm...,这样表达更清晰。

【例19】 尊敬的老师,您好! ×××项目中,21中心中国医科大学附属第一医院,×××受试者今日上报呕吐SAE总结报告,内容已添加到附件,烦请查收。

【原译】 Honored Teacher! In project ×××, subject ××× from site 21 The First Hospital of China Medical University submitted the SAE vomiting summary report at the time of this report, and the information has been attached. Please check it.

【改译】 Dear investigators! In project ×××, subject ××× from site 21 The First Hospital of China Medical University submitted the SAE vomiting summary report at the time of this report, and the information has been attached. Please check it.

【解析】 对于质疑表中的"尊敬的老师,您好",由于质疑表的处理对象为研究者,因此可译为dear investigators。

【例20】 Treatment commenced with ××× intravenous antibiotics and intravenous fluids replacement, full bloods, septic screen workup results awaited.

【原译】 患者开始使用×××静脉注射抗生素和静脉补液治疗,等待全血、脓毒症筛查检查结果。

【改译】　患者开始静脉注射×××抗生素并接受静脉补液治疗，等待全血、脓毒症筛查检查结果。

【解析】　原译表述不够清晰，通过梳理可知句子大意是患者通过静脉注射接受×××抗生素和静脉补液治疗，改译为“患者开始静脉注射×××抗生素并接受静脉补液治疗”。

七、研发期间的安全性更新报告

（一）了解安全性更新报告（Development Safety Update Report，DSUR）

DSUR的主要目的是对研发期间的一段周期内收集到的与试验药（无论上市与否）相关的安全性信息进行全面深入的年度回顾和评估。DSUR的内容主要涉及四个方面：一是检查申办者在报告周期内获得的信息与该试验药原有的安全方面信息是否一致；二是描述新的可能对临床试验受试者保护造成影响的安全性问题；三是总结当前对已确认的与潜在风险的认识和处理方法；四是对临床研究、研发计划的进展状况和研究结果进行更新。

（二）安全性更新报告的结构与内容

研发期间的安全性更新报告通常包括执行摘要、前言、全球上市批准情况、报告周期内因安全性而采取的措施、安全性参考信息的变更、报告周期内正在进行和已完成的临床试验清单、预估的累计暴露量、行列表及汇总表中的数据、报告周期内临床试验中的重大发现、非干预性研究的安全性发现、其他临床试验或研究的安全性信息、上市后的安全性发现、非临床数据、文献、其他DSUR、缺乏疗效、区域特有信息、最新披露的信息、整体安全性评估、重要风险总结、结论、附录等内容。

1. 执行摘要（Executive Summary）

执行摘要应提供DSUR中重要信息的简要说明，对后文所有内容进行概述，通常包含以下信息：简介、试验药、临床试验受试者预估的累计暴露量、是否获得上市批准、整体安全性评估的总结、重要风险总结、因安全性而采取的措施和结论等。

2. 前言（Introduction）

前言通常包含国际研发诞生日（Development International Birth Date，DIBD）或国际诞生日（International Birth Date，IBD）、报告周期和序列号等信息。前言的部分内容会与执行摘要重复，在翻译时需要相互参考。

3. 全球上市批准情况(Worldwide Marketing Approval Status)

该部分简要总结首次批准日期、适应证、批准的剂量和批准国家或地区(如适用)等信息。

4. 报告周期内因安全性而采取的措施(Actions Taken in the Reporting Period for Safety Reasons)

这部分应简要说明DSUR周期内申办者、监管机构、数据监查委员会或伦理委员会采取的与安全性相关的措施,同时报告对临床试验或整体临床研发计划造成影响的重大具体措施。

5. 安全性参考信息的变更(Changes to Reference Safety Information)

该部分应列出DSUR周期内研究者手册及其他安全性参考信息的重大安全性相关变更,具体信息会在适当章节中列出。

6. 报告周期内正在进行和已完成的临床试验清单(Inventory of Clinical Trials Ongoing and Completed during the Reporting Period)

该清单简要概述报告周期内申办者正在进行和已完成的临床试验,详细信息会通过表格在附录中列出,翻译时要确保前后内容的一致性。

7. 预估的累计暴露量(Estimated Cumulative Exposure)

该部分分别提供临床试验中和上市后的累计暴露量情况。

8. 行列表及汇总表中的数据(Data in Line Listings and Summary Tabulations)

该数据通过列表说明重要临床安全性信息。

9. 报告周期内临床试验中的重大发现(Significant Findings from Clinical Trials during the Reporting Period)

在适当情况下,该部分会按照适应证类型提供内容。

10. 非干预性研究的安全性发现(Safety Findings from Non-interventional Studies)

该部分应对DSUR周期内获得的非干预性研究中安全性相关信息进行总结,如观察性研究、流行病学研究、注册登记研究和主动监测项目等。

11. 其他临床试验或研究的安全性信息(Other Clinical Trial or Study Safety Information)

该部分对申办者在报告周期内获得的其他临床试验或研究相关的安全性信息进行总结,如随机临床试验的合并分析或荟萃分析的结果、共同研发合作者或研究者发起试验的安全性信息等。

12. 上市后的安全性发现(Safety Findings from Marketing Experience)

如果药物已在任何国家批准上市,那么该部分简要总结药物上市后在报告周期内获得的主要安全性发现,尤其是导致产品说明书、研究者手册或知情同意文件的内容发生变更,或者修订产品风险管理计划的发现。

13. 非临床数据(Non-clinical Data)

该部分对报告周期内正在进行或已完成的非临床体内和体外研究(如致癌性、生殖或免疫毒性研究等)的主要安全性发现进行总结。

14. 文献(Literature)

文献对申办者在报告周期内获得的发表在科学文献或呈现在未发表的科学文稿中与试验药相关的新增且有意义的安全性发现进行总结。

15. 其他DSUR(Other DSURs)

在通常情况下,申办者对单个试验药只需准备一份DSUR。但是,如果申办者对单个试验药准备了多份DSUR(如为了不同的适应证、研发计划或剂型等),则该部分总结其他DSUR中的重大发现。在可行的情况下,申办者总结报告周期内其他申办者针对相同试验药开展的临床试验中的重大发现。

16. 缺乏疗效(Lack of Efficacy)

对于治疗严重或危及生命疾病的试验药,数据表明缺乏疗效,或相比于现有治疗缺乏疗效,反映出对临床试验受试者具有重大风险的数据,应在该部分予以总结。

17. 区域特有信息(Region-Specific Information)

该信息符合国家或地区要求,并且可在DSUR的附录中被提供。

18. 最新披露的信息(Late-Breaking Information)

该部分对数据锁定点之后,但仍然在该DSUR准备期间出现的潜在重要安全性发现进行总结。

19. 整体安全性评估(Overall Safety Assessment)

整体安全性评估是相对于原有试验药的认识,对报告周期内新获得的相关的临床、非流行病学信息进行简明完整的评估。

20. 重要风险总结(Summary of Important Risks)

该部分简要说明重要的已确认和潜在风险,通常采用叙述方式或表格形式对风险进行描述。

21. 结论(Conclusions)

结论内容与执行摘要内容会有重复,在翻译时务必确保译文的一致性。

22\. 附录(Appendices or Appendix)

附录包括研究者手册、重要监管要求汇总表、正在进行和已完成的临床试验情况、人口统计学信息的累计汇总表、严重不良反应行列表、严重不良事件的累计汇总表、文献或论文摘要。

区域附录通常分为EU和UK附录、US附录、CN附录等。EU和UK附录、US附录包括严重不良反应的累计汇总表、报告周期内死亡受试者列表、报告周期内退出研究的受试者列表、与美国新药临床试验申请(Investigational New Drug,IND)相关的对I期试验方案的重大修订、重大生产变更、与美国相关的下一年总体研究计划概要、与美国IND相关的未解决问题的记录。

CN附录包括严重不良反应累计汇总表,报告周期内境内因任何不良事件而退出临床试验的受试者列表,报告周期内发生的药物临床试验方案变更或者临床方面的新发现、非临床或者药学的变化或者新发现总结表,下一报告周期内研究计划总体概要。

(三)常见词汇

DSUR中的常见词汇有临床研发计划(clinical development programme)、已确认的风险(identified risk)、重要的已确认的风险(important identified risk)、重要的潜在风险(important potential risk)、试验药(investigational drug、investigational product、study drug,仅指用于临床试验或处于研发阶段的试验性药物)、研究用医药产品(investigational medicinal product,包括对照药和安慰剂)、估计的受试者累计暴露量(estimated cumulative subject exposure)、临床研发计划(clinical development programme)等。

(四)实例

【例1】 The cumulative global post-marketing patient exposure to ××× (600 mg or 400 mg daily), since launch on 22 June 2021 to 26 February 2024, has been estimated for a range between 2603 patient-years (at 600 mg per day) and 3904 patient-years (at 400 mg per day).

【原译】 自2021年6月22日至2024年2月26日推出以来,估计的×××全球累计上市后患者暴露量(每日600 mg或400 mg)约为2603患者年(600 mg/天)至3904患者年(400 mg/天)。

【改译】 自2021年6月22日至2024年2月26日上市以来,×××全球累计上市后患者暴露量(每日600 mg或400 mg)约为2603患者年(600 mg/天)至3904患者年(400 mg/天)。

【解析】 在本句中,launch译为"上市"更恰当。

【例2】 The patient delivered a female baby, 2466 g, measuring 48 cm.

【原译】 患者分娩了一名女婴，2466 g，身高48 cm。

【改译】 患者分娩了一名女婴，重2466 g，身长48 cm。

【解析】 对于婴儿，一般使用“身长”而非“身高”。

【例3】 The following have been identified as important potential risks: Testicular toxicity and Drug-Drug interactions (DDI), to be closely monitored as the clinical development programme progresses.

【原译】 确定了以下重要的潜在风险：睾丸毒性和药物相互作用（DDI），并随着临床研发计划的进展，将密切监测。

【改译】 确定了以下重要的潜在风险：睾丸毒性和药物相互作用（DDI），并将在临床研发计划中密切监测。

【解析】 “在临床研发计划中密切监测”是随着临床研发计划的进展监测。原译的翻译痕迹较重。改译更符合中文的表达习惯。

【例4】 All but one patient (99.5%) had prior exposure to either anti-PD1 or anti-PD-L1 therapy.

【原译】 除1例患者（99.5%）外，其余所有患者均接受过抗PD1或抗PD-L1治疗。

【改译】 除1例患者外，其余所有患者（99.5%）均接受过抗PD1或抗PD-L1治疗。

【解析】 原译将“（99.5%）”放在“1例患者”后面，明显不符合逻辑。在改译中，“（99.5%）”被放在“其余所有患者”后面，明确这个百分比是指除那1例患者之外的所有患者。

【例5】 The median time to CIADM onset was 12 weeks (interquartile range 6 ~ 24).

【原译】 中位至CIADM发作时间为12天（四分位距：6 ~ 24天）。

【改译】 中位至CIADM发作时间为12周（四分位距：6 ~ 24周）。

【解析】 原译将weeks错译为“天”，可能是译者没有认真看英文。改译为“周”是正确的。

【例6】 Of these, 6.4% experienced complete response.

【原译】 其中，6.4%的患者出现完全缓解。

【改译】 其中，6.4%的患者达到完全缓解。

【解析】 “达到完全缓解”这个搭配更常用。

【例7】 The frequency of treatment-related adverse events (TRAEs) ≥grade 3 was 18.0%, and mostly laboratory abnormalities.

【原译】 ≥3级治疗相关不良事件（TRAEs）的发生率为18.0%，主要为实验室异常。

【改译】 ≥3级治疗相关不良事件(TRAEs)的发生率为18.0%,主要为实验室检查结果异常。

【解析】 “实验室异常”可能被误解为实验室的设备或者操作出现问题,而不是患者的实验室检查结果出现异常。改译中的“主要为实验室检查结果异常”更准确地表达了原文的意思。

【例8】 Cumulative Summary Tabulation of Serious Adverse Events.

【原译】 严重不良事件的累计总结表。

【改译】 严重不良事件的汇总表。

【解析】 “汇总表”是NMPA官方网站的说法。翻译此类文件时,尽量采用官方使用的语言。

【例9】 Upon sponsor review, these amendments do not change the overall benefit-risk conclusions contained in the body of the ××× DSUR no. 09.

【原译】 申办者审查后,这些修订并未改变×××第09期DSUR正文中的整体获益-风险结论。

【改译】 申办者审查后确认,这些修订并未改变×××第09期DSUR正文中的整体获益-风险结论。

【解析】 原译对upon sponsor review进行直译,但表意模糊,可能让人理解为“申办者审查后,这些修订……”。改译更准确地表达了此句的意思。

【例10】 The updated regional appendices to reflect 2020-504-00CH3 as an open-label study, the updated appendix 4 and appendix 6 with correct cumulative patient exposure numbers including explanatory note for placebo numbers.

【原译】 本勘误表随附以下文件:更新后的区域附录(反映研究2020-504-00CH3为开放性研究)、更新后的附录4和附录6(具有正确的累计患者暴露量,包括安慰剂组数值的注释)。

【改译】 本勘误表随附以下文件:更新后的区域附录(反映研究2020-504-00CH3为开放性研究)、更新后的附录4和附录6(显示正确的累计患者暴露量,包括安慰剂组数值的注释)。

【解析】 改译主要修改with的译法。原译中“具有正确的累计患者暴露量”的表述不太符合中文表达习惯。改译为“显示正确的累计患者暴露量”。

【例11】 In each cohort, serum HMGB1 levels were significantly higher in patients with CIP.

【原译】 在每个队列中,CIP患者的血清HMGB1水平都显著较高。

【改译】 在每个队列中，CIP患者的血清HMGB1水平均显著较高。

【解析】 原译中“都显著较高”有些口语化，改译为“均显著较高”。

【例12】 ×××, underscoring the need for ongoing monitoring, with no further action currently required.

【原译】 ×××，需持续监测，目前无须采取进一步行动。

【改译】 ×××，需持续监测，目前无须采取进一步措施。

【解析】 原译将action译为“行动”，不符合语境，改译为“措施”。

【例13】 Observations were considered as a possibility of acute coronary syndrome.

【原译】 认为观察结果可能无急性冠脉综合征。

【改译】 认为观察结果可能是急性冠脉综合征。

【解析】 原译的意思与原文的意思相反，可能是译者的疏漏，改译是准确的。

【例14】 本期报告是××× Ⅱ/Ⅲ期临床试验第一个DSUR报告。

【原译】 This issue is the first DSUR report of the Phase Ⅱ/Ⅲ clinical trial on ×××.

【改译】 This is the first DSUR report of the Phase Ⅱ/Ⅲ clinical trial on ×××.

【解析】 原译中，this issue做主语可能会造成表达不清晰，issue通常指杂志、报纸的一期，或者一个问题或争议。改译中的this是一个更通用的指示代词，在这里它指的是本期报告，改译更准确。

【例15】 Ⅱ/Ⅲ期研究引入第三方独立数据监查委员会（IDMC）对临床试验过程、安全性数据和关键疗效指标的进展情况进行独立监查，并提出建议。

【原译】 A third-party Independent Data Monitoring Committee (IDMC) was introduced in the Phase Ⅱ/Ⅲ study to independently monitor the progress of clinical trial process, safety data, and key efficacy indicators and to make recommendations.

【改译】 A third-party Independent Data Monitoring Committee (IDMC) was introduced in the Phase Ⅱ/Ⅲ study to independently monitor the progress of clinical trial process, safety data, and key efficacy variables and to make recommendations.

【解析】 “疗效指标”常用efficacy variables，而不是efficacy indicators。

【例16】 报告期内的严重不良反应列表。

【原译】 Listing of Serious Adverse Reactions During the Reporting Interval.

【改译】 Listing of Serious Adverse Reactions During the Reporting Period.

【解析】 报告期的常用英文为reporting period，而不是reporting interval。

【例17】 ×××雾化吸入剂重复吸入给予SD大鼠4周和恢复期4周的毒性试验结果显示，

在×××≤49.570±5.205 mg/kg的剂量下，动物给药后未见全身毒性反应和毒性靶器官。

【原译】 The results of toxicity testing of ××× given by repeated inhalation to SD rats for 4 weeks and with recovery period of 4 weeks showed that no systemic toxicity reactions and no toxicity target organs were observed in rats after administration of ××× at doses of ≤49.570 ± 5.205 mg/kg.

【改译】 The results of toxicity study of ××× given by repeated inhalation to SD rats for 4 weeks and with recovery period of 4 weeks showed that no systemic toxicity reactions and no toxicity target organs were observed in rats after administration of ××× at doses of ≤49.570 ± 5.205 mg/kg.

【解析】 在"毒性试验"的语境下应是toxicity study。

【例18】 目前，未有多肽新型冠状病毒膜融合抑制剂药物上市。

【原译】 Currently, no peptide COVID−19 membrane fusion inhibitors have been marketed.

【改译】 Currently, no peptide SARS−CoV−2 membrane fusion inhibitors have been marketed.

【解析】 新型冠状病毒的英文是SARS−CoV−2，而不是COVID−19。

【例19】 进行中的Ⅱ/Ⅲ期第一阶段(Ⅱ期)未发生严重不良反应，未发生SUSAR及死亡事件。

【原译】 No serious adverse reactions, no SUSARs and no deaths occurred in the ongoing Phase Ⅱ/Ⅲ Phase I (Phase Ⅱ).

【改译】 No serious adverse reactions, no SUSARs and no deaths occurred in the ongoing Phase Ⅱ/Ⅲ Stage I (Phase Ⅱ).

【解析】 原译中，"阶段"一词采用了phase，与前面的phase Ⅱ/Ⅲ混淆，会让读者感到困惑，改译为stage更清晰、准确。

【例20】 适应证：治疗轻中度×××病毒感染。

【原译】 Indication(s): The Treatment of Mild to Moderate ××× Infection.

【改译】 Indication(s): Treatment of Mild to Moderate ××× Infection.

【解析】 在此句中，并不是指某种特定的治疗方法，因此删掉the。

【例21】 ×××一般毒理试验、遗传毒理试验及特殊毒理试验未见全身毒性反应、毒性靶器官、遗传毒性及引起过敏反应。

【原译】 The general toxicological test, genotoxicity test and special toxicological test on ××× did not show systemic toxicity, toxic target organs, genotoxicity or allergic reactions.

【改译】 The general toxicological test, genotoxicity test and special toxicological test on ××× did not show any systemic toxicity, toxic target organs, genotoxicity or allergic reactions.

【解析】 改译中增加any,起到强调的作用,表示这种药物没有任何全身毒性反应等,改译表述更加明确。

八、《监管活动医学词典》简介

(一)《监管活动医学词典》的起源

在MedDRA诞生之前,虽然已有较多的医药术语词典,但缺乏专为医药管理而设计的国际通用词典。许多机构将一些国际通用的不良反应医药术语词典和疾病分类结合起来进行医药管理数据的处理,如欧洲国家大多使用世界卫生组织不良反应术语集(World Health Organization Adverse Reaction Terminology,WHO-ART)和第9版国际疾病分类(International Classification of Diseases,9th Edition/Revision,ICD-9);美国使用FDA编撰的试验研究的临床信息系统(Clinical Informatics System for Trials and Research,CISTAR)和第九版国际疾病分类临床修订版(International Classification of Diseases Clinical Modification of 9th,ICD-9-CM);日本使用日本不良反应术语集(Japanese Adverse Reaction Terminology,J-ART)等。但是,这些词典收录的词条有限且不能满足医药管理的特殊性,更重要的是多本词典的应用不利于区域或国家之间的学术交流,并给数据转换、检索和分析带来诸多问题。

基于上述问题,1994年10月,ICH指导委员会成立医学术语(Medical Terminology)专家工作组,着手编撰一本以医药管理为目的的国际标准词典。MedDRA 1.0测试版本是在MedDRA 1.0(Medical Dictionary for Drug Regulatory Affairs)的基础上编撰的,MedDRA 1.0的前身是英国医药管理局(Medicine Control Agency,MCA)编制的医药术语词典。在医学术语专家工作组的努力下,1996年2月MedDRA 1.5发布,1997年7月MedDRA 2.0公布并更名为MedDRA,同时ICH第4次会议通过其为可执行版本。至此,MedDRA正式诞生。

(二)了解MedDRA

1. MedDRA的出版

MedDRA的全称为Medical Dictionary for Regulatory Activities,即"监管活动医学词典",是ICH开发的一本丰富且高度具体的标准化医疗术语集。

MedDRA的所有权在ICH指导委员会的授权下归属于国际制药工业协会联合会(International Federation of Pharmaceutical Manufacturers Associations,IFPMA),1998年11月IFPMA在ICH的监督下选择TRW公司作为MedDRA长期维护、更新与发展并向用户发布产品、提供支持服务等的公司。

2001年之前，MedDRA每年更新4次。自2001年起，MedDRA每半年（每年3月和9月）更新一次。截至2023年6月，MedDRA已经更新到26.0版本（于2023年3月发布），其中系统器官分类（System Organ Class，SOC）术语已增至27个。目前，MedDRA有19种语言的版本。MedDRA各语种版本的发布时间如图4-4所示。

2. MedDRA的应用

MedDRA整合了国际疾病分类（ICD）电子辞典、WHO不良反应术语集（WHO-ART）等，可用于医药产品的研发与应用的整个周期的行政管理，以及对医学信息进行分类、检索、报告和信息交流。MedDRA的目标是提供一个全面、特异的术语集，简化药事管理过程，促进管理过程的标准化。MedDRA对于新药上市前后不良事件报告的电子传输及临床试验数据中的医学信息标准化尤为重要。

MedDRA主要是新药注册用的医学词典，其适用对象是在政府管辖下的全部医疗诊断产品相关的安全报告。当前，使用MedDRA的国家有日本、美国、加拿大、澳大利亚和欧盟国家，其中，欧盟、日本对不良反应报告提出了更具体的要求，如报告中必须使用MedDRA编码等。

截至2020年12月，超过6800家订阅机构订阅MedDRA，遍布127个国家，其中中国的使用量位居第二。图4-5为MedDRA的全球订阅情况。

MedDRA是供监管机构和被监管的生物制药行业使用的临床验证的国际医学术语集，在产品上市前到上市后的整个监管过程中，用于数据的录入、检索、评价和展示。MedDRA覆盖的产品包括药品、生物制品、疫苗和药物器械综合产品，包含体征、症状、疾病、诊断、适应证、各类检查名称和定性结果、用药错误与产品质量、各种手术及医疗操作、该病史、社会史、家族史等术语。MedDRA适用的药品开发周期见图4-6。

MedDRA可应用于监管部门和企业的数据库、个例安全报告和安全性总结、临床研究报告、研究者手册、公司核心安全信息、上市申请、出版物、处方信息、广告等方面。

MedDRA的优点是具有极大的数据量和极宽的范围，编码可以深入低水平术语这一最低等级，而且MedDRA大量的首选术语和低水平术语可以为编码者提供更多的选择，编码的结果更加准确。同时，MedDRA能为药品所涉及的合并疾病与病史进行编码，不必借助其他系统。然而，MedDRA也有缺点，其不能离开计算机，查询与检索都要借助计算机来完成。

MedDRA的成功不仅取决于长期维护，而且能随着医学及科学的进步和管理环境的变化与时俱进。目前，MedDRA已经有十几种语言的版本，并在世界范围内广泛应用于监管机构、学术组织及医疗健康相关的组织和企业。

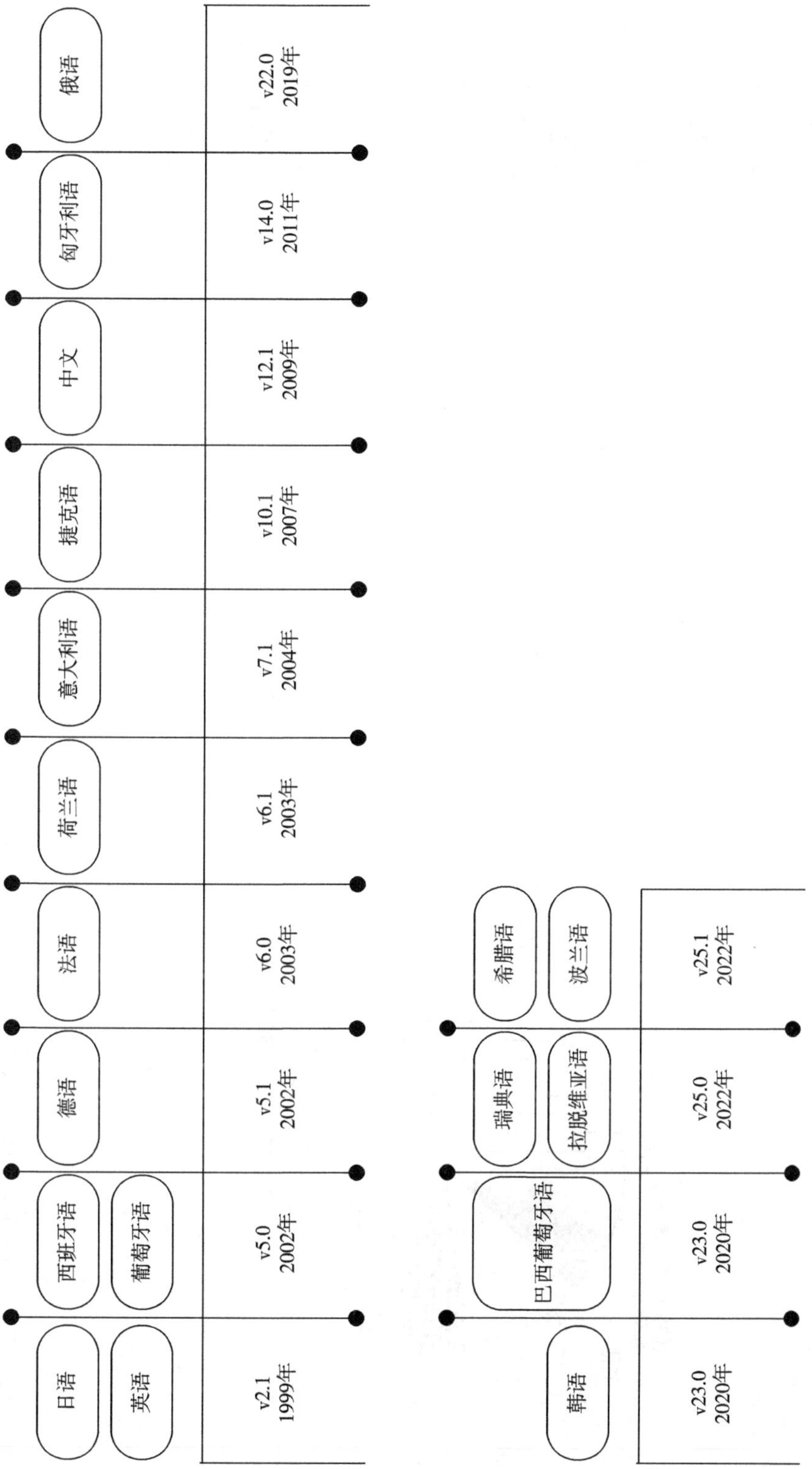

图4-4　MedDRA各语种版本的发布时间

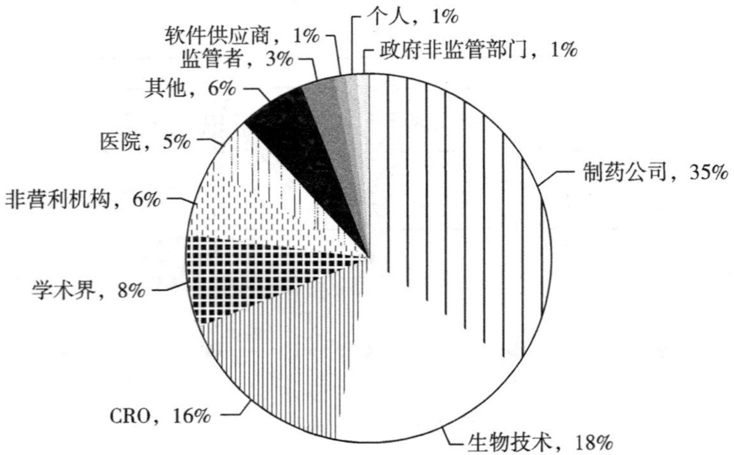

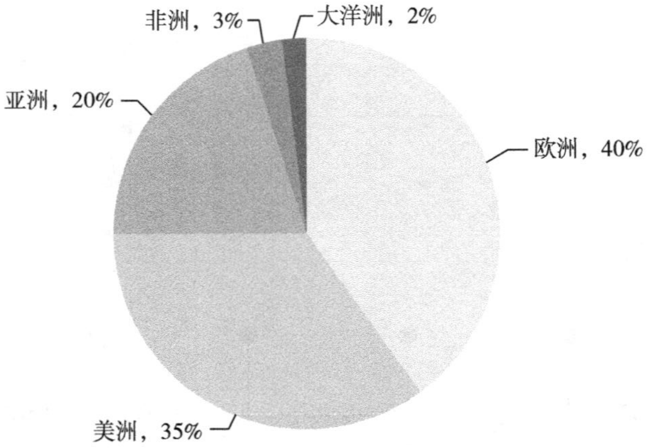

国家	次数/次
美国	1769
中国	629
德国	345
英国	338
法国	258
意大利	211
韩国	189
西班牙	158
加拿大	145
印度	121
澳大利亚	113
荷兰	109
瑞士	104
埃及	97
瑞典	97
俄罗斯	81
波兰	76
比利时	65
丹麦	59
以色列	58
吉塞尔	57
葡萄牙	54
巴西	53
爱尔兰	51

图4-5　MedDRA的全球订阅情况

资料来源：阿肝正传《MedDRA：监管活动医学词典》，https://zhuanlan.zhihu.com/p/613859414。

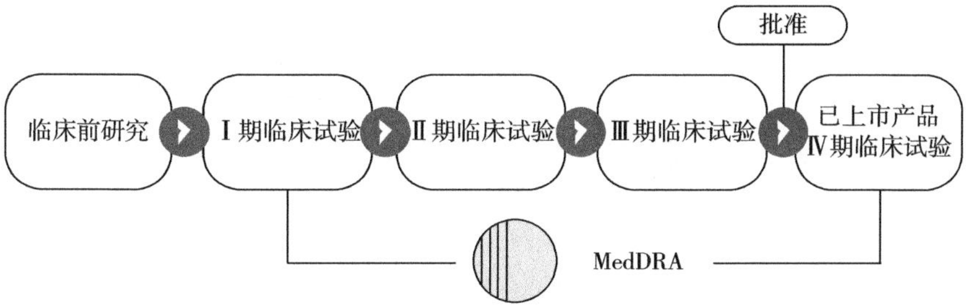

图4-6　MedDRA适用的药品开发周期

（三）MedDRA的内容

1. 术语范围

MedDRA包括体征、症状、疾病、综合征、治疗指征或适应证、实验室和临床检查的名称及定性结果、外科和内科治疗过程、疾病史、家族史、社会学特征等方面的医疗术语，但不包括药品或产品名称，设备、仪器、诊断产品名称，研究设计，人口统计学特征，如性别、年龄、种族等用语。

2. MedDRA的结构特征

MedDRA不同于之前医学术语词典的最大特点是它的分层性和多轴性。

（1）分层性。MedDRA共有5层结构（见图4-7），其从上至下依次为系统器官分类、高位组语（High Level Group Term，HLGT）、高位语（High Level Term，HLT）、首选语（Preferred Term，PT）、最低位语（Lowest Level Term，LLT）。

越高的分层包含的词条数目越少，每个词条的范围越广。无论MedDRA中的词条处于哪一层，均对应一个8位数的编码。这些编码不同于ICD系列的编码，它们无任何特殊意义，只是编码而已。例如，SOC：Cardiac disorders (10007541)；HLGT：Coronary artery disorders (10011082)；HLT：Ischacmic coronary artery disorders (10011085)；PT：Acute myocardial infarction (10000891)；LLT：Acute myocardial infarction，true posterior wall infarction (10000924)。

SOC居于分层结构的顶端，共有27个。SOC的命名方式有：①以解剖部位或系统命名，如胃肠道疾病、心脏疾病、血液或淋巴系统疾病、免疫系统疾病等；②以病因或病理学分类命名，如感染性疾病、肿瘤等；③目的命名法，如检查、内外科治疗过程、社会环境等。SOC的排序有两种：一是按照英文字母顺序排序；二是按照国际惯例排序，如表4-4所示。每个SOC划分为若干HLGT，每个HLGT又分若干HLT，每个HLT下又有若干PT。

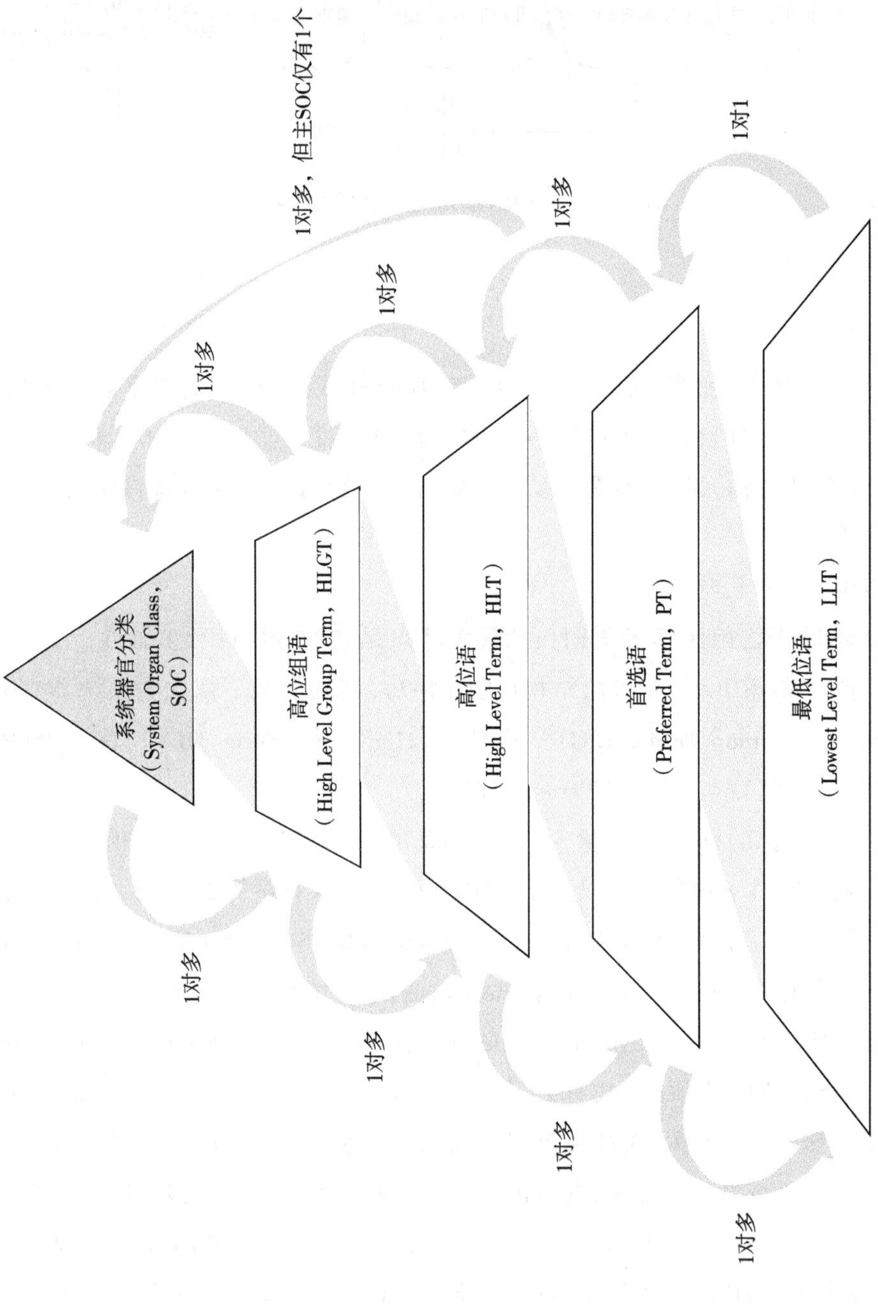

图4-7 MedDRA的分层结构

表 4-4　MedDRA 术语 SOC 按国际惯例排序

SOC：Infections and infestations	感染及侵染类疾病
SOC：Neoplasms benign, malignant and unspecified (incl cysts and polyps)	良性、恶性及性质不明的肿瘤（包括囊状和息肉状）
SOC：Blood and lymphatic system disorders	血液及淋巴系统疾病
SOC：Immune system disorders	免疫系统疾病
SOC：Endocrine disorders	内分泌系统疾病
SOC：Metabolism and nutrition disorders	代谢疾病和营养不良
SOC：Psychiatric disorders	精神病类
SOC：Nervous system disorders	神经系统疾病
SOC：Eye disorders	眼器官疾病
SOC：Ear and labyrinth disorders	耳及迷路类疾病
SOC：Cardiac disorders	心脏器官疾病
SOC：Vascular disorders	血管与淋巴管类疾病
SOC：Respiratory, thoracic and mediastinal disorders	呼吸系统、胸及纵隔疾病
SOC：Gastrointestinal disorders	胃肠系统疾病
SOC：Hepatobiliary disorders	肝胆系统疾病
SOC：Skin and subcutaneous tissue disorders	皮肤及皮下组织类疾病
SOC：Musculoskeletal and connective tissue disorders	各种肌肉骨骼及结缔组织疾病
SOC：Renal and urinary disorders	肾脏及泌尿系统疾病
SOC：Pregnancy, puerperium and perinatal conditions	妊娠期、产褥期和围产期疾病
SOC：Reproductive system and breast disorders	生殖系统和乳腺疾病
SOC：Congenital, familial and genetic disorders	各种先天性家族性遗传性疾病
SOC：General disorders and administration site conditions	全身性疾病及给药部位各种反应
SOC：Investigations	各类检查
SOC：Injury, poisoning and procedural complications	各类损伤、中毒及手术并发症
SOC：Surgical and medical procedures	各种手术及医疗操作
SOC：Social circumstances	社会环境
SOC：Product issues	产品问题

（2）多轴性。MedDRA 的多轴性体现在一个 PT 词条并非只能对应一个 SOC，它可以通过其他 HLT 和 HLGT 途径对应多个 SOC。在 PT 及以上分层中，各层与其上一层之间词条的关系不一定是单一从属的，即一个 PT 可以对应多个 HLT，一个 HLT 也可以对应多个

HLGT,一个HLGT又可以分属于不同的SOC。

从图4-7的左侧看,每个SOC划分为若干高位组语,每个高位组语下辖若干高位语,每个高位语下又有若干首选语,首选语下辖若干最低位语。从图4-7的右侧看,在首选语及以上分层中,各层与其上一层之间词条的关系不一定是单一从属的,即一个首选语可以对应多个高位语,一个高位语也可以对应多个高位组语,一个高位组语又可以分属于不同的SOC。但是,一个最低位语词条只能对应一个首选语,一个首选语词条可以对应多个最低位语。下面举例说明MedDRA的多轴性,一个首选语可以对应多个高位语、高位组语和SOC。MedDRA的多轴性如图4-8所示。

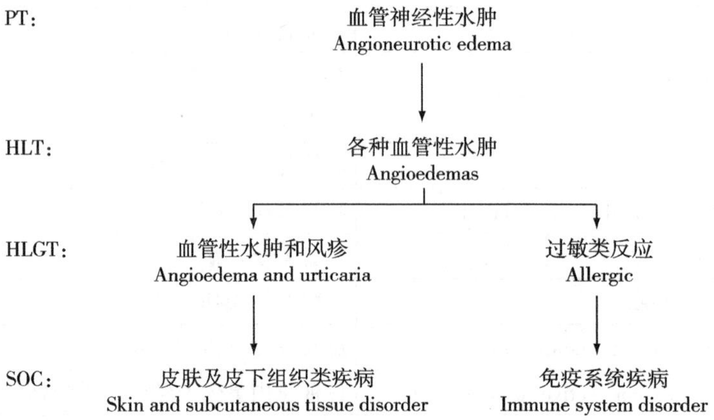

图4-8　MedDRA的多轴性

MedDRA通过5层结构进行归属和关联,AE编码时可根据AE的名称、过程等选择合适的组别进行检索。其中,每一个低位术语只能连接到一个首选术语,而一个首选术语可关联多个上一等级的术语,最终一个首选术语可关联至多个SOC。这一特性被称为MedDRA的多轴性。

(3)LLT与PT之间的关系。LLT是分层结构的最底层,其用语未经过规范化,更接近日常所用的词语,甚至包含一些方言或俚语,因此更适用于原始资料的编码。PT处于次底层,其不同于LLT的最大特点是用语是规范化的。一个LLT词条只能对应一个PT,但一个PT词条可以对应多个LLT,它们之间的关系有以下5种。①两个词语完全相同。为了数据输入,一个LLT与其PT术语完全相同,如PT:Dementia Alzheimer's type and its subordinate;LLT:Dementia Alzheimer's type。在这种情况下,LLT和母体PT具有相同的MedDRA代码,但出现在两个级别。②同义。PT中固有的同一概念的不同术语,如PT:Arthritis and its subordinate;LLT:Joint inflammation。③词汇表达形式差异,即同一表达的不同词形，其中包括全名与缩写及直接词序与倒序词序，如缩写、单词顺序颠倒，PT：Acquired immunodeficiency syndrome and its subordinate；LLT：AIDS；PT：Biopsy tongue and its subordinate；LLT：Tongue biopsy。④准同义。准同义词是与另一个术语的含义不完全相同的术语，虽然两个词语之间的确存在差别，但对管理或注册无影响，故在给定术语中被视为同义词，其中包括部位和偏侧性描述，如LLT含具体发病部位和偏侧性描述，但PT没有。PT：Otitis externa and its subordinate；LT：Bilateral otitis externa。⑤从属关系。父PT概念由子概念LLT表示，属性概念由LLT提供更详细的信息，如解剖特异性，PT：Contusion；LLT：Bruising of face or Bruising of leg。LLT与PT之间的关系如图4-9所示。

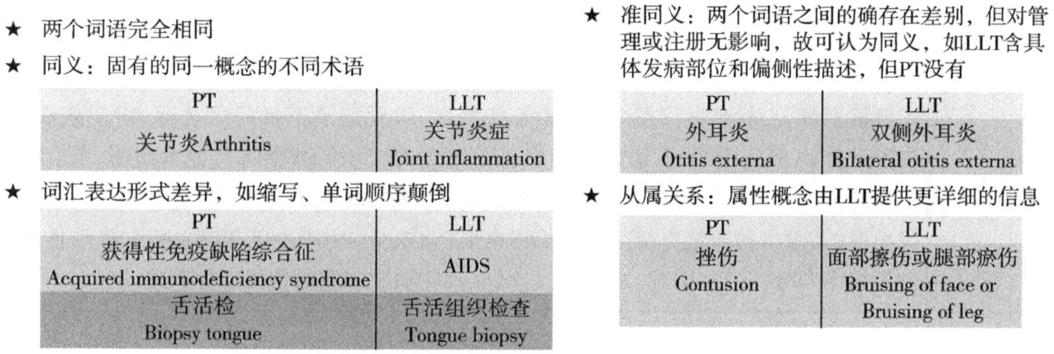

图4-9　LLT与PT之间的关系

综上，LLT和PT层主要用于数据的编码，而HLT、HLGT和SOC层主要用于数据的检索。

（四）MedDRA与其他医学术语词典

MedDRA囊括6个医学术语词典的术语，即WHO-ART、ICD-9、ICD-9-CM、CISTAR、J-ART和德国赫切斯特不良反应术语集（Hechest Adverse Reaction Terminology，HART）。在MedDRA中，如果LLT和PT层的词条在上述词典中存在，则会列出相应词典的相应编码，这样会将原本按其他词典编码的数据转化为MedDRA编码。MedDRA与WHO-ART的对比如表4-5所示。

表4-5　MedDRA与WHO-ART对比

项目	MedDRA	WHO-ART
术语数量	具有极大的数据量和极广的范围。	首选术语和总术语的数量均较少。

续表

项目	MedDRA	WHO-ART
层级结构	5级术语：SOC、HLGT、HLT、PT、LLT。	4级术语：SOC、HLT、PT、IT。
术语编码	术语编码本身不包含任何信息。	依据术语编码能够很容易分辨出术语所属层级。
应用优势	①收录术语范围极广，大量术语便于编码人员准确编码；②能够为药品涉及的合并疾病与病史进行编码，不必借助其他系统；③SMQ便于对数据进行检索，不遗漏相关术语，有利于分析药物警戒中的药物安全性问题；④定期更新。	①术语量较少，方便打印成纸质版进行参考，使用时可脱离计算机；②术语较少，在不良反应数据的挖掘与信号预警方面具有很大优势，可以使信号相对集中，提高信号检出的灵敏性；③确定需要特别关注的重点术语，提示需要重点关注的安全性信息，使信号筛选更具针对性。
现存问题	①数据量较大，对其进行查询与检索都需要借助计算机来完成；②术语相对较多，信号挖掘时可能会使信号发散，降低信号检出的灵敏性；③版本的频繁更新可能会给不良事件的编码和分析带来困难。	①主要记录不良反应名称，对于疾病和病史的编码需要参考其他术语集，如ICD等；②中文版本难以找到官方版本，不便于非专业人员使用；③官方英文版本已停止更新；④缺少细致的使用指导原则。

相对于其他医学术语词典而言，MedDRA所含术语比较全面，其词条数目极为庞大。MedDRA 6.0含有16 341个PTs和58 560个LLTs，而WHO-ART仅含有1700个左右，CISTAR仅有约1200个。

（五）MedDRA在中国的实施情况

2018年1月25日，国家食品药品监督管理总局发布批准使用ICH二级指导原则的公告。[1]在公告中，要求自2018年5月1日起，药物临床研究期间报告严重且非预期的药品不良反应适用《E2A：临床安全数据的管理：快速报告的定义和标准》《M1：监管活动医学词典（MedDRA）》和《E2B（R3）：临床安全数据的管理：个例安全报告传输的数据元素》。至此，国家相关管理部门已经正式要求在中国国内药品不良反应的报告中使用MedDRA用词。自2019年7月1日起，报告上市后药品不良反应可适用《M1：监管活动医学词典（MedDRA）》和《E2B（R3）：临床安全数据的管理：个例安全报告传输的数据元素》的要求。自2022年7月1日起，报告上市后药品不良反应适用以上技术指导原则（见图4–10）。

[1] 国家食品药品监督管理总局．关于适用国际人用药品注册技术协调会二级指导原则的公告[EB/OL]．(2018-01-25)[2024-06-18]．https://www.nmpa.gov.cn/zhuanti/ypqxgg/ggzhcfg/20180125175101846.html.

相信MedDRA用词编码工作在中国的推行落地，必将对我国药品不良反应事件的规范管理、统计分析，乃至整个临床试验和药物警戒数据的标准化、规范化运作产生深远、积极的影响。

食品药品监管总局关于适用国际人用药品注册技术协调会二级指导原则的公告（2018年第10号）

发布时间：2018-01-25

为落实中共中央办公厅、国务院办公厅《关于深化审评审批制度改革鼓励药品医疗器械创新的意见》（厅字〔2017〕42号）精神，鼓励药品创新，推动药品注册技术标准国际接轨，加快药品审评审批，加强药品全生命周期管理，食品药品监管总局决定适用《M4：人用药物注册申请通用技术文档（CTD）》《E2A：临床安全数据的管理：快速报告的定义和标准》《E2D：上市后安全数据的管理：快速报告的定义和标准》《M1：监管活动医学词典（MedDRA）》和《E2B（R3）：临床安全数据的管理：个例安全报告传输的数据元素》五个国际人用药品注册技术协调会（ICH）二级指导原则。现就有关事项公告如下。

一、自2018年2月1日起，化学药品注册分类1类、5.1类以及治疗用生物制品1类和预防用生物制品1类注册申请适用《M4：人用药物注册申请通用技术文档（CTD）》。其中，《M4：人用药物注册申请通用技术文档（CTD）》包括《M4（R4）：人用药物注册申请通用技术文档的组织》《人用药物注册通用技术文档：行政管理信息》《M4Q（R1）：人用药物注册通用技术文档：药学部分》《M4S（R2）：人用药物注册通用技术文档：安全性部分》和《M4E（R2）：人用药物注册通用技术文档：有效性部分》。

二、自2018年5月1日起，药物临床研究期间报告严重且非预期的药品不良反应适用《E2A：临床安全数据的管理：快速报告的定义和标准》《M1：监管活动医学词典（MedDRA）》和《E2B（R3）：临床安全数据的管理：个例安全报告传输的数据元素》。

三、自2018年7月1日起，报告上市后药品不良反应适用《E2D：上市后安全数据的管理：快速报告的定义和标准》。

四、自2019年7月1日起，报告上市后药品不良反应可适用《M1：监管活动医学词典（MedDRA）》和《E2B（R3）：临床安全数据的管理：个例安全报告传输的数据元素》的要求。自2022年7月1日起，报告上市后药品不良反应适用以上技术指导原则。

五、相关技术指导原则可在国家食品药品监督管理总局药品审评中心网站查询。国家食品药品监督管理总局药品审评中心做好本公告实施过程中的相关技术指导工作。

特此公告。

食品药品监管总局

2018年1月25日

图4-10　国家食品药品监督管理总局关于适用国际人用药品注册技术协调会二级指导原则的公告

第五章　医学相关文件翻译实务

在医学翻译领域，除了CTD文件之外，还有很多其他文件也非常重要。本章中，我们将对医疗器械、体外诊断试剂、药政法规指导原则、科技论文等相关文件的翻译要点进行阐述，包括对内容的理解和表达、参考文献的搜索与使用等方法。

第一节　医疗器械文件的翻译技巧

一、医疗器械注册资料简介

医疗器械注册资料包括综述文件（概述、产品描述、适用范围和禁忌证），非临床资料（产品风险管理资料、医疗器械安全和性能基本原则清单、产品技术要求及检验报告、研究资料、非临床文献、稳定性研究），临床评价资料，产品说明书和标签，质量管理体系文件（生产制造信息、质量管理体系程序、管理职责程序、资源管理程序、产品实现程序、质量管理体系的测量、分析和改进程序、其他质量体系程序信息、质量管理体系核查文件）等。国家药品监督管理局医疗器械技术审评中心对相关的法规和技术文件及流程都有公开的信息，可查看官方网站，以及器审云课堂、“中国器审”微信公众号等。

医疗器械注册资料的部分内容与药品注册资料内容的表达要求类似，如非临床资料、临床评价资料等。对于这些内容，本节将不再赘述。下面将重点介绍医疗器械产品注册资料翻译的一些特点和技巧。

二、医疗器械注册资料中的常见词汇

医疗器械注册资料中的常见词汇翻译见表5-1。

表5-1　医疗器械注册资料中的常见词汇翻译

英文	中文
Sponsor	委托方
Technical requirements	技术要求
Pass	符合

续表

英文	中文
Model	型号
Registrant	注册人
Test items	检测项目
National standard	国家标准
Risk management file	风险管理文档
Clinical performance	临床性能
Comparable medical device	对比器械
Device deficiency	器械缺陷
Adverse Device Effect, ADE	器械不良事件
Unanticipated Serious Adverse Device Effect, USADE	非预期的器械相关严重不良事件
Anticipated Serious Adverse Device Effect, ASADE	预期的器械相关严重不良事件
Validation	确认
Malfunction	故障

三、实例

【例1】 Device deficiencies will be reported to ××× within 1 business day after the investigator determines that the event meets the protocol definition of a medical device deficiency.

【原译】 器械缺陷将在研究者确定事件符合医疗器械缺陷的方案定义后1个工作日内报告给×××。

【改译】 器械缺陷将在研究者确定事件符合方案定义的医疗器械缺陷后1个工作日内报告给×××。

【解析】 原译和改译的主要区别是"医疗器械缺陷的方案定义"和"方案定义的医疗器械缺陷"。由于将修饰语放在前更符合中文的表达习惯,因此改译后更清晰、准确。

【例2】 Occasional excursions are to be expected and as the samples were all taken in air locks and will subsequently not pose a risk to product.

【原译】 预期会出现偶尔的偏移,因为样品均在气闸室中采样,因此不会对产品产生风险。

【改译】 预期偶尔会出现偏移,因为样品均在气闸室中采样,因此不会对产品产生风险。

【解析】 改译中的"预期偶尔会出现偏移"更符合中文的表达习惯。

【例3】 A single action limit excursion occurred among the passive air samples in ISO

Class 7 bulk manufacturing and filling rooms.

【原译】 在ISO 7级散装生产和灌装室内的被动空气样品中，发生一次纠偏限度偏移。

【改译】 在ISO 7级散装生产和灌装室内的空气沉降菌样品中，发生一次纠偏限度偏移。

【解析】 此句来自有关环境监测偏差调查总结的文件，因此考虑passive air samples应该是“空气沉降菌样品”。

【例4】 The occasions are spread throughout the first three quarters of the year.

【原译】 这些偏移分布在2023年的前三个季度。

【改译】 这些偏移发生在2023年的前三个季度。

【解析】 原译中，将spread直译为“分布”，改译中改为“发生”，更符合此句的语境。

【例5】 pH shall be within the range of 6.0 ~ 7.5.

【原译】 pH应在6.0 ~ 7.5范围内。

【改译】 pH值应在6.0 ~ 7.5范围内。

【解析】 pH表示溶液的酸碱度。在中文里，通常会在pH后面加上“值”来表示具体的酸碱度。改译更符合中文的表达习惯。

【例6】 The result obtained was 318 μg/100 cm2.

【原译】 所得结果为318 μg/100 cm2。

【改译】 所得结果为318 μg/100 cm^2。

【解析】 在英译中时会遇到cm2，这可能是原文格式错误，其中2应该是上标，因此改译中改为cm^2。

【例7】 The information and the data reported in this report indicate that the requirements for the aseptic manufacturing operations of ××× atch size 44 000 units, were successfully satisfied.

【原译】 本报告中报告的信息和数据表明，×××：44 000个单位的无菌生产操作要求已成功满足。

【改译】 本报告中报告的信息和数据表明，×××：44 000个单位的无菌生产操作符合要求。

【解析】 原译中的“已成功满足”是对successfully satisfied的直译，改译后的“符合要求”更符合语境。

【例8】 The first is the air between the inner wall of the component to be depyrogenated and the outer wall of the bottle containing the endotoxin, and the second is the wall of the bottle itself.

【原译】 第一种阻力是待去热原组件内壁与装有内毒素的接种瓶外壁之间的空气，第二种电阻是接种瓶本身的内壁。

【改译】 第一种阻力是待去热原组件内壁与装有内毒素的接种瓶外壁之间的空气，第二种阻力是接种瓶本身的内壁。

【解析】 原译中的“电阻”应该是误译，应翻译为“阻力”。

【例9】 ×××, this confirms the good sizing of the heating phase with a minimum duration of 75 minutes, this result was also confirmed by the results obtained from the ××× study.

【原译】 ×××，这证实了加热阶段的最佳尺寸，最短持续时间为75分钟，这一结果也得到了×××研究结果的证实。

【改译】 ×××，这证实了加热阶段的最佳时间范围，最短持续时间为75分钟，这一结果也得到了×××研究结果的证实。

【解析】 原译中，将good sizing直译为“最佳尺寸”，明显与语境不符。由于后面的内容是描述时间，因此改为“最佳时间范围”。

【例10】 At the end of sterilization, the solution was brought to a temperature of about 50°C.

【原译】 灭菌结束后，溶液温度升至约50℃。

【改译】 灭菌结束后，溶液温度降至约50℃。

【解析】 如果只看brought to a temperature of about 50°C，那么看不出是升温还是降温。查看此句前面的内容可知，是在温度≥121℃下灭菌，所以应该是“降至”，改译为“降至约50℃”。

【例11】 All injection sites appeared normal immediately following injection.

【原译】 注射后，所有注射部位立即显示正常。

【改译】 注射后立即观察，所有注射部位显示正常。

【解析】 改译强调观察动作的时间是“立即”，更准确地表达原文的意思。

【例12】 Medical Device class Ⅲ.

【原译】 医疗器械Ⅲ级。

【改译】 Ⅲ类医疗器械。

【解析】 此处指医疗器械的分类，不是分级。第三类医疗器械是冠状动脉支架、心脏瓣膜等高度风险性医疗器械。

【例13】 Sterilization of equipment and filled in syringes (1° package) or syringes/pouches or blisters (2° package).

【原译】 设备灭菌，并灌装在注射器（1°包装）或注射器/小袋或泡罩（2°包装）中。

【改译】 设备灭菌，并灌装在注射器（初级包装）或注射器/小袋或泡罩（次级包装）中。

【解析】 原句中的1° package和2° package是指包装的级别。改译中译为“初级包装”和“次级包装”，这是更常见的表达方式。

【例14】 The purpose is also to support the design verification of the label change in reconstitution from 5 to 8 ml sterile water for injection.

【原译】 目的还在于支持标签变更（将复溶用无菌注射用水从5 ml变更为8 ml）的设计验证。

【改译】 目的还在于支持标签变更（将复溶用无菌注射用水体积从5 ml变更为8 ml）的设计验证。

【解析】 原译是直译，增加“体积”一词后更符合中文表达习惯。

【例15】 The purpose of this physicochemical characterization is to support the Medical Device Regulation (EU) 2017/745 applications for ×××.

【原译】 该理化表征旨在支持×××申请的医疗器械法规（欧盟）2017/745。

【改译】 该理化表征旨在支持医疗器械法规（欧盟）2017/745中的申请（针对×××）。

【解析】 原译文对句子理解有误，错把产品×××当作公司名称。

【例16】 Based on the requirements of ISO 10993-18, information on medical device configuration, chemical composition of material (including the primary packing system) and clinical use has been gathered and is presented below.

【原译】 根据ISO 10993-18的要求，已收集了有关医疗器械配置、材料化学成分（包括内包装系统）和临床使用的信息，详见下文。

【改译】 根据ISO 10993-18的要求，已收集了有关医疗器械配置、材料（包括内包装系统）化学成分和临床使用的信息，详见下文。

【解析】 “包括内包装系统”的修饰信息仅限于“材料”，而非“材料化学成分”。翻译中，遇到限定成分信息时应多加思考，减少出错。

【例17】 The needle clogged and was exchanged to a new needle.

【原译】 针头堵塞，更换了新针头。

【改译】 针头堵塞，更换为新针头。

【解析】 原译中的“更换了”表示将新针头换掉，曲解了原文意思。

【例18】 ××× is a polymer which compared to small molecules like mannitol and lidocaine has much larger correlation times and thus suffers from fast relaxation resulting in broad NMR signals.

【原译】 与甘露醇和利多卡因等小分子相比，×××是一种聚合物，具有更长的相关时间，因此受到快速弛豫的影响，导致较宽的NMR信号。

【改译】 与甘露醇和利多卡因等小分子相比，×××是一种聚合物，具有更长的相关时间，因此受到快速弛豫的影响，形成较宽的NMR信号。

【解析】 原译中将resulting in译为“导致”，是直译，“导致较宽的NMR信号”的意思不完整，改为“形成较宽的NMR信号”更符合中文表达习惯。

【例19】 Ref. ××× Protocol, due to the higher packing density the 2-vial carton is considered worst case compared to the 1-vial packaging configuration.

【原译】 参考×××方案，由于包装密度较高，与1瓶包装配置相比，将2瓶包装盒视为最差情况。

【改译】 参考×××方案，与1瓶包装配置相比，由于2瓶包装盒的包装密度较高，因此将后者视为最差情况。

【解析】 原译中，先说“由于包装密度较高”，再说“与1瓶包装配置相比”，句子意思表达不清晰。改译后，句子成分之间的关系更为紧密。

【例20】 For analgesia, on the day of implantation, each rabbit was injected subcutaneously with 0.02 mg/kg buprenorphine.

【原译】 植入当天，每只家兔接受皮下注射0.02 mg/kg丁丙诺啡，用于阵痛。

【改译】 植入当天，每只家兔接受皮下注射0.02 mg/kg丁丙诺啡，用于镇痛。

【解析】 原译中的“阵痛”是错词，“阵痛”和“镇痛”一字之差，译文的意思完全相反。

【例21】 No damages on the blisters were observed which indicates that the case and carton have absorbed the externa forces and the protection of the product (syringes) has been effective.

【原译】 未观察到泡罩包装损坏，这表明运输箱和包装盒吸收了外力，对产品(注射器)的保护是有效的。

【改译】 未观察到泡罩包装损坏，这表明运输箱和包装盒减轻了外力作用，可有效保护产品(注射器)。

【解析】 absorb的意思为“吸收”，但跟“外力”不搭配，原译是直译，故改译为“减轻”，并增加“作用”一词，这样更符合中文表达习惯。

【例22】 Diffusion is a transport process which is driven by the concentration gradient, the direction of transport is from a higher concentration to a lower concentration.

【原译】 扩散是一种由浓度梯度驱动的转运过程，转运方向是从较高浓度到较低浓度。

【改译】 扩散是一种由浓度梯度驱动的从较高浓度到较低浓度的转运过程。

【解析】 原译结构较为松散，改译结构更为紧密，“从较高浓度到较低浓度”可表示方向，因此“转运方向”可省略不译。

【例23】 注射器的外套与芯杆配合应密合，按表5规定的水压注入注射器内部。

【原译】 The syringe barrel should be tightly fitted with the plunger, the water pressure specified in Table 5 should be injected into the syringe.

【改译】 The syringe barrel should be tightly fitted with the plunger, and water pressure in the syringe should be adjusted according to corresponding values specified in Table 5.

【解析】 原译为直译，译者未能充分理解原文意思，且 water pressure 与 injected 不搭配。改译更为准确，表述清晰。

【例24】 规格：1 瓶/盒。

【原译】 Size:1 vial/carton.

【改译】 Specification:1 vial/carton.

【解析】 此处“规格”应采用specification。

【例25】 本公告自2024年6月×日起施行。

【原译】 This announcement shall come into effect on June ×, 2024.

【改译】 This announcement shall come into effect as of June ×, 2024.

【解析】 改译中采用as of，有“从该日期开始并持续下去”的意思，改译更准确，强调持续性。

【例26】 各种原因形成的长期不愈合创面，包括静脉性溃疡、动脉性溃疡、糖尿病性溃疡、创伤性溃疡、压力性溃疡。

【原译】 Chronic non-healing wound surfaces from various causes, including venous ulcers, arterial ulcers, diabetic ulcers, traumatic ulcers, and pressure ulcers.

【改译】 Chronic non-healing wound surfaces resulting from various causes, including venous ulcers, arterial ulcers, diabetic ulcers, traumatic ulcers, and pressure ulcers.

【解析】 “各种原因形成的长期不愈合创面”被改译为chronic non-healing wound surfaces resulting from various causes，更明确了因果关系，更准确。

【例27】 吸收：某一非内源性材料或物质，或其分解产物逐步通过细胞和(或)组织或被细胞和(或)组织同化的作用。

【原译】 Absorption: the role of a non-endogenous material or substance, or its breakdown products, to progressively pass through or be assimilated by cells and (or) tissues.

【改译】 Absorption: the process of a non-endogenous material or substance, or its breakdown products, to progressively pass through or be assimilated by cells and (or) tissues.

【解析】 role的意思是作用或角色，而process的意思是一个过程，吸收实际上是一个过程，因此改译表达的意思更准确。

【例28】 可被人体吸收的医疗器械(不包括医用敷料)，按照第三类医疗器械管理。

【原译】 Medical devices that can be absorbed by human bodies (excluding medical dressings) shall be managed in accordance with Class Ⅲ medical devices.

【改译】 Medical devices that can be absorbed by human bodies (excluding medical dressings) shall be managed as Class Ⅲ medical devices.

【解析】 原译中将“按照”译为in accordance with，但是in accordance with后面一般接的是规则、标准等，in accordance with Class Ⅲ medical devices是不合适的，因为Class Ⅲ medical devices不是规则或标准。改译为as Class Ⅲ medical devices更准确。

【例29】 如果医疗器械的预期目的是明确用于某种疾病的治疗，其分类应不低于第二类。

【原译】 If a medical device is to be specifically used for the treatment of a certain disease, it shall be classified as not lower than Class Ⅱ.

【改译】 If a medical device is specifically intended for the treatment of a certain disease, it shall be classified as not lower than Class Ⅱ.

【解析】 intended for指的是设备的预期用途，语义更明确，表达更简洁，是常用的英文表达方式。

【例30】 为配合新修订的《医疗器械监督管理条例》的实施，适应科学技术的发展，×××。

【原译】 In order to cooperate with the implementation of the newly revised Regulations on the Supervision and Administration of Medical Devices, ×××.

【改译】 In order to support the implementation of the newly revised Regulations on the Supervision and Administration of Medical Devices, ×××.

【解析】 原译将“配合”直译为cooperate with，但是原文中“配合”的意思实际上是支持，因此改为support更准确。

【例31】 10 healthy male and 10 healthy female rats had the designated test article injected into subcutaneous tissue on both sides of the back (test group). An additional 10 healthy male and 10 healthy female rats had a similar injection procedure conducted with sterile 0.9% sodium chloride (SC) (control group).

【原译】 10只健康雄性和10只健康雌性大鼠(试验组)在背部两侧皮下组织注射指定的试验药物。另外10只健康雄性和10只健康雌性大鼠(对照组)使用无菌0.9%氯化钠(SC)进行类似的注射步骤。

【改译】 10只健康雄性和10只健康雌性大鼠在背部两侧皮下组织注射指定的试验药物(试验组)。另外10只健康雄性和10只健康雌性大鼠使用无菌0.9%氯化钠(SC)进行类似的注射步骤(对照组)。

【解析】 原译和改译中的"试验组"和"对照组"并不是指10只健康雄性和10只健康雌性大鼠,而是指对这10只健康雄性和10只健康雌性大鼠进行不同的处理,处理后的大鼠分为"试验组"和"对照组"。

【例32】 ××× was approved by the FDA on December 22, 2006, for the augmentation of moderate to severe facial lines and folds and for facial soft-tissue loss from HIV-related lipoatrophy.

【原译】 ×××于2006年12月22日获得FDA批准,用于中度至重度面部细纹和褶皱的增强,以及因HIV引起的脂肪萎缩导致的面部软组织缺失。

【改译】 ×××于2006年12月22日获得FDA批准,用于中度至重度面部细纹和褶皱的填充,以及因HIV引起的脂肪萎缩导致的面部软组织缺失。

【解析】 虽然原文中的augmentation有"增强"的意思,但在美容产品方面使用"组织或皱纹填充"更恰当。

【例33】 It is not approved by the FDA and has no commercial presence in the United States.

【原译】 它未经FDA批准,在美国也没有商业存在。

【改译】 产品未经FDA批准,在美国市场上也没有出售。

【解析】 因为"没有商业存在"可被理解为"没有在市场上出售",所以翻译为"没有出售"更符合中文表达习惯。

【例34】 The main part of BDDE that has not reacted with HA is inactivated by hydrolysis during the continued manufacturing process.

【原译】 在连续生产过程中,未与HA发生反应的BDDE主要部分通过水解失活。

【改译】 在连续生产工艺中,未与HA发生反应的BDDE主要部分通过水解失活。

【解析】 manufacturing process在此句中是指生产工艺。

【例35】 Based on the results of the microscopic examination, any tissues that were not processed for histopathology, including the carcass, were discarded at study completion.

【原译】 根据镜下检查的结果，在研究结束时，丢弃任何未处理用于组织病理学检查的组织（包括尸体）。

【改译】 根据镜下检查的结果，在研究结束时，丢弃任何未进行组织病理学检查处理的组织（包括动物尸体）。

【解析】 因为《剑桥词典》对carcass的解释为the body of a dead animal，所以译为"动物尸体"更准确。

【例36】 The OBT product range was initially marketed under the brand name ×××.

【原译】 OBT产品系列最初以×××品牌上市。

【改译】 OBT产品系列最初以×××商品名上市。

【解析】 原句中的brand name译为"商品名"更恰当。

【例37】 The gel consists of cross-linked sodium hyaluronate of non-animal origin in phosphate buffered saline at a concentration of 20 mg/ml with the addition of 3 mg/ml lidocaine hydrochloride.

【原译】 凝胶由交联的非动物源性透明质酸钠组成，悬浮于磷酸盐缓冲盐水中（浓度为20 mg/ml），最后加入3 mg/ml盐酸利多卡因。

【改译】 凝胶由非动物源性交联透明质酸钠组成，悬浮于磷酸盐缓冲盐水中（浓度为20 mg/ml），最后加入3 mg/ml盐酸利多卡因。

【解析】 原句中的cross-linked sodium hyaluronate为固定搭配，译为"交联透明质酸钠"。

【例38】 The higher the crosslinking degree of the gel, the lower the swelling capacity.

【原译】 凝胶交联度越高，膨胀能力越低。

【改译】 凝胶交联度越高，溶胀能力越低。

【解析】 根据语境，swelling应译为"溶胀"。

【例39】 At baseline (0 weeks), 12, 26, 52, 78 and 104 weeks, the animals were terminated, and the injection sites were explanted and processed for analysis of quantitative histomorphometry (sequential, multiple slides).

【原译】 在基线（0周）、12周、26周、52周、78周和104周时，终止动物实验，取出注射部位并进行定量组织形态测定分析（连续多张切片）。

【改译】 在基线(0周)、12周、26周、52周、78周和104周时,处死动物,切下注射部位并进行定量组织形态测定分析(连续多张切片)。

【解析】 原句中的terminate在动物实验中指处死动物。

【例40】 Load size is flexible.

【原译】 大小可灵活调节。

【改译】 装载量可灵活调节。

【解析】 原句中的load size指灭菌器的装载量。

【例41】 与全球趋势一致,中国肥胖症的诊疗也面临着重重困难和挑战。

【原译】 Consistent with the global trend, diagnosis and treatment for obesity in China are also facing various difficulties and challenges.

【改译】 In line with the global trend, China is also encountering a range of obstacles and challenges when it comes to the diagnosis and treatment of obesity.

【解析】 改译在表达方式上更符合英文的表达习惯。

【例42】 首先,社会对肥胖症的认知远远不足,公众不认可肥胖症是一种疾病,医护人员未将肥胖症作为优先诊疗的疾病,政府也对肥胖症缺乏有效的干预及管理策略。其次,虽然近年来肥胖症相关研究发展迅速,但从临床实践角度看仍存在诸多问题,如基础研究与临床研究各自为政,临床转化希望渺茫。再次,肥胖症临床治疗方法有限,且对症不对因,效果欠佳,尤其对体重反弹别无良策。

【原译】 Firstly, obesity is significantly underemphasized in society. The public does not recognize obesity as a medical condition, healthcare professionals do not treat obesity as a priority disease, and the regulatory authorities do not have effective intervention and management strategies for obesity. Secondly, although research on obesity have developed rapidly in recent years, numerous issues persist in the setting of clinical practice, such as the gap between basic research and clinical studies that may result in difficulties in successful translation to clinical solutions. Thirdly, the clinical therapies for obesity are limited in options and generally symptomatic but non-etiology-targeted, providing poor effectiveness, especially for the rebound in body weight gain.

【改译】 First and foremost, the issue of obesity is significantly underemphasized in society. The public does not recognize obesity as a medical condition, healthcare professionals do not prioritize it as a critical illness in diagnosis and treatment, and the regulatory authorities do not have effective intervention and management strategies for obesity. Furthermore, despite the rapid development of research on obesity in recent years, numerous issues persist in the setting of clinical practice, such as the gap between basic research and clinical studies which may result in difficulties in successful translation to clinical solutions. Moreover, the available clinical therapies for obesity are limited in options and generally symptomatic but non-etiology-targeted, providing poor effectiveness, especially for the rebound in body weight gain.

【解析】 原译主谓不清晰，意思模糊不清。改译重新组织句子结构，理顺主语和谓语及相关状语从句，以主句为核心，再以相关从句表达相关意思，使表意清楚明了。

【例43】 尝试采用先进的AI技术辅助诊治，根据病因对肥胖症进行分型诊断，加强医患沟通等措施，将有利于制订安全有效且便于长期坚持的个体化方案。

【原译】 The measures, e.g., attempting diagnosis and treatment assisted with advanced AI technology, etiology-based typing of obesity, and enhancing the communication between doctors and patients, will facilitate the development of individualized regimens that are safe, effective, and easy to adhere to in the long term.

【改译】 Implementing measures such as utilizing advanced AI technology for diagnostic and treatment assistance, etiology-based obesity typing, and enhancing doctor-patient communication will facilitate the development of personalized regimens that are safe, effective, and maintainable in the long term.

【解析】 改译更改了主语，更符合英文表达习惯，使整个句子意思更清晰。

第二节　体外诊断试剂文件的翻译技巧

一、体外诊断试剂注册资料简介

体外诊断试剂是指在疾病的预测、预防、诊断、治疗监测、预后观察和健康状态评价的过程中，用于人体样本体外检测的试剂、试剂盒、校准品、质控品等产品，除用于血源筛查和采用放射性核素标记的体外诊断试剂之外，其他均属于医疗器械监管。

随着科学技术的进步和我国医疗体制改革的不断深入，体外诊断试剂的品种、功能及适用范围也不断发展，社会关注度日益提高。在对疾病的分类、诊断方法及治疗手段发生巨大变化的背景下，临床治疗正从传统的“一刀切”时代向以个体化医疗为基础的高水平“精准医疗”时代转变。精准医疗是建立在对人、疾病和药物深入认识的基础上，对疾病和特定患者进行个性化精准诊断和治疗的高水平技术。精准医疗为体外诊断试剂发展提供了广阔的空间。未来，体外诊断产品将向个体化、自动化、简易化和高通量、床旁化等方向发展，其中分子诊断和即时诊断将是更具潜力的两大领域。

体外诊断试剂注册资料与医疗器械注册资料类似，其基本要求也与医疗器械注册资料翻译相似。首先，译员在开始翻译之前，需要了解相关法规知识，熟悉诊断试剂专业领域要点，并且平时对诊断试剂文献有充足的积累，充分掌握诊断试剂专业用词和表达方式；其次，要了解源文件的背景知识，熟悉源文件的专业用词和表达方式；最后，创建术语库(Terminology Database)，其内容包括有关试剂的名称、品牌术语或者说明，以及所有相关的缩写，这样便于译员和审校能够保证用词一致。此外，更重要的一点是在翻译过程中需要所有人员保持及时沟通，对疑点、难点进行讨论、各抒己见，达成一致的最好译法。必要时，需与客户沟通一些重要词汇的译法。相关信息也可查看国家药品监督管理局医疗器械技术审评中心官方网站、器审云课堂、“中国器审”微信公众号等。

二、体外诊断试剂注册资料中的常见词汇

体外诊断试剂注册资料中的常见词汇翻译见表5-2。

表5-2　体外诊断试剂注册资料中的常见词汇翻译

英文	中文
In vitro diagnostic reagent; IVD reagent	体外诊断试剂
Clinical performance of an IVD reagent	体外诊断试剂的临床性能
Clinical sensitivity	临床灵敏度
Clinical specificity	临床特异度
Investigational IVD reagent	试验体外诊断试剂
Comparative IVD reagent	对照体外诊断试剂
Specimen collection procedure	样本采集程序
Reference measurement procedure	参考测量程序
Use error	使用错误
Analytical specificity	分析特异性
Cycle threshold, Ct	阈值循环数
High-throughput sequencing	高通量测序
Base call quality scores	碱基识别质量值
Deoxyribonuclease, DNase	脱氧核糖核酸酶
Ribonuclease, RNase	核糖核酸酶
No Template Control, NTC	无模板质控品
Positive Percent Agreement, PPA	阳性符合率

续表

英文	中文
Negative Percent Agreement, NPA	阴性符合率
Positive Predictive Value, PPV	阳性预测值
Limit of Detection, LoD	最低检测限
Next-generation sequencing	下一代测序技术
De novo sequencing	从头测序
Base call quality scores	碱基识别质量值
Tumor Marker, TM	肿瘤标志物
Chemiluminescent immunoassay, CLIA	化学发光免疫分析
Quality control strain	质控菌株
Colony Forming Unit, CFU	聚落形成单位
Fluorescent in Situ Hybridization, FISH	荧光原位杂交法

三、实例

【例1】 The following performance characteristics should be included in the submission.

【原译】 以下的性能特性应该包括在提交中。

【改译】 提交的资料应包括以下性能特征。

【解析】 原译中的“包括在提交中”是直译，不符合中文表达习惯，改译中调整了语序，使其更符合中文表达习惯。

【例2】 Performance characteristics should include sensitivity, specificity, and precision of the test.

【原译】 性能特性应包括试验的灵敏度、特异性和精确度。

【改译】 性能特性应包括试验的灵敏度、特异性和精密度。

【解析】 在此句中，precision应译为“精密度”。

【例3】 Ensure that the device is calibrated properly before conducting the test.

【原译】 确保在进行测试前设备已经适当校准。

【改译】 在进行测试之前，请确保设备已正确校准。

【解析】 原译将properly译为“适当”，原文的意思是要求设备正确校准，改译更准确。

【例4】 Test results should be interpreted by a qualified healthcare professional.

【原译】 测试结果应该由合格的医疗专业人员解释。

【改译】 测试结果应由具备资质的医疗专业人员进行解读。

【解析】 在医疗领域中，“解读”是一个专业词汇。此外，“具备资质”比“合格”能更准确表达qualified的意思。

【例5】 The glycosylated hemoglobin assay kit provides a quick and reliable assessment for diabetes management.

【原译】 糖化血红蛋白检测试剂盒提供了快速可靠的糖尿病管理评估。

【改译】 糖化血红蛋白检测试剂盒能快速且可靠地评估糖尿病的管理情况。

【解析】 原译中的“提供了快速可靠的糖尿病管理评估”是一个直译的表述，读起来略显生硬。改译使句子更顺畅。

【例6】 All procedures were in accordance with regulatory standards.

【原译】 所有程序都符合调节标准。

【改译】 所有程序均按照监管标准执行。

【解析】 改译将regulatory standards译为“监管标准”。原译中的“调节标准”是错误的。

【例7】 Store the reagents away from light to prevent degradation.

【原译】 将试剂存放在远离光线的地方以防止降解。

【改译】 请将试剂置于避光处以防其降解。

【解析】 原译中，将away from light直译为“远离光线”，改译为“避光处”，语言更简洁，也更符合注册资料的语言风格。

【例8】 The detection limit of the assay should be clearly defined in the protocol.

【原译】 分析方法的定量限应在试验方案中明确定义。

【改译】 试验方案中应明确地定义分析方法的检出限。

【解析】 原句中，detection limit的准确意思是“检出限”。改译调整了语序，使表达更自然。

【例9】 The reagent's performance can be influenced by the sample's hematocrit levels.

【原译】 试剂的性能可能受样本的血细胞比容水平影响。

【改译】 样本中的血细胞比容水平可能会影响试剂的检测性能。

【解析】 改译调整了词序，使句子更通顺。此外，改译为“试剂的检测性能”，使表达的意思更明确。

【例10】 The reagent kit should be named in three parts: the analyte, the intended use, and the method or principle.

【原译】 试剂盒的命名应包括三个部分：被测物的名称、使用目的及方法或原则。

【改译】 试剂盒的名称应包括三个部分：被测物的名称、预期用途、方法或原理。

【解析】 改译中的“名称应包括三个部分”表意更准确。此外，intended use一般译为“预期用途”。

【例11】 The reagent kit is designed for the in vitro quantitative analysis of retinol-binding protein in human samples.

【原译】 试剂盒旨在体外定性检测人体样本中视黄醇结合蛋白的含量。

【改译】 试剂盒用于体外定量检测人体样本中视黄醇结合蛋白的含量。

【解析】 原译中，将quantitative译为“定性”是错误的，应为“定量”，将“旨在”改为“用于”使句子更顺畅。

【例12】 Measurements obtained by this device are used to monitor electrolyte balance in the diagnosis and treatment of disease conditions characterized by low or high blood potassium levels.

【原译】 该仪器得到的测量值用于监测在低血钾或高血钾病情的诊断和治疗中的电解质平衡。

【改译】 由此仪器得到的测量值用于在低血钾或高血钾病情的诊断和治疗中监测电解质平衡。

【解析】 原译中，将“在低血钾或高血钾病情……”放在“监测”的后面，表意不够顺畅。改译通过调整语序，使句子更符合中文的表达习惯。

【例13】 预期用途应与该测定方法的性能特征相适合。

【原译】 The expected utility should be suitable with the performance characteristics of the assay.

【改译】 The intended use should be compatible with the performance characteristics of the assay.

【解析】 “预期用途”常用的英文是intended use；compatible with有“兼容”的意思，在这个语境中更适合。

【例14】 因骨髓抑制而粒细胞减少症的患者可出现假阴性结果。

【原译】 Patients with granulocytopenia from bone marrow suppression will be appearing false negatives.

【改译】 False negative results could occur in patients who have granulocytopenia due to bone marrow depression.

【解析】 原译中的will be appearing时态不正确。原句中的“可”表示一种可能性。由于此句的意思是"因骨髓抑制而粒细胞减少症的患者可能出现假阴性结果"，所以采用could更恰当。

【例15】 其他肠病也可导致钙卫蛋白水平升高。因此，活动性炎症性肠病（IBD）的诊断需结合其他诊断检查及患者的整体临床状况。

【原译】 Other intestinal diseases can also result in elevated levels of calprotectin. Therefore, a diagnosis of active inflammatory bowel disease (IBD) should be made only in the light of other diagnostic testing and the total clinical status of the patient.

【改译】 Other intestinal diseases can also result in elevated levels of calprotectin. Therefore, a diagnosis of active inflammatory bowel disease (IBD) should be made only in the context of other diagnostic testing and the total clinical status of the patient.

【解析】 原译中的in the light of是"根据、鉴于"的意思，通常用于指出某一判断或决定是基于某些新信息、证据或事实作出的。原句讨论的是如何作出活动性炎症性肠病（IBD）的诊断。这一决定需要考虑的不仅是钙卫蛋白的水平，还有其他诊断检查和病人的整体临床状况。因此，使用in the context of更恰当。

【例16】 幽门螺杆菌是一种革兰氏阴性、微需氧菌，其存活于胃部和十二指肠。

【原译】 H. pylori is a gram-negative, microaerophilic bacterium that survives in the stomach and duodenum.

【改译】 H. pylori is a gram-negative, microaerophilic bacterium that inhabits the stomach and duodenum.

【解析】 原译中，survives的意思是幽门螺杆菌在胃和十二指肠中存活，改译中的inhabits更准确地描述了幽门螺杆菌在胃和十二指肠中的自然存在状态，表达更准确。

【例17】 其他自身免疫抗体、抗核抗体和人抗小鼠抗体呈阳性滴度。

【原译】 Positive titers for other autoimmune antibody, antinuclear antibody, and human anti-mouse antibody.

【改译】 Positive titers for other autoimmune antibodies, antinuclear antibodies, and human anti-mouse antibodies.

【解析】 这里的"抗体"通常指的是一类抗体，不是单一的，原译使用的antibody是单数形式，改译中改为复数形式antibodies。

【例18】 我们还建议贵公司分别基于各种寄生虫血症水平、其他人口统计学变量和红细胞压积值对器械的性能进行分析。

【原译】 We also recommend that you analyze performance separately for several levels of parasitic blood conditions and other population statistic variables, as well as hematocrit values.

【改译】 We also recommend that you analyze performance separately for various parasitemia levels and other demographic variables, as well as hematocrit values.

【解析】 由于"寄生虫血症"的专业术语是parasitemia，因此改译为parasitemia levels。此外，"人口统计学变量"常采用demographic variables。

【例19】 建议贵公司确定艰难梭菌的检测限，以计算器械的分析灵敏度。

【原译】 We recommend that you determine the detection boundary for C. difficile to calculate the analytical sensitivity of the device.

【改译】 We recommend that you determine the limit of detection (LoD) for C. difficile to calculate the analytical sensitivity of the device.

【解析】 原译中的detection boundary不是一个标准的术语，而limit of detection (LoD)是被广泛接受的专业术语。

【例20】 使用40个正常样品和40个异常样品来确定该方法的分析灵敏度和(或)线性范围。

【原译】 Determine the analytical sensitivity and (or) the straight range of the assay using 40 standard and 40 abnormal specimens.

【改译】 Determine the analytical sensitivity and (or) the linear range of the assay using 40 normal and 40 abnormal specimens.

【解析】 原译中，straight range是一个不正确的术语，"线性范围"应译为linear range。"正常样品"指的是来自健康受试者的样品，原译中的standard是不准确的，改译中将其改为normal。

第三节 药政法规指导原则文件的翻译技巧

一、医药行业指导原则简介

国际人用药品注册技术协调会是全球重要的药品监管机构之一，由美国食品药品监督管理局、欧洲药品管理局、日本药品和医疗器械管理局(Pharmaceuticals and Medical Devices Agency，PMDA)等主要成员组成。ICH发布的指导原则涵盖药物研发的各阶段，旨在协调和统一各成员国的药品监管标准，促进药品的全球市场准入。

在美国,FDA负责发布和执行医药开发指导原则。这些指导原则包括新药生产上市注册申请、补充新药申请(supplementary New Drug Application, sNDA)和新药临床试验申请等方面的详细规范。FDA的指导原则覆盖药物的发现、临床前研究、临床试验和上市后监测等各环节。通过对这些指导原则的严格执行,美国药品的安全性和有效性得到保障。在欧洲,EMA负责发布和实施医药开发指导原则。EMA的指导文件包括药物研发和评估的各方面,涵盖药物的质量、安全性和有效性等多个维度。这些指导原则在各欧盟成员国之间协调执行,确保新药能够在欧盟市场迅速获得批准并上市。PMDA是日本药品及医疗器械的主要监管机构。PMDA依据ICH的指导原则,结合日本的具体需求,发布相应的药物开发和评估标准。日本的药品开发指导文件与国际接轨,促进了药品的全球化市场准入。近年来,我国国家药品监督管理局逐步与国际接轨,开始实施ICH指导原则。2017年,中国加入ICH,并在随后的几年中积极执行ICH制定的各种药物开发指导原则。随着监管体系的不断完善,中国在药品开发的规范性和科学性方面取得显著进步,促进了国内药品的国际市场准入。许多国家和地区也开始采用或参考ICH指导原则,调整和制定当地的药品监管规范,如加拿大、澳大利亚、新加坡等。通过全球范围的协调和实施,医药开发指导原则在确保药物的安全性和有效性方面发挥了重要作用。

ICH技术指导原则是由欧盟、美国和日本等国主导的一个国际合作项目,旨在为全球药品生产提供统一的技术指导。这些指导原则于1990年开始制定,至今已经发展成为全球范围最重要的药品质量指导原则之一。ICH技术指导原则具有如下特征。

1. 国际一致性

ICH技术指导原则的主要目标之一是通过制定全球性标准,实现国际一致性。这意味着世界各国药品监管机构应该在药品质量和安全方面采用相同的框架和准则,以确保药品的质量和安全性。

2. 质量管理体系

ICH技术指导原则强调企业应该建立和维护有效的质量管理体系来确保药品的质量,如质量管理原则、质量系统要求、生产过程控制、质量控制和质量保证等方面,以确保药品的生产、交付过程符合相关法规和市场要求。

3. 药品质量

ICH技术指导原则关注药品的质量、特性和要求,如药品的标识、包装、贮存、运输、销售等方面,以确保药品在市场上的有效性和安全性。此外,ICH还强调对原材料的要求、药品稳定性和相关研发等方面的指导。

4. 临床研究

ICH技术指导原则涵盖临床研究的指导，如临床试验设计和执行的要求、数据收集和分析的准则及临床试验报告、审查的要求等方面。这些指导原则旨在确保临床研究的科学性、道德性和可靠性。

5. 法规合规性

ICH技术指导原则强调企业应该遵守相关法规和准则，如各个国家和地区的药品监管法规，ICH的指导原则及国际药典、药品规范等方面。同时，ICH强调相关法规和准则的解释、解读，以帮助企业更好地理解、应用这些法规和准则。

医药开发指导原则的全球发布和实施显著推动了药品研发的科学规范和国际协调。这些指导原则不仅提高了药物的安全性和有效性，还简化了药物的注册和市场准入程序，为制药企业和患者带来了巨大的益处。

二、医药行业指导原则的翻译经验

医药行业指导原则的开头通常是引言和背景部分。引言部分主要包括制定该指导原则的目的及重点关注的内容，其英文通常采用一般现在时。背景部分涉及描述过去开展的一些研究，其英文通常采用过去时。指导原则的正文部分通常会高频率出现应做某事的表述，其英文通常采用should。

医药行业指导原则的翻译是一项专业性极强的工作，它要求翻译者不仅精通临床医学、药物学和医药法规，还必须能应对正式、官方且晦涩难懂的文本。医药行业指导原则的翻译技巧有以下方面。

1. 准确理解专业术语

医学术语具有专业性和准确性。翻译者应确保每一个术语的翻译都准确无误，必要时需查询专业词典或咨询专业人士。同时，要仔细阅读客户的参考文件，正确使用参考文件中的词语和短语。

2. 官方语言风格

指导原则文件通常具有正式且权威的语言风格。翻译者要熟练掌握官方文件的语言规范，确保翻译文稿的同等权威性。对于中国的政策性词汇，可以查询和参考*China Daily*的“英语点津”。

3. 处理长句和复杂结构

医药行业指导原则文件中常出现长句和复杂的句式结构。翻译时，要力求保留原文的信息和层次结构，同时注意句子的流畅性和读者的可理解性。必要时，可改变译句的结构。

4. 应对语言生涩的挑战

医药行业指导原则文件通常包含专业且生涩的词汇。翻译者需要不断学习和更新知识,以便能准确传达原文的意思。

5. 保持文本的连贯性与逻辑性

逻辑清晰是医药行业指导原则文件的特点。翻译时,应特别注意保持段落和整体文本的逻辑性和连贯性,确保读者易于理解和遵循。

6. 遵循翻译标准和行业指南

译者应了解并遵循国际和地区的翻译标准,以及医药行业的翻译指南,以确保翻译的作品符合行业规范。

7. 审校与反馈

精细的审校是确保翻译质量的关键环节。翻译完成后,应请同行进行反馈,通过专业审校来提高翻译质量。

8. 注意整理和积累

译员要建立词汇表,更多学习相关法律法规的中英文对照版。

通过以上方法,翻译者能够有效地处理正式、官方且内容复杂的医药行业指导原则文件,满足行业高标准的翻译要求。

三、实例

【例1】 Section 1: Industry experience of acceptance by regulatory authorities of the ××× principles, and industry experience of engagement with regulators on applying these principles.

【原译】 第1部分:监管机构接受×××原则的行业经验,以及就该等原则的应用与监管机构接洽的行业经验。

【改译】 第1部分:监管机构接受×××原则的行业经验,以及就该等原则的应用与监管机构沟通的行业经验。

【解析】 "接洽"一词的中文意思更倾向于"洽谈、交涉",用于正式场合,不太符合原句的语境。在改译中,"沟通"一词更符合原句的语境。

【例2】 Clinical trials vary widely in scale, complexity, and cost.

【原译】 临床试验在规模、复杂性和成本方面截然不同。

【改译】 各个临床试验在规模、复杂性和成本方面截然不同。

【解析】 原译中的"临床试验"是一个总体概念,并不符合原文的意思。原文的意思是各个不同的临床试验在规模、复杂性和成本上有很大的差异。因此,改译中的“各个临床试验”更准确地表达了原文的意思。

【例3】 A separate application must be made for each pharmaceutical product.

【原译】 必须为各药品单独提出申请。

【改译】 每种药品必须单独提出申请。

【解析】 原译和改译的意思略有差别。原译的意思是必须做某事。改译强调的是针对每种药品,要求必须单独提出申请,表意更准确。

【例4】 Foreign names for the pharmaceutical products may be included and noted as “I nternational Trade Names” in the remarks section of the CPP.

【原译】 可纳入药品的英文名称,并在CPP的备注部分注明为“国际商品名”。

【改译】 可在CPP中纳入药品的英文名称,并在CPP的备注部分注明“国际商品名”。

【解析】 在改译中,在“纳入药品”前添加“在CPP中”,使整个句子的逻辑更清晰,更符合中文的表达习惯。

【例5】 In addition to consulting guidances, sponsors are encouraged to contact the division to discuss specific issues that arise during the development of drugs to treat pediatric GERD.

【原译】 除咨询指南外,还鼓励申办者与本部门联系,讨论治疗儿童GERD药物的开发过程中出现的具体问题。

【改译】 除查阅指南外,还鼓励申办者与本部门联系,讨论治疗儿童GERD药物的开发过程中出现的具体问题。

【解析】 原译中的“咨询指南”不符合中文的表达习惯,译为“查阅指南”更准确。

【例6】 This guidance document is being distributed for comment purposes only.

【原译】 本指南文件仅供评论使用。

【改译】 本指南文件仅供征求意见。

【解析】 翻译这句话的关键是理解for comment purposes only的意思。在原文中,这个短语的意思是这个文件是为了收集公众或者相关人员的意见或反馈发布的。原译显然并没有表达清楚原文的意思。改译更准确地表达了原文的意思,即发布这个文件的目的是征求并收集意见或反馈。

【例7】 Comments and suggestions regarding this draft document should be submitted within 60 days of publication in *the Federal Register* of the notice announcing the availability of the draft guidance.

【原译】 关于本文件草案的意见和建议应在联邦登记册公布指南草案的通知后60天内提交。

【改译】 关于本草案的意见和建议应在联邦公报刊登指南草案的通知后60天内提交。

【解析】 原文中的this draft document被译为“本文件草案”，然而这里“草案”一词已经包含“文件”的意思，因此“文件草案”可能会令读者感到冗余。改译中将其译为“本草案”，使表达更准确和简洁。另外，*Federal Register*是美国的官方日报，主要发布联邦政府的法规、公告等信息。在原译中译为“联邦登记册”，不准确。改译中将其译为“联邦公报”是准确的。

【例8】 The use of the word should in agency guidances means that something is suggested or recommended, but not required.

【原译】 在机构指南中使用“应该”一词意味着建议或推荐某些内容，但不是要求。

【改译】 在FDA指南中使用“应该”一词意味着建议或推荐某些内容，但不是要求。

【解析】 agency一词出现时，需要考虑其指的是哪个机构。在此句中，agency指的是FDA，因此改为FDA更容易让读者理解。

【例9】 该诊断标准是否国内外统一？

【原译】 Is the above-mentioned diagnostic criteria in China consistent with international criteria?

【改译】 Are the above-mentioned diagnostic criteria in China consistent with international criteria?

【解析】 在句子中，主语是the above-mentioned diagnostic criteria（上述的诊断标准），这个主语是复数形式（criteria是criterion的复数形式），所以使用复数形式的are是正确的。

【例10】 《×××管理法》已由×××会议于2019年8月26日修订通过，自2019年12月1日起施行。

【原译】 *The Drug Administration Law of the* ××× has been amended and adopted at the ××× on August 26, 2019, and will implement on December 1, 2019.

【改译】 *The Drug Administration Law of the* ××× has been amended and adopted at the ××× on August 26, 2019, and will be effective as of December 1, 2019.

【解析】 句子表达从这个日期开始生效，改译中的will be effective as of December 1, 2019更准确地表达了原文的意思。

【例11】 进展期AMD又分为地图样萎缩（geographic atrophy, GA）和新生血管性AMD。

【原译】 Progressive AMD is further categorized into geographic atrophy (GA) and neovascular AMD.

【改译】 Advanced AMD is further categorized into geographic atrophy (GA) and neovascular AMD.

【解析】 进展期AMD常被译为advanced AMD。

【例12】 本指南已在国际实践指南注册与透明化平台(http://www.guidelines-registry.cn)注册。

【原译】 The present Guidelines have been registered with the Platform Practice Guideline Registration for Transparency (http://www.guidelines-registry.cn).

【改译】 The present Guidelines have been registered on the Platform Practice Guideline Registration for Transparency (http://www.guidelines-registry.cn).

【解析】 国际实践指南注册与透明化平台是一个网站,应使用介词on。

【例13】 全球AMD的总患病率约为8.69%。预计到2040年,患者数量将增长至2.88亿例。

【原译】 The overall global prevalence of AMD is about 8.69%.The number of patients is expected to grow to 288 million by 2040.

【改译】 The overall global prevalence of AMD is about 8.69%.The number of patients with AMD is expected to grow to 288 million by 2040.

【解析】 改译在patients后面添加了with AMD,明确指出这些患者是患有AMD的。改译中的两句话之间的联系更明确,表达清晰。

【例14】 不同种族人群的AMD患病率有差异。

【原译】 The prevalence of AMD varies across different ethnicities.

【改译】 The prevalence of AMD varies across different races.

【解析】 ethnicity是“种族”,侧重于文化角度;而race是“人种”,侧重于生物的特性。

【例15】 硬性玻璃膜疣可以是视网膜组织衰老的表现,也可出现于AMD。

【原译】 Hard drusen can be a manifestation of retinal tissue aging and can also be present in AMD.

【改译】 Hard drusen may be a manifestation of retinal tissue aging and can also be present in AMD.

【解析】 may表示可能性,但更强调不确定性,因此改后的译文表达更准确。

【例16】 经典型表现占病变区域50%及以上,称经典为主型CNV。

【原译】 Predominantly classic CNV is defined if the classic manifestation accounts for 50% or more of the lesion area.

【改译】 Predominantly classic CNV is defined if the classic manifestations account for 50% or more of the lesion area.

【解析】 根据这份文件的原文信息，此处的表现是多种的，应采用复数形式manifestations。

【例17】 本×××的条文，根据其性质或含义，在终止或到期后仍然有效。

【原译】 The provisions of this ×××, by their nature or meaning, shall remain effective after termination or expiration.

【改译】 The provisions of this ×××, by their nature or meaning, shall remain effective after termination or expiration of this ×××.

【解析】 改译中添加了of this ×××，明确是×××终止或到期后，使句意更清晰。

【例18】 ×××应为每种物料制定有效期或复验期。

【原译】 ××× shall establish an expiration date or retest period for each material.

【改译】 ××× should establish an expiration date or retest period for each material.

【解析】 shall通常表示强制性的要求，而should则通常用于表示一种推荐或者建议。此处采用should更符合语境。

【例19】 抑酸剂的PD研究需要包括pH值监测。

【原译】 For pharmacodynamic studies of acid suppressive agents, pH monitoring need to be included.

【改译】 For pharmacodynamic studies of acid suppressive agents, pH monitoring needs to be included.

【解析】 因为主语pH monitoring是单数，所以应该使用needs而不是need。

【例20】 早期研发数据有限，主要基于研发经验及平台知识进行可预期的规划。

【原译】 The early-stage R&D data is limited, predictable planning is mainly based on R&D experience and platform knowledge.

【改译】 Due to the limited early-stage R&D data, predictable planning is mainly based on R&D experience and platform knowledge.

【解析】 改译使用due to这个短语，使整个句子的逻辑关系更加清晰。

【例21】 通常以能完全灭活病毒的2倍时间确定灭活时长。

【原译】 The length of inactivation is usually determined as twice the time it takes to fully inactivate viruses.

【改译】 The duration of inactivation is usually determined as twice the time it takes to fully inactivate viruses.

【解析】 duration常用于描述×××的持续时间。描述灭活过程的持续时间，使用duration更准确。

【例22】 完成这样一份“传奇”的事业，我们需要一种“传奇”的文化精神。

【原译】 To arrive at such a “legendary” cause, we need a “legendary” culture.

【改译】 To achieve such a lofty ambition, we need a “legendary” culture.

【解析】 改译中更改了用词，将arrive改为achieve、legendary cause改为lofty ambition，使整个句子更符合原文意思。

【例23】 通过这样的文化，我们希望能够汇聚员工、成员、伙伴、患者，以及每一个向往健康的普通人的力量，从而“激发组织生命力，激活医药创新生态力”。

【原译】 By virtue of such a culture, we hope to bring together the power of employees, members, partners, patients, and every ordinary person who yearns for healthiness. This is how we “stimulate organizational vitality and activate the eco-force of pharmaceutical innovation”.

【改译】 By virtue of such a culture, we hope to harness the combined power of employees, member companies, partners, patients, and everyday people who aspire to good health. This is how we “stimulate organizational vitality and activate a pharmaceutical innovation ecosystem”.

【解析】 改译中采用harness一词，表意更加准确。后面句子的宾语更改为ecosystem，使语法和表达更准确。

【例24】 Always ask yourself if there is a better and more cost-effective way to do your work.

【原译】 经常问问自己，是否有更好、更具成本效益的方法来完成工作。

【改译】 经常问问自己，是否有更好、更具成本效益的工作方法或方式。

【解析】 改译更符合中文表达习惯，而没有受到英文原文的影响和干扰。

第四节 科技论文的翻译技巧

一、科技论文的概念

科技论文是科研人员用来记录、分享研究成果的专业文件。其内容通常包括实验过程、数据分析和研究结果，以及对相关领域的深入讨论等。科技论文的特点是其语言的严谨性和专业性，其内容涉及专业术语和数据，因此在翻译时需要对科技论文有一定的了解。

二、科技论文的结构

科技论文通常包括标题、摘要、关键词、引言、方法、结果、讨论、结论和参考文献等部分，其中每个部分都有特定的用语习惯和语言风格。

（一）标题（Title）

标题是科技论文的核心，要简洁明了地概括论文的核心内容。在翻译标题时，应尽可能保持语言简洁，避免使用太过复杂的句子。例如，在英译中时，当英文标题中含有“rat”“three months”“toxicity studies”时，可以在万方数据库中检索“大鼠”“3个月”“毒性研究”关键词（见图5-1），将会得到很多类似的标题（如补骨脂水提药渣大鼠三个月长期毒性试验研究；LW1806对SD大鼠连续3个月经口重复给药毒性试验病理学研究等），这样就可以简单地仿照已有标题的语序来翻译。如果是从中文译为英文，也可以采用类似的方法。例如，如果待翻译的中文标题含有关键词“大鼠”“周”“毒性研究”，就可在PubMed[1]中检索“(rat[Title]) and (toxicity study[Title]) and (week[Title])”（见图5-2），将会得到很多类似的英文标题，参考这些标题，可以译为更准确、专业的英文标题。

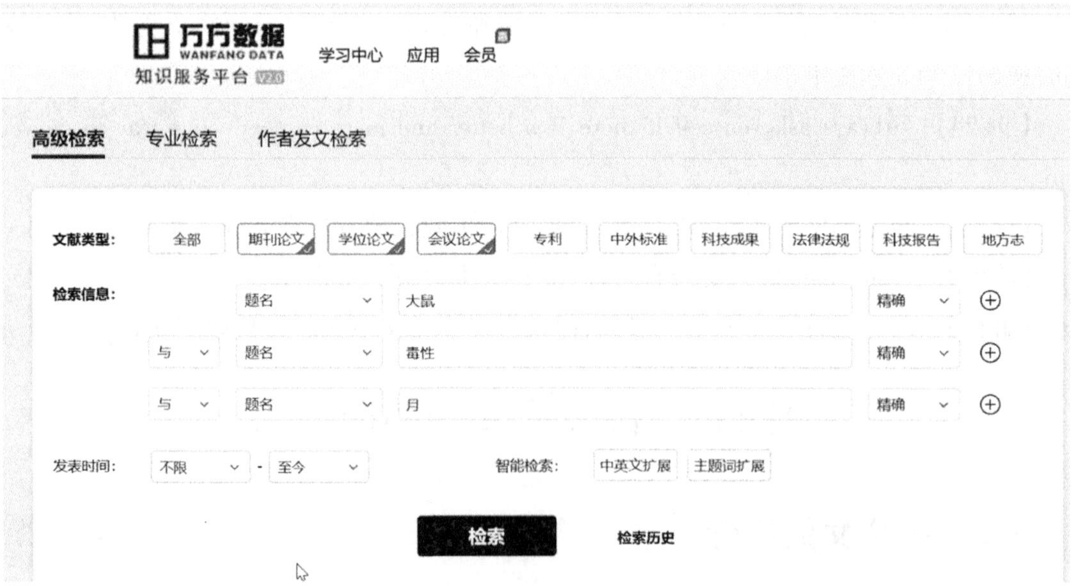

图5-1　万方数据库检索页面

[1] National Library of Medicine[EB/OL].[2024-06-18]. https://pubmed.ncbi.nlm.nih.gov.

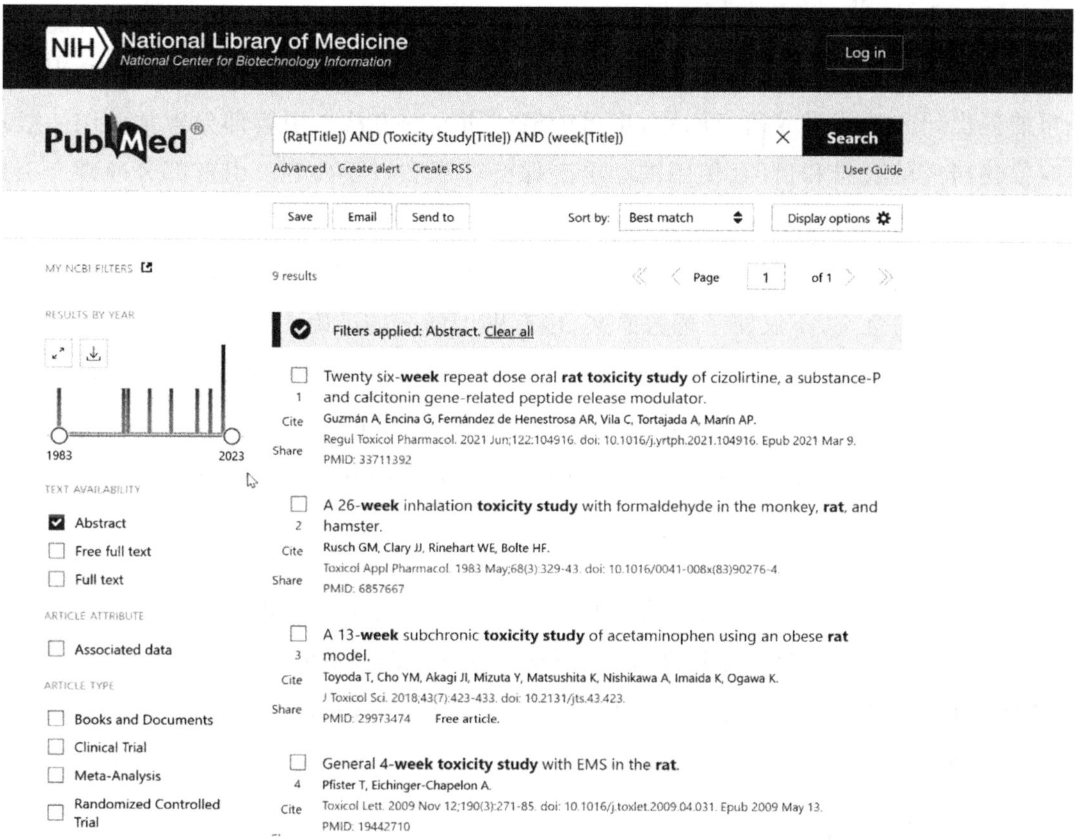

图5-2　PubMed检索页面

(二)摘要(Abstract)

摘要是对论文内容的简要总结,通常包括研究的目的、方法、结果和结论。摘要的目的是让读者快速了解论文的核心内容,以便决定是否要阅读全文。在翻译摘要部分时,要使用简洁的语言。

(三)关键词(Keywords)

关键词是几个体现论文主题的词汇,有助于读者和数据库系统更快地检索论文。翻译关键词时,可查询医学术语网站,如"术语在线"等。

(四)引言(Introduction)

引言部分是对研究背景和目的的介绍,一般包括研究背景、现状、存在的问题及研究的目的和意义。引言部分往往逻辑性比较强,在翻译时要特别关注前后文的逻辑性,以便更准确地表达。首先,引言中的常用词汇有background、current、existing、previous studies、 literature、evidence、problem、issue 等;其次,引言部分会明确研究的目的和意义,可能使用的词汇有 aim、purpose、objective、goal、significance、importance、contribution 等。再次,引言部分可能提出研究的假设或研究问题,也可能概述研究的方法。引言部分常常使用一般现在时描述研究的背景和目的,使用被动语态保持客观和科学内容。引言部分通常会引用大量的先前研究,在处理这些引用时需要确保引用的准确性,并尽可能地保留原始文本的语言风格。例如,要将一篇中文文献翻译为英文文献时,对于不太理解的句子,最好能找到所引用文献的全文,不仅便于理解原文,也有助于译文的准确。

引言部分常用的英文句型,如××× is an effective ××× agent widely used to treat ×××; Over the past few decades we have ×××; In order to; In addition to; The experiments presented here were aimed at ×××; In this review, we provide ×××; In this study, ××× were investigated ×××。

(五)方法(Methods)

方法部分包括实验设计、数据收集和分析方法等。这部分的内容要详细、准确,以便其他研究者可以复现实验。在翻译方法部分时,可查看涉及的实验的相关资料,尤其注意使用专业术语。该部分通常涉及试剂(reagents)、仪器(instruments)、方法(method)、设计(design)、技术(technique)等方面的内容,具体内容因研究而有所不同。

(六)结果(Results)

结果部分是对收集的数据进行总结报告,通常含表格、图片。这部分的内容要客观、真实,反映实验的实际结果,注意数据不要出现错误。该部分常用词汇:results、outcomes、inding、observations、discovery 等。

(七)讨论(Discussion)

讨论部分是对实验结果的解释和分析,包括结果的意义、与前人研究的对比、存在的问题和未来的研究方向等。这部分的内容要深入讨论,体现研究的深度和广度。这部分常用的连接词有 therefore、however、moreover、furthermore、in naddition、consequently、thus 等。

(八)结论(Conclusion)

结论部分是对全文的总结,重申研究的主要发现和意义,通常比较简短。结论的翻译要明确、有力,突出研究的价值。在翻译时,注意不要出现"是非"错误,"是"或"否"不要翻译反了。该部分常用词汇有 conclusions、implications、understanding、summary 等。

（九）参考文献（Reference）

参考文献是列出论文中引用的所有文献，以证实论文的可靠性。参考文献通常不需要翻译，以便读者查阅。

（十）其他

英文和中文引用文献的序号位置不同，英译中时要注意，英文原文的文献序号在句号后，在中文译文中要移到句号前。例如，【英文】 However, the 5-year survival rate with conventional chemotherapy regimens is around only 5%.[2]【译文】 然而，常规化疗方案的5年存活率仅在5%左右[2]。

三、实例

【例1】 In summary, further elucidation of ××× signaling pathways should eventually allow us to manipulate them in strategies to treat various infectious and autoimmune diseases that are intimately associated with innate immune signaling, as well as cancer.

【原译】 总之，进一步阐明×××信号通路最终应该允许我们在策略上进行操纵，以治疗与先天性免疫信号及癌症密切相关的各种感染性和自身免疫性疾病。

【改译】 总之，进一步阐明×××将有助于我们更好地利用这些通路，制定与先天免疫信号传导及癌症密切相关的各种感染性和自身免疫性疾病的治疗策略。

【解析】 原译中的“最终应该允许我们在策略上进行操纵”是直译，可能会让读者感到生硬和不易理解。改译为“将有助于我们更好地利用这些通路，制定×××的治疗策略”，这样更符合中文的表达习惯。

【例2】 Relationship between ease of surgery and uterine volume at surgery.

【原译】 手术容易程度与手术时子宫体积的关系。

【改译】 手术难易程度与手术时子宫体积的关系。

【解析】 原译中的“手术容易程度”不合适。用“难易”来形容手术的难度更合适，其覆盖了从容易到困难的范围。

【例3】 Dose modification algorithms have been previously reported.7 Colony-stimulating factors were permitted only for treatment of febrile neutropenia.

【原译】 之前已报告过剂量调整方案。[7]仅允许使用集落刺激因子治疗发热性中性粒细胞减少症。

【改译】 之前已报告过剂量调整方案[7]。仅允许使用集落刺激因子治疗发热性中性粒细胞减少症。

【解析】 在中文译文中,引用的参考文献编号应放于句号前。

【例4】 Affiliation at the time the study was conducted.

【原译】 研究进行时的机构。

【改译】 研究进行时所在单位。

【解析】 原译可能会被误解为开展研究的机构,而原文的意思是填写参与者所在单位,因此改译更准确。

【例5】 Maximum visibility for your research: over 100M website views per year.

【原译】 您研究的最大可视性:每年超过1亿次网站浏览。

【改译】 您研究的最大可见度:每年超过1亿次网站浏览。

【解析】 "可见度"通常是指论文在公众中的曝光度。根据语境,改译中将"可视性"改为"可见度"。

【例6】 High-performance size-exclusion chromatography (HPSEC) was used for aggregate quantification in aggregated samples of mAb2, mAb3, and mAb4.

【原译】 使用高效体积排阻色谱法(HPSEC)定量分析mAb2、mAb3和mAb4的聚合样品中的聚合物。

【改译】 使用高效分子排阻色谱法(HPSEC)定量分析mAb2、mAb3和mAb4的聚合样品中的聚合物。

【解析】 HPSEC是高效分子排阻色谱法,可以用来测定分子量或分子量分布。改译是正确的。

【例7】 ××× has been available in the United Kingdom for the treatment of prostatic cancer since 1987.

【原译】 自1987年以来,×××已在英国上市,用于治疗前列腺癌。

【改译】 1987年,×××在英国首次上市,用于治疗前列腺癌。

【解析】 原译中,将since 1987直译为"自1987年以来",但是不符合中文的表达习惯。实际上,这句话的意思是,×××药物首次在英国上市的时间是1987年,因此改译为"1987年,×××在英国首次上市,用于治疗前列腺癌"。在翻译医学资料的工作中,"since+时间"这个结构比较常见,可以根据语境灵活处理,避免存在翻译腔。

【例8】 It has been registered for the management of breast cancer in several countries and, in clinical trials, for the treatment of ×××.

【原译】 已在多个国家注册用于治疗乳腺癌,在临床试验中用于治疗×××。

【改译】 此后，在多个国家注册用于治疗乳腺癌，在临床试验中用于治疗×××。

【解析】 例8是紧接在例7后面的句子。原译中的“已在多个国家注册用于治疗乳腺癌”与前一句衔接得不连贯。改译后与前一句更连贯，更符合中文的表达习惯。

【例9】 Interestingly, hot flushes were reported in 13% of the iron only patients.

【原译】 有趣的是，铁剂单药治疗组13%患者报告潮热。

【改译】 值得注意的是，铁剂单药治疗组13%患者报告潮热。

【解析】 原译中将interestingly直译为“有趣的是”，这在中文语境中带有感情色彩，提及患者时说“有趣”是不太合适的。改为“值得注意的是”更符合语境。在审校工作中常见到这类翻译不当。

【例10】 与对照组比较：*P<0.05。

【原译】 Note: * P<0.05 vs, as compared with that in control group.

【改译】 Note: * P<0.05 vs control group.

【解析】 vs有比较的意思，与原译中as compared with重复，改译为P<0.05 vs control group更准确，也是科技论文中的常见用法。

【例11】 [中图分类号]R95；R979.1　[文献标志码]A　[文章编号]×××。

【原译】 [CLC] R95; R979.1　[Document Code] A　[Article ID] ×××.

【改译】 [CLC] R95; R979.1　[Document Code] A　[Article No.] ×××.

【解析】 对于在学术期刊上发表的文章，使用Article No.表示“文章编号”更合适。

【例12】 HP已于1994年被WHO的国际癌症研究机构列为人类胃癌第I类致癌原。

【原译】 HP has been listed as a Class I carcinogen for GC in human by the WHO's International Agency for Research on Cancer in 1994.

【改译】 HP was listed as a Class I carcinogen for GC in human by the WHO's International Agency for Research on Cancer in 1994.

【解析】 in 1994是事件发生的时间，发生在过去的一个特定时间点应采用一般过去时。

【例13】 胃癌的病死率随年龄的增长而增加，< 40岁处于较低水平，≥40岁快速上升。

【原译】 The mortality rate of GC increases with age, being low in patients < 40 years and rising rapidly thereafter.

【改译】 The fatality rate of GC increases with age, being low in patients < 40 years and rising rapidly thereafter.

【解析】 “病死率”的英文是fatality rate，在流行病学中指一定时期内因患某种疾病死亡的人占患病人或动物总数的比例，而mortality rate通常指的是在特定的人口中，由于特定原因死亡的比例。此处采用fatality rate更准确。

【例14】 ×××是不可逆小分子EGFR-TKI，能有效渗透血脑屏障。

【原译】 ××× is a irreversible, small-molecule epidermal growth factor receptor (EGFR) tyrosine kinase inhibitor (TKI) that can efficiently penetrate the blood brain-barrier (BBB).

【改译】 ××× is a irreversible, small-molecule epidermal growth factor receptor (EGFR) tyrosine kinase inhibitor (TKI) that can effectively penetrate the blood brain-barrier (BBB).

【解析】 改译中将efficiently替换为effectively，使句子更准确地描述奥希替尼穿透血脑屏障的能力。efficiently通常指的是高效率完成某事，而effectively则强调达到预期目标或产生期望的结果。

【例15】 ×××组中，32例均接受了其他EGFR-TKI治疗，其中22例之前接受过一代EGFR TKI治疗，10例未接受过EGFR TKI治疗。

【原译】 In the ××× group, 32 patients received other EGFR-TKI treatment, of which 22 had previously received first-generation EGFR TKI and 10 had not received any EGFR TKI treatment.

【改译】 In the ××× group, 32 patients received other EGFR-TKI treatment, of whom 22 had previously received first-generation EGFR TKI and 10 had not received any EGFR TKI treatment.

【解析】 两个译文分别使用which和whom，which用于指代前面的事物，whom用于指代前面的人。在这个句子中，patients是一组人，因此应使用whom。

【例16】 ×××组换用×××后的中位生存时间为11.3个月（95% CI 7.2-15.3），说明×××组生存时间长主要来自×××的作用。

【原译】 The mOS after switching to ××× in the ××× treated group was 11.3 months (95% CI [7.2, 15.3]), indicating that the long survival time in the ××× group was mainly attributable to treatment with ×××.

【改译】 The mOS after switching to ××× in the ××× treated group was 11.3 months (95% CI [7.2, 15.3]), indicating that the longer survival time in the ××× group was mainly attributable to treatment with ×××.

【解析】 在改译中，longer survival time表示生存时间更长。这一表述隐含比较，即与其他组或其他治疗方式相比，×××组的生存时间更长。这样的表述更好地表达出原文的意思。

【例17】 关键词：NSCLC，EGFR突变阳性，OS。

【原译】 Keywords: NSCLC, EGFR mutation-positive, OS.

【改译】 Keywords: non-small cell lung cancer, epidermal growth factor receptor mutation-positive, leptomeningeal metastases, overall survival.

【解析】 关键词尽量避免使用缩写，除非是众所周知的缩写。改译中，将缩写改为全称。

【例18】 肺腺癌是NSCLC脑膜转移最常见的病理类型，约为84% ~ 97%。

【原译】 Lung adenocarcinoma is the most common pathological type of LM from NSCLC, accounting for about 84% ~ 97%.

【改译】 Lung adenocarcinoma is the most common pathological type of LM from NSCLC, accounting for between 84% and 97% of LM.

【解析】 在改译中，accounting for between 84% and 97% of LM明确这个比例是关于NSCLC脑膜转移（LM）的，这样表达更清晰。

【例19】 多项研究结果显示，HER2与早期胃癌患者的不良预后有关，但并非晚期胃癌的独立预后因素。

【原译】 Several studies have shown that HER2 is associated with poor prognosis in patients with early gastric cancer, but it is not an independent prognostic factor in advanced gastric cancer.

【改译】 Several studies have shown that HER2 is associated with poor prognosis in patients with early gastric cancer, but it is not an independent prognostic factor for advanced gastric cancer.

【解析】 介词for通常用来表示目的、对象或原因。在改译中，for advanced gastric cancer明确HER2并非晚期胃癌的独立预后因素，表述更准确。

【例20】 ×××能显著延长EGFR突变阳性肺癌脑膜转移癌的患者的生存期并改善患者预后。

【原译】 ××× could significantly prolong the overall survival of patients with EGFR mutation-positive lung cancer with LM and improve patient outcomes.

【改译】 ××× can significantly prolong the overall survival of patients with EGFR mutation-positive lung cancer with LM and improve patient outcomes.

【解析】 使用过去时态可能会让读者误以为这种作用已经不存在或已经改变。can用于表示现在的能力或可能性，改译表达更准确。

第六章　医学翻译技术

翻译技术是一个广泛涉及语言学、计算机科学和人工智能的领域，旨在实现不同语言之间的文字或口头信息的转换。随着科技的进步，翻译技术逐渐从传统的人工翻译模式转为基于计算机的自动系统翻译，为跨语言文化交流提供更高效、准确的解决方案。这一领域的发展包括计算机辅助翻译（Computer-Assisted Translation，CAT）工具、翻译记忆库（Translation Memory，TM）、术语库（Terminology Database）、机器翻译（Machine Translation，MT）等翻译技术和翻译管理系统等。本章将逐一介绍这些技术。

第一节　翻译工具

一、计算机辅助翻译工具

CAT是一种利用计算机技术辅助翻译过程的工具。CAT工具不是自动翻译工具，而是为翻译人员提供辅助、提高翻译效率和一致性的工具。

（一）CAT工具的基本特征

以下是CAT工具的一些特征。

1. 分段翻译

CAT工具将文本分成小段，每段通常包含一个或多个句子。翻译人员可以逐段进行翻译，使翻译工作更有序，并能提高翻译效率。

2. 翻译记忆库

CAT的主要功能之一是翻译记忆。已翻译的文本片段会被存储在数据库中，以便在以后相同或类似的文本中自动匹配使用，提高翻译的一致性，减少重复工作，降低成本。同时，翻译记忆库可用于翻译文件的字数分析，以确定翻译的工作量。我们将在后面的小节中详细说明。

3. 术语库

CAT允许用户建立、管理和使用术语库。在翻译过程中，CAT工具会在术语出现时提示翻译人员，给出术语库中的标准翻译，从而提高专业术语的一致性，确保正确的翻译。

4. 实时反馈

现有的CAT工具能为常见文件格式提供实时反馈，展示在最终文件格式中翻译完成后的内容，帮助翻译人员更好地理解文本，做出更准确的翻译决策。

5. 格式保留和处理

CAT工具能够处理不同格式的文档，如Word、Excel、HTML等，将其解析为双语文件格式用于翻译，同时保留原始文档格式的框架部分，待翻译完成后与原始文档的框架合成为目标语言的文件。整个过程是自动化的，使翻译人员可以专注于翻译内容而无须担心格式问题。

6. 协作功能

CAT工具允许多名翻译人员同时在一个项目上协同工作。有些CAT工具支持译审同步，即翻译人员和审校人员同时在同一个文件上工作，翻译后的结果实时出现在审校人员的面前，从而提高翻译流程的效率。

此外，CAT工具支持注释功能。翻译创建时，可以添加针对某些句段的注释，供后续参与翻译的人员参考。

7. 自动化和定制化

CAT提供自动化工具，如批处理翻译、自动替换等，可减少需要手动完成的工作。CAT工具也允许用户根据特定需求进行工具和界面的定制。

8. 标签转换

除了文本内容之外，待翻译的原文还有很多格式信息，如果不对其进行处理，则展示在翻译人员面前的信息是杂乱的。为了翻译方便，CAT工具会将复杂的格式信息转为简洁的内部标记，使翻译人员可以专注于文本的翻译工作。

9. 支持多语言

多数CAT工具都能够处理多种语言的翻译任务，支持多语言项目的管理，不仅支持英语、法语、德语等拉丁语系字符，而且支持汉语、日语、韩语等多字节字符、西里尔字符（如俄语），还支持阿拉伯语、希伯来语等双向语言。这样，几乎全世界的译员都可以通过CAT工具的辅助进行电子化翻译。

综上所述，CAT工具的使用可提高翻译效率、确保一致性，并使翻译过程更加流畅和便捷。在现代翻译行业中，CAT工具已经成为专业翻译人员的标配。

（二）市场上流行的CAT工具

在市场上流行多种CAT工具，这些工具具有以上基本特征，也各自开发了特定功能，以提高翻译效率和质量。下面是目前一些市场上比较流行的CAT工具。

1. Trados

Trados是最早的CAT工具，几经易手，后被RWS公司收购。Trados提供强大的翻译记忆和术语库功能，支持各种文件格式，如Microsoft Office、Adobe InDesign等。最新版本可支持协作和团队翻译。

2. MemoQ

MemoQ企业专注于CAT工具研发，目前MemoQ在世界市场中的占有率与Trados的占有率并驾齐驱。该工具除了具有CAT的各项基本功能外，特别注重设计友好的用户界面，使其兼具直观性和易用性，并提供实时协作和云端存储等功能。

3. Wordfast

Wordfast提供Wordfast Classic和Wordfast Pro两个版本，具备翻译记忆、术语库和格式保留功能，适用于各种文本和文件格式。

4. DejaVu

DejaVu提供高度可定制的界面和工作流程，具有翻译记忆、术语库和格式处理功能，支持多平台，如Windows、Linux等。

5. OmegaT

OmegaT开源的CAT工具可免费使用。OmegaT提供基本的翻译记忆和术语库功能，支持多平台，包括Windows、macOS和Linux等。

6. Across

Across具有全球化和多语种支持，提供强大的翻译记忆、术语库和质量控制功能，适用于各种行业，如医学、法律和技术等领域。

7. Cafe Tran

Cafe Tran注重轻量级和用户友好性，具有翻译记忆、术语库和实时拼写检查功能，支持自动机器翻译整合。

8. Fluency Now

Fluency Now注重简化翻译流程，提高生产效率，具有翻译记忆、术语库和质量评估功能，支持多种文件格式。

9. Lingotek

Lingotek是云端CAT工具，支持多语种项目管理，具有自动翻译集成、翻译记忆和实时协作功能，适用于全球化企业。

二、质量检测工具

除了CAT之外,语言人员必不可少的另一种工具是翻译质量检测工具(Quality Assurance,QA),它是用于检测翻译问题的工具。这类工具通过自动化检查来发现潜在的错误,提高翻译的一致性和准确性。

QA工具可以检测出多种错误,包括术语翻译错误(需要提供术语表)、标点符号不匹配、数字翻译错误、一致性错误、标签错误等。

例如,句子中存在标签错误,即标签顺序有误。

【原文】 There is a <em>black cat</em> on the table.

【译文】 桌子上有一只</em>黑猫<em>。

例如,译文中存在数字错误,年份有误。

【原文】 1998年,世界发生了三件大事。

【译文】 In 1988, three major events took place in the world.

QA工具一般分为三种:独立的第三方检测工具、CAT工具内置的检测功能、第三方开发的CAT质量检测插件。下面介绍一些流行的QA工具。

(一)Xbench

Xbench是独立的第三方检测工具,支持多种文件格式,如SDL Trados Studio、MemoQ等的文件,提供丰富的检查规则,如术语的一致性、标点符号使用等,可以自定义规则和词库(见图6-1)。

(二)Verifika QA

Verifika QA是独立的第三方检测工具,支持多语种、多种文件格式的检测,提供拼写检查、标点符号检查、格式检查等功能,可以生成详细的报告(见图6-2)。

(三)CAT集成QA工具

CAT集成QA工具是集成在翻译平台中用于检测翻译质量的组件。几乎每个成熟的CAT工具都有内部集成的较为成熟的QA工具。这类QA工具能够提供拼写检查、术语一致性、标点符号、标签等的检查,能够支持实时翻译编辑环境。

1. QA Distiller

QA Distiller是一种CAT插件,是针对SDL Trados Studio用户的质量检测插件,检查拼写错误、标点符号、一致性等问题,提供定制化的规则和过滤器。

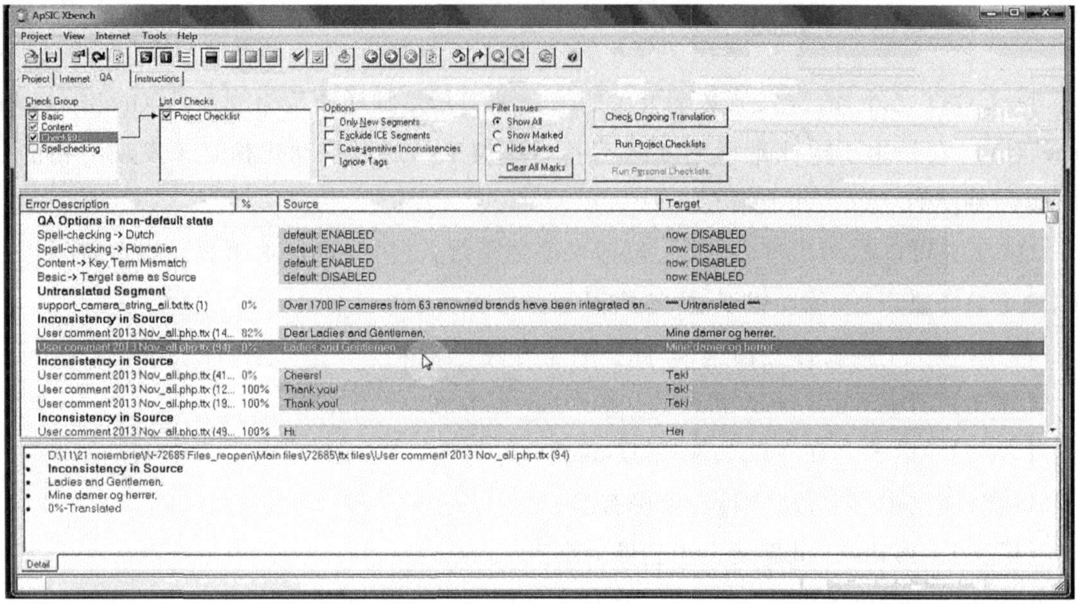

图 6-1　Xbench 的操作界面

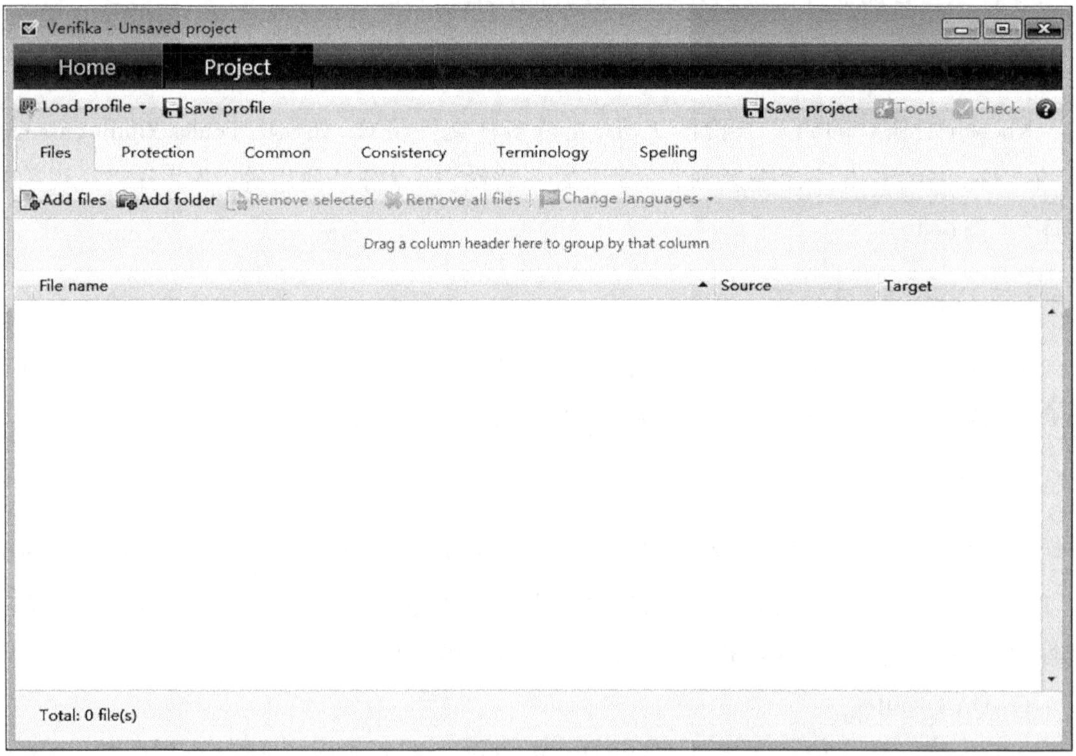

图 6-2　Verifika 的操作界面

2. Error Spy

Error Spy是一种CAT插件，针对MemoQ的插件，用于检测并纠正翻译中的错误，提供术语一致性检查、格式检查等功能，支持自定义检查规则。

3. Languagetool

Languagetool在本质上不是一种翻译质量检测工具，而是用于检查目标语言文本的语法和语言问题，可以支持多种语言，也提供多种检查规则，可以通过插件集成到多种编辑器和CAT工具中。

这些工具可以帮助翻译人员在翻译过程中发现和纠正潜在的问题，提高翻译的质量和效率。选择合适的QA工具通常取决于用户的需求、使用的CAT工具及所涉及的语言对。

第二节　翻译业务相关技术

为了使翻译工作进行得更顺利、高效，越来越多的相关技术被相继开发出来。下面将一一介绍相关技术。

一、翻译记忆库技术

翻译记忆是一种翻译工具，用于存储和管理已有的文本段落的翻译，以便在以后的翻译项目中重复利用，这样有助于提高翻译工作的效率、翻译内容的一致性和质量。

翻译记忆库技术的历史可以追溯到20世纪80年代。最初的系统是为了处理手动输入的文本，以便将来能够快速查找和重新利用。后来，随着计算机技术的发展，翻译记忆工具逐渐普及，从而改变了翻译工作的开展方式。

20世纪90年代，翻译记忆系统开始被集成到计算机辅助翻译工具中，这些工具还提供术语库管理、质量控制和自动化功能。这使翻译记忆系统成为翻译领域的标配工具，帮助专业翻译人员和翻译公司更高效地处理多语言项目。

（一）翻译记忆库的功能和优势

1. 存储翻译段落

翻译记忆系统会将已翻译的文本段落（通常是句子或段落）存储在数据库中，以便将来使用。

2. 重用翻译内容

当翻译人员在新项目中遇到与以前翻译的文本相似的内容时，翻译记忆会提供已有的翻译作为建议，以减少译者的工作量并确保翻译的一致性。

3. 提高翻译效率

通过减少重复性工作，翻译记忆可以提高翻译速度，从而缩短项目完成周期。

4. 改善翻译质量

翻译记忆可以帮助翻译人员识别和修复以前犯过的错误，从而提高翻译质量。

（二）节约成本

虽然翻译记忆库的有效使用可以显著降低翻译成本，但实际节约的成本取决于多种因素，如项目规模、专业领域和翻译人员的技能等。卡门森斯顾问公司（Common Sense Advisory，CSA）等权威研究机构通过相关统计和数据，得出了一些相关结论。

1. 提高翻译速度

CSA指出，使用翻译记忆工具可以提高翻译速度，通常可以减少一半或更多的翻译时间。这意味着项目可以更快完成，从而减少人工翻译的成本。

2. 提高翻译的一致性

CSA的数据还表明，使用翻译记忆工具可以提高翻译的一致性，减少后期编辑和修订的需求，从而降低翻译修正的成本。

3. 降低术语翻译成本

翻译记忆工具有助于管理专业术语和术语的一致性，减少术语翻译的不确定性和错误，有助于节省修正错误的成本。

4. 重复利用现有翻译

翻译记忆库支持重复利用以前翻译的内容，从而减少重复工作和翻译相似内容的成本。CSA估计，翻译记忆工具的使用可以节省25%，甚至更多的翻译成本。

5. 减少多语言项目成本

对于多语言项目，使用翻译记忆工具可以更好地协调不同语言版本之间的翻译，减少项目管理和协调的成本。

总的来说，翻译记忆在翻译业务中发挥着关键作用，帮助提高效率、确保一致性，并改善翻译质量。它代表了翻译技术的重要进步，对处理大量重复性文本的多语言项目非常有用。

（三）应用举例

假设有一个翻译记忆数据库，其中存储以下从英语到法语的翻译示例。

原文句段："The quick brown fox jumps over the lazy dog"。

翻译句段："Le renard brun rapide saute par-dessus le chien paresseux"。

在翻译记忆库中，此文本作为一条记录存储。这是一个简单的示例，实际的翻译记忆数据库可能包含数千个记录，每个记录包含源文本和对应的翻译。

当进行新的翻译工作时，翻译记忆系统会自动检索源文本与数据库中已存储的文本是否相似。如果有相似之处，系统会提供以前的翻译作为建议，以帮助翻译人员完成当前任务。例如，如果翻译人员需要翻译类似的句子"A quick brown cat jumps over a lazy dog"，翻译记忆系统可能会提供以下建议："Un chat brun rapide saute par-dessus un chien paresseux"。

翻译人员可以选择接受建议后进行修改，从而更快地完成当前的翻译任务。这有助于提高翻译效率，确保一致性，并降低错误的风险。

这个示例展示翻译记忆数据库的基本工作原理，它存储以前的翻译并在需要时提供相关建议，从而加快翻译流程。实际的翻译记忆系统通常更复杂，可以管理大量文本段落和术语，以处理不同的翻译项目。

（四）数据存储

翻译记忆数据库中的条目通常由源文本、目标文本（翻译）、日期时间戳、项目名称、翻译人员信息、专业术语等元数据组成。这些元数据有助于更精确地检索和管理翻译记忆。上述示例在数据库中存储如表6-1所示。

表6-1　在数据库中存储的示例

数据序号	20394
原文	The quick brown fox jumps over the lazy dog.
译文	Le renard brun rapide saute par-dessus le chien paresseux.
创建日期	20240217190034012
项目	PTTTEEST
更新人	Peter Fan
……	……
……	……

1. 存储形式

翻译记忆库通常是以数据库的形式存储在计算机系统中。这些数据库以特定格式储存源文本和对应的翻译,以便在需要时能够轻松检索和使用。以下是翻译记忆数据库的一些常见存储方式。

(1)基于文件格式的数据库。翻译记忆可以文件格式,如XML(Extensible Markup Language,可扩展标记语言)、TMX(Translation Memory eXchange,翻译记忆库交换)、XLIFF(Extensible Localization Interchange File Format,可扩展本地化数据交换格式)等,存储在计算机中。每个文件包含一个或多个文本段落的源文本和对应的翻译,以及其他元数据,如日期、项目名称、客户信息等。这种格式通常具有标准化的结构,以便在不同的翻译工具之间进行共享和导入。

(2)专业翻译工具。许多计算机辅助翻译工具都具有内置的翻译记忆功能。这些工具将翻译记忆数据库存储在自己的文件格式中,供用户创建、编辑和管理。用户可以将先前的翻译项目导入CAT工具,以建立自己的翻译记忆数据库。

(3)云端存储。一些翻译记忆数据库被存储在云端服务器上,供多名翻译人员或团队成员共享。这种方式允许团队协作,并确保在不同地点和设备上都能访问翻译记忆。

(4)自定义数据库。一些组织可能选择自行开发或使用数据库管理系统(如My SQL、SQL Server等)来存储翻译记忆。这种方式可以根据组织的特定需求进行自定义,并实现更高程度的集成和自动化。在这种情况下,数据库表通常会根据组织的需求进行自定义设计,以包含源文本、对应的翻译和其他元数据。

翻译记忆数据库的选择和管理取决于组织的需求、规模和技术基础。无论如何,有效的翻译记忆数据库可以提高翻译效率、确保一致性,并改善翻译质量。

2. 文件格式

翻译记忆数据库通常采用特定的文件格式来存储源文本和对应的翻译,以便计算机辅助翻译工具进行读取和管理。以下是一些常见的翻译记忆数据库存储格式。

(1)TMX是一种通用的翻译记忆交换格式,使用XML格式来表示翻译记忆数据。TMX文件包含源文本段落和对应的翻译,以及元数据信息,如语言对、创建日期、项目名称等。

(2)XLIFF也使用XML格式,但主要用于本地化项目,包括软件本地化。XLIFF文件包含源文本、对应的翻译、标记和注释,以便进行多语言本地化。

(3)SDL Trados Studio项目包。SDL Trados Studio是一种常用的计算机辅助翻译工具,它使用一种专有的包(package)格式来存储翻译记忆数据。这个包里有多个文件,如源文本、对应的翻译、术语库和其他项目相关信息。

(4)MemoQ资源库。MemoQ是另一种CAT工具,它使用一种特定的数据库文件格式来存储翻译记忆和术语库。这类文件可以包括多个资源，每个资源都包含源文本和对应的翻译。

（五）翻译记忆库的缺点

虽然翻译记忆库在翻译业务中有许多优点，但也存在一些潜在的缺点。以下是翻译记忆库的一些常见缺点及克服缺点的方法。

1. 不适用于所有类型的文本

翻译记忆库主要用于处理重复性的文本，对于全新的、高度专业化的内容或创意性的文本，效果可能不如预期。

解决方法：在这些情况下，翻译人员需要更多地依靠其专业知识和创造性，而不只依赖翻译记忆，避免不恰当地使用翻译记忆的内容，同时确保在处理创意性或高度专业化的文本时使用人工翻译。

2. 先前翻译的低质量

如果以前的翻译质量不高，那么翻译记忆库中的内容也可能有错误或不准确。

解决方法：定期进行翻译记忆库维护，修正不准确的翻译，确保翻译记忆库中内容的高质量。同时，培训翻译人员，以提高翻译质量。

3. 大型数据库难以管理

随着时间的推移，翻译记忆库有可能变得庞大并难以管理。

解决方法：使用专业的数据库管理工具来管理翻译记忆库，删除过时的内容，保持数据库的清洁和高效，定期进行维护和整理。

4. 私密性和保密性问题

在某些情况下，将文本存储在翻译记忆库中可能涉及隐私和保密性问题。

解决方法：对于敏感性文本，确保采取适当的安全措施，限制访问和共享。选择供应商时，应了解其数据安全措施。

5. 依赖性问题

过度依赖翻译记忆库可能使翻译人员过于依赖自动翻译建议，降低了人工翻译的质量。

解决方法：翻译人员应当始终谨慎使用翻译记忆，确保它与文本的上下文和语境一致。培训翻译人员在使用翻译记忆时保持谨慎。

总的来说，翻译记忆库是有益的工具，但要合理地使用，避免不适合使用的情况，定期维护和管理库，同时确保保密性和质量，以充分发挥优势并减少潜在的缺点带来的影响。

二、术语库技术

（一）简介

在翻译中，术语库技术是一种重要的工具，用于管理和维护专业术语的翻译。众所周知，术语对一个组织来讲是非常重要的。即使是原文中的术语，组织也需要建立术语表，并要求全员在表达时使用相同的术语，以实现高效的沟通，避免误解。在目标语言中，术语的正确性极为重要。设想一下，如果您的目标市场用户在回访时提到的器械名称或者药品名称不在公司产品目录中，那么这会是很大的问题。因此，各组织在翻译工作开始之前的一项重要工作是建立原文术语表，并翻译成目标语言，经过多轮合作后确定多语言术语表。

术语库是保存这些多语言术语表的数据库，以在翻译项目中使用，从而保证翻译结果中的术语正确。

（二）术语库的作用

确保专业术语的一致性和准确性。术语库技术有助于确保在不同翻译项目中术语翻译的一致性。这有助于提高翻译质量，减少歧义，同时提高文档的可读性。

减少错误。术语库技术可以减少术语翻译错误的风险，因为它提供了可信的参考。翻译人员可以根据术语库来查找正确的翻译，而不是猜测或记忆。

术语库技术在翻译中起着关键作用，确保专业术语的一致性和准确性，提高翻译质量，减少错误，并帮助翻译人员更高效地处理专业领域的文档。术语库管理工具和CAT工具提供有效的方式来创建、管理和应用术语库。

（三）文件格式

术语库通常以特定的文件格式、存储格式和交换格式存储、管理术语信息。以下是一些常见的术语库文件格式、存储格式和交换格式。

1. 文件格式

（1）Excel表格。术语库可以以Microsoft Excel格式存储，其中每一行包含术语、其定义和对应的翻译。这是一种广泛使用的简单格式。

（2）CSV（Comma-Separated Values，逗号分隔值）文件。术语库可以以CSV文件格式存储，每一行以逗号分隔术语、定义和翻译。

（3）XML格式。术语库可以使用XML格式存储，以包括术语、定义和翻译的结构化数据。

(4)JSON(Java Script Object Notation,JS对象简谱)也可以用于存储术语库数据,提供结构化的数据格式。

(5)自定义数据库格式。一些组织可能使用自定义数据库系统(如My SQL、SQL Server等)来存储术语库,数据以表格形式存储。

2. 存储格式

(1)关系型数据库。术语库可以存储在关系型数据库管理系统(Relational Database Management System,RDBMS)中,使用表格和关联来存储术语、定义和翻译。

(2)非关系型数据库。术语库也可以存储在非关系型数据库中,如No SQL数据库等,以更灵活地组织数据。

(3)本地文件。术语库可以存储在本地计算机上的文件中,如Excel表格、CSV文件或XML文件等。

(4)云端存储。一些云端服务(如Google Sheets、Microsoft Azure等)也提供存储和管理术语库的功能,以供多个用户协作使用。

3. 交换格式

(1)翻译记忆库交换是一种通用的翻译记忆交换格式,也可以用于交换术语库数据。

(2)可扩展本地化数据交换格式也可以用于交换术语库数据,特别适用于本地化项目。

(3)自定义格式。一些术语库管理工具可能使用自定义格式来导出和导入术语库数据。选择文件格式、存储格式和交换格式通常取决于组织的需求、所使用的术语库管理工具,以及与其他工具的集成需求。不同格式具有不同的优点和适用性,因此应根据具体情况选择更合适的格式。

(四)术语库的管理

管理术语库是确保翻译中使用一致专业术语的关键环节,但也可能遇到一些挑战。以下是术语库管理可能出现的一些问题及如何避免这些问题的方法。

1. 过时或不准确的术语

术语库中可能包含不准确或已过时的术语,这可能导致错误的翻译。

解决方法:定期审校和更新术语库,确保其中的术语保持准确和最新。由于专业领域的术语经常变化,因此需要不断维护术语库。

2. 不一致的命名约定

如果多人维护术语库,就可能会出现不一致的命名约定,导致混淆或不一致的翻译。

解决方法：确定一致的命名约定和规范，以确保所有人都按照相同的方式记录、维护术语。

3. 术语重复

术语库可能会包含重复的术语，这会增加维护成本，并可能导致混淆。

解决方法：定期进行数据清理，删除重复的术语。术语库管理工具可以检测和解决重复问题。

4. 缺乏文档和定义

一些术语可能没有相关的定义，或者缺少上下文信息。这可能导致误解和错误的翻译。

解决方法：为每个术语提供清晰的定义和上下文信息，以帮助翻译人员正确理解、使用术语。

5. 安全性和保密性问题

对于敏感术语和信息，安全性和保密性是关键问题。不当的共享或访问可能带来风险。

解决方法：对敏感术语和信息采取适当的保护措施，限制访问，并确保只有授权人员才能查看、修改术语库。

良好的管理和维护可以避免术语库管理中的常见问题，确保术语库的有效性和可靠性。

（五）建立多语言术语库

建立新的术语库通常需要经过一系列流程，如术语提取、术语确认、翻译和翻译确认等。以下是各流程的具体操作人员和操作方法。

1. 术语提取

操作人员：通常由该领域专家、翻译人员或专业术语提取人员执行。

操作方法：收集构建术语库的相关文档和材料，如技术手册、产品说明书、行业标准等；仔细阅读文档，识别其中的关键术语和专业术语；将这些术语记录在术语提取工具或电子表格中，包括源文本术语和上下文信息。

2. 术语确认

操作人员：领域专家或项目团队成员，通常是文档的原作者或相关领域的专家。

操作方法：提供术语列表给领域专家或原作者，以核实术语的准确性和适用性；领域专家对提取的术语进行确认，可能会补充其他信息或提供更准确的定义；确认的术语被记录在术语库中，未确认或有争议的术语可能需要进一步讨论和确认。

3. 翻译

操作人员：翻译人员，通常是母语为目标语言的专业翻译人员。

操作方法：对于每个源文本术语，翻译人员提供对应的目标语言翻译，确保翻译的准确性和一致性；翻译人员可能需要参考相关术语库、翻译记忆库或在线资源，以确保翻译的一致性。

4. 翻译确认

操作人员：翻译质量审校人员或领域专家。

操作方法：对翻译后的术语进行质量审校，以确保翻译的准确性和专业性；领域专家可能参与确认，特别是在涉及高度专业化领域的术语时；修正任何不准确或有问题的翻译，确保术语库中术语的正确。

这些流程的操作人员和方法可以根据项目的规模、要求而有所变化。通常，建立新的术语库需要密切协作，确保术语的准确性和一致性，以便在未来的翻译项目中提供可靠的术语参考。

（六）术语翻译的更新

术语翻译的更新是一个关键过程，因为它会影响已经翻译好的内容的一致性和准确性。更新术语翻译通常需要遵循特别严格的流程，以确保变更的术语能够正确用于过去已翻译的内容。以下是更新术语翻译的具体流程。

1. 确定更新需求

操作人员：项目管理人员、领域专家、术语管理员。

操作方法：识别需要更新的术语，通常是由领域专家或术语管理员提供；确定更新的原因，如新的标准、法规或行业趋势等，可能要求术语更新。

2. 制订更新计划

操作人员：项目管理人员、翻译团队。

操作方法：制订详细的更新计划，包括哪些术语需要更新、何时进行更新及更新后的目标语言翻译；考虑更新对已翻译内容的影响，可能需要重新翻译和修订一些文档。

3. 新术语翻译

操作人员：翻译人员。

操作方法：为需要更新的术语提供新的目标语言翻译，确保新术语翻译准确反映变更的含义；使用新的翻译记忆工具或术语库，以确保新术语翻译与修改的内容一致。

4. 质量审校和比对

操作人员：翻译质量审校人员、领域专家。

操作方法:对新翻译进行质量审校,确保准确性和一致性;比对新翻译与过去的翻译,以确保新术语翻译与现有内容一致。

5. 更新已翻译内容

操作人员:翻译人员、项目管理人员。

操作方法:针对需要更新的术语,对已翻译的文档进行相应的修改和更新;这可能需要重新翻译部分文档,特别是包括已更改术语的部分。

6. 修订和审校

操作人员:修订人员、审校人员。

操作方法:进行必要的修订和审校,确保更新后的文档没有错误,同时确保术语的一致性。

7. 更新术语库和翻译记忆库

操作人员:术语管理员、翻译记忆库管理员。

操作方法:更新术语库和翻译记忆库,以包含新的术语翻译;确保以前和未来的项目都能使用更新后的术语库和翻译记忆库。

8. 培训和沟通

操作人员:翻译团队、项目管理人员。

操作方法:对翻译人员进行培训,确保他们了解新的术语翻译和使用;与团队成员、利益相关者沟通术语更新的细节和影响。

通过严格的流程管理,可以确保术语翻译的更新是有序的,且不会使已翻译的内容形成混乱或错误。细致的规划和质量控制是确保术语一致性和准确性的关键。

(七)其他注意事项

除上面提到的方面之外,术语管理在翻译和本地化领域还应注意以下几个方面。

1. 本地化适应性

考虑目标受众和市场的本地化适应性,一些术语可能需要根据地域、文化和语言的差异进行适当的调整,确保术语的选择不会冒犯或引起混淆。

2. 维护版本控制

对于不断更新的文档或产品,维护版本控制非常重要。确保术语库中的术语与文档或产品的版本相匹配,以避免混淆和错误。

3. 多语言一致性

在跨语言项目中,确保多语言版本之间的术语一致性。术语库应涵盖多种目标语言,并确保各版本之间的术语翻译是一致的。

4. 术语库管理工具

使用专门的术语库管理工具或计算机辅助翻译工具,来更有效地管理和更新术语库。这些工具具有自动化和协作功能。

5. 教育和培训

对于翻译团队和涉及的利益相关者,提供有关术语管理的培训和教育,确保所有涉及的人员都了解术语库的价值、正确的使用方法。

6. 定期审校和维护

定期审校和维护术语库,以确保其中的术语准确和最新。行业标准和术语随时间变化,所以术语库也要定期更新。

7. 术语标准化

在整个组织中,确保一致的术语标准。为了提高交流和协作的效率,需确保所有团队成员都使用相同的术语和定义。

8. 术语共享

寻找与其他组织或行业相关的术语库共享的机会。这可以加速本地化和翻译流程,特别是在特定领域的标准术语方面。

9. 文档化政策和流程

编写文档化术语管理政策和流程,以确保团队成员都了解最佳实践与操作指南。

10. 风险管理

考虑潜在风险,如意外的术语更改或混淆等,制订风险管理计划,以应对可能出现的问题。

三、机器翻译技术

机器翻译技术是指使用计算机程序和算法来自动翻译一种自然语言的文本到另一种自然语言文本。

(一)简介

1. 原理

机器翻译系统利用计算机程序处理文本,将源语言文本自动翻译成目标语言文本,其中通常涉及语言模型、翻译记忆和统计算法等技术。

2. 种类

机器翻译系统可以分为两大类:规则基础机器翻译和统计机器翻译。规则基础机器翻译使用语法和语言规则,而统计机器翻译则依赖于大规模文本语料库的统计信息。

3. 神经机器翻译

近年来,神经机器翻译(Neural Machine Translation,NMT)取得了显著进展。NMT使用神经网络模型,如循环神经网络(Recurrent Neural Network, RNN)或变换器(Transformer),来进行翻译,实现更高的翻译质量。

4. 监督学习

通过训练,机器翻译系统能够学习、适应不同语言对之间的语法、结构和术语。这意味着该系统可以处理多种语言对,而不需要手动编写语法规则。

5. 实时翻译

机器翻译系统已被应用于实时翻译工具,如谷歌翻译等,使人们能够在语音和文本之间进行实时翻译。

6. 应用领域

机器翻译在各领域中都有广泛的应用,包括跨境电子商务、翻译服务、国际政治、科研和媒体等,有助于突破语言障碍、增进全球交流。

7. 翻译质量

虽然机器翻译技术不断改进,但仍然面临一些挑战,尤其是在应对高度专业化领域、多义词和文化因素时,人工翻译在某些情况下会更可靠。

8. 定制化

一些企业、组织开发自定义的机器翻译系统,以满足其特定领域和行业的需求。这些系统通常受到训练,可以提供更准确的翻译。

(二)历史

机器翻译可以追溯到20世纪,经历了不同阶段的演进。以下是机器翻译发展的主要历史阶段。

1. 早期尝试(1940—1959年)

机器翻译的早期尝试始于20世纪四五十年代。这一时期的主要目标是开发能够将一种语言自动翻译成另一种语言的计算机程序。早期的翻译系统依赖基于规则的方法,试图使用语法规则和词典进行翻译,然而这些系统在处理复杂的语法和多义词方面遇到了困难。

2. 统计机器翻译(Statistical Machine Translation,SMT)时代(1990—2009年)

统计机器翻译是一项重大的突破,它使用大规模的双语文本语料库进行翻译。这一时期的代表系统包括国际商业机器公司(IBM)的Candide系统和谷歌(Google)的Statistical Machine Translation系统。SMT系统通过统计模型识别并选择最可能的翻译,在处理多义词和不规则语法方面表现出色。

3. 神经机器翻译时代(2010年至今)

神经机器翻译是机器翻译的新一代,它使用深度学习技术,如神经网络,特别是变换器架构。NMT在翻译质量上取得显著的提升,更好地捕捉上下文和语法结构,提供更自然、流畅的翻译。谷歌的NMT模型和Open NMT是NMT的代表性系统。

4. 实时翻译和应用(21世纪初至今)

机器翻译技术在实时翻译和应用方面取得极大进展。移动应用程序和在线翻译工具,如谷歌翻译、百度翻译等,使人们能够在语音和文本之间进行实时翻译。这些应用和工具在旅行、跨文化交流、全球互联网上有广泛应用。

5. 领域定制化和混合翻译(近年)

一些组织、企业开始开发自定义的机器翻译系统,以满足特定领域和行业的需求。这些系统通常受到训练,以提供更准确的翻译。此外,混合翻译模型结合机器翻译和人工翻译,以获得最佳的翻译质量。

(三)与人工翻译对比

虽然将机器翻译融合到翻译流程中以替代传统的翻译—编辑—通读(Translation-Editing-Proofreading,TEP)流程可以带来一定的成本节省和效率提高,但也会影响翻译质量。以下是机器翻译与传统TEP流程的比较。

1. 成本节省

(1)时间和人力成本。MT可以加快翻译流程,因为它能够迅速生成初步的翻译。这意味着翻译人员可以花费更少的时间来完成翻译,从而减少人力成本。

(2)大规模翻译。对于大规模的翻译项目,MT可以快速处理大量文本,缩短项目交付时间,降低翻译成本。

2. 翻译质量

(1)自动翻译质量。MT系统的翻译质量在某些情况下已经相当高,特别是用于通用内容和标准化文本。在某些情况下,MT能够达到接近人工翻译的质量,而在未经良好训练的情况下依然差距明显。

(2)领域专业性。MT在处理高度专业化领域的文本时可能出现问题,因为它难以理解特定领域的上下文和术语。在这种情况下,人工翻译的专业性仍然更可靠。

(3)编辑和审校。即使使用MT,也需要进行编辑和审校,以确保翻译的准确性和流畅性。因此,编辑和审校成本仍然可能存在。

(4)定制化MT。一些组织采用自定义的MT系统,通过训练以适应特定领域和行业。

这些系统的质量通常更高。

总的来看，机器翻译可以节省一定的成本，特别是在大规模翻译项目中。然而，翻译质量仍然是一个重要的考虑因素，特别是在需要高度专业化或精确的翻译时。因此，许多组织选择将MT与人工编辑和审校相结合，以平衡成本和质量，并确保最终的翻译结果满足其需求。由于MT的效果还受到所使用的MT系统、语言对、文本类型和领域的影响，因此每个项目需要根据具体情况进行评估。

（四）定制培训机器翻译引擎

自定义培训机器翻译引擎是一项复杂的工程，涉及多个方面的成本。以下是一些需要考虑的成本因素。

1. 数据采集成本

自定义机器翻译引擎需要大量的双语文本数据，如源语言和目标语言之间的对应文本。数据采集可能涉及数据购买、数据抓取、数据清洗和数据准备等成本。

2. 数据清洗和预处理

数据通常要经过清洗和预处理，以去除不准确、不一致和不相关的信息。这可能需要数据科学家和工程师的支持，从而增加成本。

3. 机器学习工程师成本

自定义机器翻译引擎需要机器学习工程师建立和训练模型。这些专业人员的薪酬是成本的一部分。

4. 硬件和基础设施成本

建立自定义机器翻译引擎需要强大的硬件和云计算资源，需要投资服务器、GPU（Graphical Processing Unit，图形处理单元）和其他基础设施。

5. 开发、维护工程师成本

一旦机器翻译引擎建成，需要开发人员和工程师维护、升级、优化系统。这也是一部分潜在的成本。

6. 培训和调试

在建立自定义机器翻译引擎初期，需要训练机器翻译系统，以确保其性能达到预期水平，还要进行调试和优化，这可能需要额外的时间和成本。

7. 许可和知识产权

如果使用外部的机器翻译技术或工具，就可能需要支付相关的许可费用或考虑知识产权问题。

8. 评估和测试

在引擎建成后，需要对其性能进行评估和测试，以确保翻译质量和准确性。这也可能需要额外的时间和资源。

9. 数据隐私和合规性

在处理大量文本数据时，需要考虑数据隐私和合规性问题。这可能需要额外的合规性工作和法律顾问的费用。

10. 时间成本

自定义机器翻译引擎是一个时间密集型项目，可能需要几个月，甚至更长的时间完成。

需要强调的是，自定义机器翻译引擎不仅需要初期投资，还需要长期维护和升级。在确定自定义机器翻译引擎时，需要仔细评估与项目相关的成本、风险和预期收益，以确保这是一项有益的投资。很多组织选择与专业的机器翻译服务提供商合作，以降低成本和复杂性。

四、XLIFF双语内容交换技术

XLIFF是一种用于双语内容交换的开放标准文件格式，旨在简化、标准化本地化和翻译流程。XLIFF文件包含源语言内容和与之相关的目标语言翻译，以便在不同的本地化工具和翻译系统之间进行交换。

（一）XLIFF双语内容交换技术的特点和组成

以下是该技术的主要特点和组成部分。

1. 源语言和目标语言

XLIFF文件的核心包括源语言内容（通常是原始文本）及与之相关的目标语言翻译。这允许将源文本与翻译关联在一起，以便进行本地化和翻译。

2. 标记化内容

XLIFF使用标记化的方式表示文本，其中包含用于识别文本片段、格式化信息和标记的标签。这有助于保留文本的格式和结构。

3. 本地化资源

XLIFF文件还可以包括本地化资源，如图像、多媒体文件、样式表等。这些资源通常以外部链接的方式包含在XLIFF文件中。

4. 文本段落

XLIFF将文本划分为段落，每个段落包括源语言文本和相应的目标语言翻译。这有助于进行句子级别的翻译和审校。

5. 可扩展性

XLIFF格式具有很强的可扩展性，可以根据不同本地化、翻译需求添加自定义元素和属性。

6. 支持多语言

XLIFF 文件支持多种源语言和目标语言的组合，使其适用于多语言本地化项目。

7. 互操作性

XLIFF是一种开放标准、被广泛支持的文件格式，可以在不同的本地化工具、计算机辅助翻译工具和翻译系统之间进行交换。这有助于实现更好的互操作性和合作。

8. 翻译流程

XLIFF文件通常用于传递翻译任务和翻译项目，包括翻译人员、编辑和审校的协作。翻译团队可以使用XLIFF文件在不同阶段进行工作。

XLIFF技术的主要目标是促进双语内容交换、本地化、翻译的标准化和协作。这有助于简化本地化流程，提高效率，并减小误差，特别是在处理多语言内容和跨国项目时。XLIFF文件通常以.xliff或.xlf为扩展名存储。

（二）示例

1. 简单的XLIFF文件示例

下面是一个简单的XLIFF文件示例，其中包括一个源语言文本段落和与其对应的目标语言翻译段落。

```
<xml version="1.0" encoding="UTF-8"?>
<xliff version="1.2" xmlns="urn:oasis:names:tc:xliff:document:1.2">
<file source-language="en" target-language="fr" datatype="plaintext" original="sample.txt">
<body>
<trans-unit id="1">
<source>Hello, world!</source>
<target>Bonjour, le monde !</target>
</trans-unit>
</body>
</file>
</xliff>
```

上面示例中的XLIFF文件包含以下部分。

(1)xliff根元素指定XLIFF文件的版本(1.2)和XML命名空间。

(2)file元素包含翻译的文件信息，如源语言(source-language)和目标语言(target-language)，还可以指定数据类型(datatype)和原始文件名(original)。

(3)body元素包含翻译单元(trans-unit)的主体部分。

(4)trans-unit元素表示一个翻译单元，包括一个唯一的标识符(id)。这个示例只包含一个翻译单元。

(5)source元素包含源语言文本("Hello, world!")。

(6)target元素包含目标语言翻译("Bonjour, le monde !")。

这是一个非常基本的示例，XLIFF文件通常包含更多的翻译单元，以处理更多的文本内容。XLIFF文件可以用于传递和协作翻译工作，使翻译团队能够在不同语言之间进行工作，并保留翻译关联。

2. 复杂的XLIFF文件示例

下面是一个复杂的XLIFF文件示例。

```
<?xml version="1.0" encoding="UTF-8"?>
 <xliff version="1.2" xmlns="urn:oasis:names:tc:xliff:document:1.2">
 <file source-language="en" target-language="es" datatype="html" original="sample.html">
 <header>
 <tool tool-id="MyTranslationTool" tool-name="Custom Translation Tool" tool-version="1.0"/> <note>Sample
XLIFF File</note>
 </header>
 <body>
 <trans-unit id="1">
 <source>Hello, <ph id="1">world</ph>!</source>
 <target>Hola, <ph id="1">mundo</ph>!</target> </trans-unit>
 <trans-unit id="2">
 <source>This is a <g id="2">sample</g> XLIFF file.</source>
 <target>Este es un archivo XLIFF de <g id="2">muestra</g>.</target>
 </trans-unit>
 </body>
 </file>
</xliff>
```

在这个示例中,XLIFF文件更复杂,包含以下内容。

(1)header元素包含一些元数据信息,如翻译工具的标识符、名称和版本等,还包括一个注释,提供有关XLIFF文件的一些说明。

(2)trans-unit元素包含两个翻译单元,每个单元都有一个唯一的标识符(id)。

(3)source元素包含源语言文本,其中包含一些占位符(如<ph>和<g>标签),这些占位符用于保留文本的格式和结构。

(4)target元素包含目标语言翻译,其中包含相应的占位符。

在这个示例中,XLIFF文件模拟了一个包含占位符和嵌套标签的HTML文本的翻译。这种复杂的XLIFF文件可以用于更具结构的文本本地化,如网页或应用程序界面的翻译。XLIFF允许翻译人员轻松处理文本和格式,并保持源文本与翻译之间的关联。

(三)扩展

Trados(SDL Trados)和MemoQ(Kilgray memoQ)都是知名的计算机辅助翻译工具,它们在处理XLIFF文件时进行一些扩展,以提供更多功能和便捷。

五、排版技术

翻译排版一般分为译前排版和译后排版。译前排版是把不规范的内容,如PDF文件、图片文件中的内容提取出来,转为Word格式,排成与原文格式一样的格式;而译后排版则是将翻译后的内容排版成与原文格式相同的格式。

(一)译前排版(Pre-translation Formatting)

1. 内容提取

在译前排版阶段,源文档通常是非编辑格式的,如PDF文件、图像文件或扫描文件等。翻译团队首先需要将这些非规范内容提取出来,以便进行翻译。这可能涉及使用光学字符识别(Optical Character Recognition,OCR)技术将图像文本转为可编辑文本。

2. 文本准备

提取的文本通常需要进行一些文本准备工作,如去除不必要的格式、空白字符、分页符等,以便翻译人员能够更容易进行翻译。

3. 文件格式转换

将源文本转换为可编辑格式,通常是Word文档。这使翻译人员可以在文本中进行编辑和翻译,而不受限于非规范格式。

4. 样式匹配

确保提取的文本与源文档的样式匹配，如字体、字号、段落格式、列表、标题等。这有助于确保翻译后的文档在外观上与源文档保持一致。

（二）译后排版（Post-translation Formatting）

1. 翻译内容整合

翻译完成后，译后排版要将源文档与翻译文本整合在一起，以创建一个最终的双语文档。这需要确保翻译文本与源文档对应。

2. 文本格式调整

翻译文本通常需要进行格式调整，以确保其与源文档的格式相匹配。文本格式调整包括字体、字号、颜色、对齐方式和其他格式元素等的调整。

3. 翻译审阅

翻译审阅人员会检查翻译文档，以确保翻译质量和准确性，还会检查排版，确保满足客户的要求。

4. 质量控制

最终的双语文档需要进行质量控制，以确保文本的一致性、流畅性和准确性。质量控制包括检查格式错误和翻译错误。

5. 输出文档

译后排版最终会生成一个与源文档格式相同的翻译文档，该文档通常是Word、InDesign、PowerPoint等格式。

总之，译前排版和译后排版是确保翻译文档在格式、质量方面与源文档保持一致的关键环节。翻译排版有助于提供高质量的双语文档，满足客户的要求和期望。

（三）排版格式

医学行业中，常用的排版格式有PDF、Word、InDesign、PowerPoint等。

1. PDF（Portable Document Format，便携式文档格式）

PDF是一种跨平台的文档格式，由Adobe Systems开发。它以独立于操作系统、软件和硬件的方式呈现文档，确保文档在任何设备上保持一致的外观。PDF格式被广泛应用于文档共享、印刷和在线浏览。用户可以使用各种工具创建、编辑和查看PDF文档，以及进行文本、图形和表格的注释。PDF在保持文档结构和格式方面表现出色，是文档交换和共享的理想选择。

2. Word（Microsoft Word）

Microsoft Word是一款强大的文字处理软件，是Microsoft Office套件的一部分。它提供丰富的排版和编辑功能，允许用户创建专业化的文档，如信函、报告、简历等。Word支持图像插入、表格设计、拼写检查和格式化设置，同时具备协作功能，使多人可以同时编辑同一文档。Word的灵活性和广泛应用使其成为商业和学术领域最受欢迎的文字处理工具之一。

3. InDesign（Adobe InDesign）

Adobe InDesign是专业的页面设计和排版软件，广泛用于制作印刷出版物，如杂志、书籍、宣传册和报纸等。它具有先进的排版工具、文本处理和图像处理功能，支持高级的页面布局和设计。InDesign与其他Adobe软件（如Photoshop、Illustrator等）无缝集成，使用户能够轻松导入和编辑图形元素，适用于需要高度定制化和专业外观的出版物设计。

4. PowerPoint（Microsoft PowerPoint）

Microsoft PowerPoint是一款用于制作演示文稿的软件，通常用于会议、培训和教育场景等。它提供丰富的演示功能，如幻灯片设计、文本输入、图表插入和多媒体集成等。PowerPoint具有用户友好的界面，允许用户轻松创建动态演示，通过过渡效果和动画使内容更生动。它也支持协作，使多人可以同时编辑演示文稿，适用于团队合作、专业演示。

（四）工作量计算

排版的工作量计算通常取决于多种因素，如文档的复杂性、所需的格式调整、目标格式及对排版工具的熟练程度等。以下是一些常见的工作量计算因素和方法。

1. 文档的复杂性

文档的复杂性是一个关键因素。较复杂的文档可能包含大量不同的格式元素，如表格、图像、图形、特殊字体等，可能需要更多的时间来排版。

2. 目标格式

目标格式也会影响工作量。将文档排为Word文档通常比排成InDesign、PowerPoint文档更容易。不同的格式要求不同的技能和工作量。

3. 格式调整

如果需要对文本进行大规模的格式调整，如更改字体、对齐方式、添加标点符号等，那么工作量会相应增加。

4. 排版工具

使用不同的排版工具可能会影响工作量。一些专业排版工具具有自动化功能，可以加快排版过程。对排版工具的熟练程度也很重要，熟练的操作人员可能比不熟练的人员更快完成工作。

5. 文档大小

文档的大小(如页数、字数等)会直接影响工作量。更大的文档通常需要更多的时间来排版。

6. 质量要求

如果文档的质量要求非常高,如严格的精确度、一致性等,那么排版工作可能需要更多的时间和注意力。

7. 经验水平

排版人员的经验水平也是一个关键因素。有经验的排版人员可能比新手更快速、更准确地完成排版工作。

8. 项目时间要求

如果有紧急的项目时间要求,工作可能需要更快地被完成,那么可能需要分配更多的资源以加快排版。

一般来说,工作量计算通常由专业排版人员或翻译服务提供商根据上述因素进行估算。他们可能会根据这些因素来估算客户工作的完成时间和成本。在实际项目中,通常会根据具体情况、需求来确定工作量和计费方式。

第三节　翻译项目管理系统

一个医学翻译项目往往是由多人、多个角色参与,常常具有时间紧、文件复杂、多语言等特点,因此如何有效、科学地管理医学翻译项目逐渐受到行业重视,出现各种管理系统。

一、翻译管理系统

(一)TMS的特性

翻译管理系统(Translation Management System,TMS)是一种用于有效管理翻译项目的软件,旨在提高翻译流程的效率、协调团队成员、降低成本并确保翻译一致性的水平。以下是TMS的主要特性。

1. 项目管理

创建和管理翻译项目包括分配任务、设定截止日期、跟踪进度等;提供项目概览,方便查看项目整体状况。

2. 文件管理

支持各种文件格式，如文本、文档、电子表格、图像等；提供版本控制，确保团队始终使用最新的文档。

3. 协作工具

允许多名翻译团队成员协同工作，共享资源和信息；提供协作和部分通信功能，促进团队合作。

4. 翻译记忆

集成翻译记忆功能，不仅存储以前翻译的段落，以提高翻译的一致性和降低成本，而且可以快速计算翻译工作量，为快速分析和工作分配提供便利。

5. 工作流程管理

定义和管理翻译项目的工作流程，如翻译、编辑、审校等；提供自动化工具，简化重复性任务。

6. 质量控制

集成质量控制工具，自动检测翻译质量问题；提供报告和分析，帮助改进翻译流程和质量。

7. 报告和分析

生成各种报告，如项目进度、资源利用率、翻译记忆的使用等；提供数据分析工具，帮助识别改进机会和趋势。

8. 成本控制

跟踪翻译项目的成本，如人工成本、资源利用和项目开销等；提供成本报告，帮助优化预算和资源分配。

9. 集成能力

可与其他软件和系统集成，如CAT工具、文件存储服务、电子邮件等；支持应用程序编程接口（Application Programming Interface, API），方便与其他工具和平台进行数据交换。

10. 全球化支持

提供多语言和多区域的支持，适应全球化翻译需求；考虑时区、文化差异等因素，以确保协同工作的顺畅进行。

11. 安全性和权限管理

提供安全的访问控制和权限管理，确保敏感信息的安全；支持用户角色的定义，以限制用户对系统功能的访问。

12. 客户端和云端部署

可以本地部署或基于云的部署，根据用户的需求提供灵活的选择。

TMS的特性可以因不同的产品和提供商而有所不同，取决于用户的需求和行业要求。这些特性有助于提升翻译项目的效率、质量和管理。

（二）有代表性的TMS

市场上有许多流行的TMS供应商和产品，这些系统具有不同特性，以满足不同规模和类型的翻译项目需求。以下是一些有代表性的TMS。

1. Trados Group Share

Trados Group Share提供云端TMS和CAT工具的一体化解决方案，集成翻译记忆、术语库、项目管理等功能，适用于企业级翻译需求。

2. memoQ TMS

memoQ TMS本地和云端两个版本可供选择，提供翻译记忆、术语库、项目管理、质量控制等功能，适用于翻译公司和企业内部的翻译团队。

3. SmartCat

SmartCat是一种云端TMS，适用于各种规模的翻译项目，提供项目管理、协作工具、翻译记忆、术语库等功能，支持多语言项目和多文件格式。

4. Wordbee

Wordbee是一种云端TMS，支持协作和项目管理，具有翻译记忆、术语库、文件管理等功能，适用于多语言项目和本地化。

5. Phrase

Phrase的原名是Memsource，是一种云端TMS，适用于各种规模的翻译项目，提供实时协作、翻译记忆、术语库、质量评估等功能，支持多文件格式和多语言项目。

6. Across

Across是一种企业级TMS，适用于大规模和全球化的翻译需求，具有项目管理、翻译记忆、术语库、质量控制等功能，提供多语言支持和集中式管理。

7. Transifex

Transifex是一种面向软件本地化的云端TMS，提供协作工具、版本控制、翻译记忆等功能，适用于开发人员和本地化专业人员。

此外，还有许多TMS，而且新的竞争者不断出现。选择适合自己需求的TMS通常要考虑项目规模、行业需求、多语言支持等因素。每个TMS都有其特性和优势，可根据具体情况进行评估。

二、商务管理系统

商务管理系统(Business Management System,BMS)是一种广泛应用于语言服务供应商(Language Service Provider, LSP)和翻译使用组织的软件。BMS的目标是帮助企业管理其业务流程、项目、财务和客户关系。

(一)BMS的基本功能

以下是BMS的基本功能。

1. 项目管理

创建、分配、跟踪翻译和本地化项目,管理项目进度、资源分配和截止日期。

2. 资源管理

跟踪和管理翻译人员、翻译供应商等资源;确保进行有效的管理和跟踪,保证有足够的资源完成任务。

3. 报价和结算

提供灵活的报价工具,支持多种计价方式;管理结算和财务流程,如发票生成和支付跟踪等。

4. 文档管理

存储和管理项目文件、供应商报价等文档,提供版本控制和文档共享功能。

5. 质量控制

集成质量控制工具,确保翻译项目的质量;提供报告和分析,帮助优化流程。

6. 分析和报告

生成各种报告,如项目成本、利润、资源利用率等;提供数据分析工具,帮助作出战略决策。

7. 安全性和权限管理

确保敏感信息的安全;提供灵活的权限管理,以控制用户对系统的访问。

8. 集成和扩展性

可与其他工具和系统集成,如CAT工具、TMS、支付系统等;具有扩展性,以适应企业的发展和变化。

BMS的使用有助于提高企业的效率、降低成本,并确保项目和客户关系的有效管理。

(二)常见的BMS

1. XTRF

XTRF是面向语言服务供应商的TMS解决方案,提供项目和资源管理、报价和结算等功能,适用于LSP和企业内部的翻译团队。

2. Plunet

Plunet是面向语言服务供应商和企业的综合TMS,提供项目管理、财务管理、报告等功能,适用于多语言项目和复杂的翻译流程。

3. Wordbee

Wordbee提供云端BMS解决方案,适用于语言服务供应商和企业本地化团队,具有项目管理、资源管理、报价、财务等功能。

4. LSP.expert

LSP.expert是针对小型、中型语言服务供应商的BMS工具,提供项目管理、报价、结算、客户关系管理等功能。

需要注意的是,每个软件都有其特性和定位,选择适合自己需求的BMS软件需要结合项目规模、行业需求及具体的业务流程。在选择BMS前,最好进行细致的评估和试用,以确保软件能够满足组织的需求。

三、内容管理系统

内容管理系统(Content Management System,CMS)是一种用于创建、编辑、组织和发布数字内容的软件。CMS的主要目的是简化和改进内容的管理过程,使非技术人员能够轻松地创建和维护网站、博客、应用程序及其他数字平台。

(一)CMS的特性和功能

以下是CMS的一些核心特性和功能。

1. 内容创建和编辑

提供直观的编辑界面,使用户能够轻松创建和编辑内容,而无须了解HTML或其他编程语言;支持富文本编辑器,允许插入文本、图像、视频等多媒体内容。

2. 版本控制

允许用户查看、还原或比较不同版本的内容;提供版本历史记录,方便用户了解和管理对内容的更改。

3. 内容组织结构

提供灵活的内容组织结构，如页面、分类、标签等；允许用户创建层次结构，以更好地组织和呈现内容。

4. 用户权限和访问控制

支持多用户管理，分配不同级别的权限给不同用户或用户组；可以限制用户对特定内容或功能的访问。

5. 多语言支持

允许创建多语言内容，以满足全球受众的需求；提供本地化和国际化功能，确保内容可以在不同地区和语境中得以正确呈现。

6. 主题和模板

提供可定制的主题和模板，使用户能够改变网站的外观和感受；允许用户根据需要选择或创建自己的主题。

7. 插件和扩展

支持插件和扩展，以增加新功能或集成第三方服务；允许开发者创建定制的插件，以满足特定需求。

8. 搜索和标签

提供搜索功能，以便用户能够轻松找到所需的内容；允许用户添加标签，以完善内容的分类和发现。

（二）常用的CMS

市面上有许多常用的CMS，它们适用于各种不同的需求和用途。以下是一些常用的CMS。

1. WordPress

WordPress是一种开源的CMS，用于创建博客、网站和应用程序，有大量的主题、插件可供选择，易于使用和定制，应用广泛，适用于各种网站类型。

2. Joomla

Joomla是另一款开源的CMS，适用于创建强大、灵活的网站，具有丰富的扩展和模板，支持多语言，适用于中等、大型网站。

3. Drupal

Drupal是面向更大型和复杂的项目的开源CMS，具有强大的定制性和灵活性，适用于企业级网站和应用程序，需要一些技术知识，但提供高度的控制权。

4. Magento

Magento是专注于电子商务的开源CMS，提供强大的电子商务功能，如商品管理、购物车、支付等，适用于中、大型电商网站。

5. Wix

Wix是一种云端CMS，适用于创建简单易用的网站，提供可视化编辑工具，不需要编程经验，适用于小型业务和个人网站。

6. Squarespace

Squarespace是一款适用于创意人士和小型企业的云端CMS，提供美观的模板和易于使用的编辑工具，集成网站构建、博客和电子商务功能。

7. Shopify

Shopify是面向电子商务的云端CMS，专注于在线商店，提供简化的购物车、支付和订单管理功能，适用于小型、中型电商业务。

8. HubSpot CMS

HubSpot CMS集成在HubSpot全球市场营销平台中的CMS，提供内容管理、营销自动化和分析工具，适用于销售和市场营销集成的业务。

9. Typo3

Typo3是一种开源的企业级CMS，适用于大型、复杂的网站，提供多语言支持，定制性强，适用于企业和机构网站。

以上是一些常用的CMS，每个CMS都有其特点和适用场景。选择适合的CMS搭建组织网站或者内容平台后，可以通过与TMS或者BMS对接，从而自动化地进行翻译任务分配和管理，提高效率。

四、问题跟踪系统

在翻译项目中需要追踪和管理问题时，通常使用问题跟踪系统（Issue Tracking System，ITS）或项目管理工具。这类系统或工具允许团队成员报告翻译过程中的问题，如歧义、术语不一致、难以理解的原文等。

（一）ITS的主要功能

以下是这类系统的主要功能。

1. 问题报告

允许团队成员提交问题报告，描述问题的性质、位置和上下文。

2. 问题跟踪

跟踪问题的状态、责任人、解决方案等信息；提供问题列表和仪表板，以清晰展示问题的情况。

3. 优先级和严重性

给问题分配优先级和严重性，以确定解决问题的紧急程度。

4. 评论和讨论

允许团队成员对问题进行评论和讨论，以便更好地理解、解决问题。

5. 附件

支持附加文件、截图或其他相关信息，以帮助解释问题。

6. 通知和提醒

发送通知和提醒，确保相关团队成员及时了解、处理问题解决方案验证。

7. 报告和分析

提供报告和分析工具，以检视问题的趋势、解决效率等。

8. 集成

可与其他项目管理工具、版本控制系统等集成，以促进流程协同工作。

在翻译项目中，这类系统有助于团队协同解决翻译过程中的问题，提高翻译质量，确保最终交付的文件达到预期的标准。

（二）常见的ITS

常见的问题跟踪系统被广泛应用于各行业和项目管理领域。以下是一些常见的问题跟踪系统。

1. Jira

Jira是Atlassian公司的产品，广泛用于敏捷开发和项目管理，提供强大的问题跟踪、项目管理和协作功能，可以通过插件扩展功能。

2. Trello

Trello是一种简单直观的问题跟踪和项目管理工具，基于卡片和面板的界面，适用于团队协作和任务管理。

3. Asana

Asana是一种强大的项目和任务管理工具，适用于团队协作，提供问题跟踪功能，可与任务和项目结合使用。

4. Redmine

Redmine是一种开源的项目管理和问题跟踪系统，灵活且可定制，适用于各种项目类型。

5. Bugzilla

Bugzilla是一种开源的缺陷跟踪系统，用于管理软件缺陷和问题，也可以用作ITS跟踪问题，提供广泛的定制和配置选项。

6. GitHub Issues

GitHub Issues是被集成在GitHub代码托管平台中的问题跟踪工具，与代码仓库紧密集成，适用于开发团队。

7. Zendesk

Zendesk是主要用于客户服务和支持的云端平台，提供问题跟踪、客户支持和知识库功能。

8. Miro

Miro是在线团队协作平台，具有问题跟踪功能，适用于远程团队和远程协作。

上述只是部分流行的问题跟踪系统，每个系统都有其特性和适用场景。选择适合自己需求的问题跟踪系统通常需要考虑团队的工作流程、集成需求及用户界面偏好。

第七章　医学翻译的参考标准

第一节　医学翻译的国际标准

一、ISO 9001:2015《质量管理体系　要求》

ISO 9001:2015《质量管理体系　要求》(ISO 9001:2015 Quality management systems—Requirements)是国际标准化组织(International Organization for Standardization, ISO)发布的质量管理体系的国际标准,是全球范围内广泛应用的质量管理体系标准之一。以下是对ISO 9001标准的详细介绍。

1. 标准内容

ISO 9001标准包含一系列关于质量管理体系的要求和指南。该标准的核心内容涵盖质量管理体系的七大原则,即客户导向、领导力、参与员工、过程方法、系统方法管理、持续改进和关系管理。

2. 标准适用范围

ISO 9001标准适用于任何组织,无论其大小、类型或所提供的产品和服务类型。该标准适用于制造业、服务业、非营利组织等各个领域,以确保组织能够提供符合客户要求、法规要求的产品和服务。

3. 标准主要要求

(1)客户导向:组织应该理解和满足客户需求,并努力提高客户满意度。

(2)领导力:组织领导应该为质量管理体系的建立、实施提供明确的方向和支持。

(3)参与员工:组织应该激励参与员工,使其能够为质量目标的实现作出贡献。

(4)过程方法:组织应该采用过程方法来管理各种活动和相互关联的过程。

(5)系统方法管理:组织应该识别、理解和管理各系统之间的相互关系。

(6)持续改进:组织应该不断寻求质量管理体系的改进和提升。

(7)关系管理:组织应该与其供应商和其他利益相关方建立互惠关系。

4. 标准的优势

(1)提高产品和服务质量,满足客户需求,增加客户满意度。

（2）提高组织效率和运营效果，减少浪费和错误。

（3）增强市场竞争力，获取新的商业机会和市场份额。

（4）提高员工的参与度和工作满意度，促进团队合作和创新。

5. 标准的历史

ISO 9001标准的起源可以追溯到20世纪50年代末和60年代初，当时美国等一些国家的军事工业开始关注质量管理问题，提出一系列质量管理方法和标准。

1959年，美国国防部发布了一系列质量标准MIL-Q-9858A。它是早期质量管理标准的代表，适用于军事采购合同，要求供应商建立和实施质量管理体系。这一标准强调质量管理的重要性，并要求组织建立文件化的质量管理程序和记录。

英国标准协会（British Standards Institution, BSI）于1979年发布了BS 5750质量管理标准。该标准受到MIL-Q-9858A的启发，并成为当时全球范围内质量管理的重要参考标准。

为了推动国际贸易和促进质量管理的国际标准化，ISO于1987年首次发布了ISO 9000系列标准，其中包括ISO 9001、ISO 9002、ISO 9003等标准。

ISO 9001标准是适用于组织的质量管理体系的基础标准，强调质量管理体系的全面性和持续性。ISO 9001标准经历多次修订和更新，以适应质量管理领域的发展和变化。1994年，ISO 9001标准进行了第一次重大修订，发布了ISO 9001:1994版本，进一步明确质量管理体系的要求和指南。2000年，ISO 9001标准进行了第二次重大修订，发布了ISO 9001:2000版本，将过程方法、客户满意度等概念纳入。目前，最新的ISO 9001标准是ISO 9001:2015版本，于2015年发布。这一版本强调风险管理、领导力、组织上下文和持续改进等方面，以适应当代质量管理的要求和趋势。

ISO 9001标准经历了多个阶段和重要的修订，从最初的军事标准到全球范围内的国际标准，反映了人们对质量管理的不断追求和发展。

6. 认证建议

作为最基本的质量管理标准，我们建议所有从事翻译工作相关的企业都通过ISO 9001认证。标准的网址：https://www.iso.org/standard/62085.html。

二、ISO 17100:2015《翻译服务　翻译服务要求》

ISO 17100:2015《翻译服务　翻译服务要求》（ISO 17100:2015 Translation services — Requirements for translation services）是国际标准化组织发布的翻译服务质量管理系统的标准。该标准旨在确保翻译服务提供商在翻译过程中实施一致的质量管理体系，以提供高质量、准确和一致的翻译成果。

1. 标准内容

ISO 17100标准包含一系列关于翻译服务质量管理的要求和指南。该标准明确翻译服务提供商应该遵循的流程、程序和要求,以确保翻译成果的质量和一致性。

2. 标准适用范围

ISO 17100标准适用于提供各种语言对之间翻译服务的组织,如翻译公司、翻译部门及自由翻译者等。该标准涵盖翻译、校对、评审和最终交付等整个翻译过程。

3. 标准的主要要求

(1)人员要求包括翻译人员、校对人员、项目经理等,具有适当的资质和经验。

(2)流程要求包括翻译过程的规划、执行、控制和监督等,确保翻译质量和一致性。

(3)资源管理包括设施和设备的管理、技术支持、术语管理等。

(4)服务要求包括客户沟通、文件管理、保密性、翻译质量评估等。

(5)文件和记录要求包括保留文件和记录,以便跟踪、验证翻译质量。

4. 标准的优势

(1)提高翻译质量和一致性,确保翻译成果符合客户的期望和要求。

(2)有助于提高翻译服务提供商的专业水平和竞争力。

(3)增强客户信心,提高客户满意度。

5. 标准的历史

ISO 17100标准的历史可以追溯到2015年。其前身是欧洲标准EN 15038。该标准于2006年发布,是翻译服务质量管理的第一个国际标准,旨在规范翻译服务提供商的工作流程和质量标准,以确保翻译成果的准确性和一致性。随着对质量管理体系关注的不断增加,ISO于2015年基于EN 15038开发了ISO 17100标准,该标准成为全球范围内翻译服务质量管理的新国际标准。ISO 17100标准的编号为ISO 17100:2015。

6. 认证建议

ISO 17100标准是翻译服务行业中重要的质量管理标准,对提高翻译质量、确保翻译成果一致性和满足客户需求具有重要意义。符合该标准的翻译服务提供商能够提供高水平的翻译服务,增强市场竞争力并获得客户信任。

建议提供翻译服务的企业获得ISO 17100标准认证,证明其翻译服务质量管理体系符合标准要求。标准的网址:https://www.iso.org/standard/59149.html。

三、EN 15038翻译服务管理系统

EN 15038翻译服务管理系统是欧洲翻译服务质量管理标准，旨在规范翻译服务提供商的工作流程和质量标准。以下是对EN 15038标准的详细介绍：

1. 标准内容

EN 15038标准规定了翻译服务提供商应满足的基本要求，包括翻译过程中的流程控制、质量管理和资源管理等方面。

标准明确了翻译人员的资质要求、项目管理流程、质量控制措施、客户沟通和投诉处理等方面的要求。

2. 标准的适用范围

EN 15038标准适用于提供各种语言对之间翻译服务的组织，如翻译公司、翻译部门及自由翻译者。该标准涵盖了翻译、校对、评审和最终交付等整个翻译过程，确保翻译成果的质量和一致性。

3. 标准的主要要求

（1）人员要求：翻译人员应具备适当的语言能力和专业知识，同时项目经理要具备良好的组织和沟通能力。

（2）流程要求：标准规定翻译项目的规划、执行、控制和监督等流程，以确保翻译质量和一致性。

（3）资源管理包括设施和设备的管理、技术支持、术语管理等。

（4）服务要求包括客户沟通、文件管理、保密性、翻译质量评估等。

（5）文件和记录要求：翻译服务提供商保留文件和记录，以便跟踪和验证翻译质量。

4. 标准的历史

EN 15038标准的历史可以追溯到2006年，当时欧洲翻译公司协会联盟（European Union of Associations of Translation Companies，EUATC）倡导并制定了这一标准。该标准的制定旨在应对翻译服务市场日益增长和国际化的趋势，确保翻译服务质量得到一致的保障和认可。随着国际标准化组织于2015年发布ISO 17100标准，EN 15038标准被逐渐取代。ISO 17100标准在很大程度上基于EN 15038标准，并将其内容纳入新的国际标准，成为全球范围内翻译服务质量管理的新的国际标准。

5. 认证建议

此标准已经被取代，所以不建议再做认证。

四、ISO 13485:2016《医疗器械质量管理体系用于法规的要求》

ISO 13485:2016《医疗器械质量管理体系用于法规的要求》(ISO 13485:2016 Medical devices—Quality management systems—Requirements for regulatory purposes)是国际标准化组织发布的医疗器械质量管理体系的标准。该标准被广泛应用于医疗器械行业,旨在确保医疗器械生产商设计、开发、生产和提供符合法规要求的高质量产品。

1. 标准内容

ISO 13485标准基于ISO 9001通用质量管理体系标准,专门针对医疗器械行业进行定制。该标准包含一系列要求,涵盖了医疗器械质量管理的各方面,如质量管理体系的建立与维护、管理责任、资源管理、产品实现、测量、分析与改进等。

2. 标准的适用范围

ISO 13485标准适用于设计、开发、生产、安装和服务医疗器械及相关服务的组织。该标准适用于各种类型的医疗器械生产商,如设备、工具、软件、试剂等的生产商。

3. 标准的主要要求

(1)质量管理体系的建立与维护包括建立质量手册、程序文件和记录,进行内部审核和管理评审等。

(2)管理责任包括确定组织的质量政策、制定质量目标、建立质量管理体系的责任与权利等。

(3)资源管理包括人员培训、设施和设备管理、供应商评估等。

(4)产品实现包括设计和开发控制、采购控制、生产过程控制、验证等。

(5)测量、分析与改进包括监测和测量产品的特性、分析数据、管理产品投诉、内部审核、管理评审等。

4. 标准的优势

(1)有助于提高产品质量和安全性,确保医疗器械符合法规和标准的要求。

(2)有助于提高组织的效率和运营能力,减少生产中的错误和浪费。

(3)有助于增强客户信心,提高市场竞争力。

5. 标准的历史

ISO 13485标准的起源可以追溯到1996年,当时国际标准化组织发布了ISO 13485:1996标准,称之为ISO 13485 Quality systems—Medical devices—Model for quality assurance in design, development, production, installation, and servicing(ISO 13485质量体系—医疗器械—设计、开发、生产、安装和服务的质量保证模型)。这一标准的发布是为了满足医疗器械行业对质量管理体系的需求,确保医疗器械的设计、开发、生产、提供符合法规和标准的要求。

随着医疗器械行业的发展和技术的变革，ISO 13485标准在发布后经历多次修订和更新。2003年，ISO 13485标准进行第一次修订，更新内容以反映医疗器械行业的变化和新的国际法规要求。2016年，ISO 13485标准进行第二次重要修订，即ISO 13485：2016标准，以反映质量管理体系的最新趋势和实践，特别是针对风险管理和监管要求的增强。

ISO 13485标准在全球范围内得到广泛应用，成为医疗器械行业的质量管理体系的国际标准。许多国家、地区的监管机构和法规都参考ISO 13485标准，要求医疗器械生产商满足其要求以获得市场准入。

6. 认证建议

ISO 13485标准是医疗器械行业中重要的质量管理标准，对提高产品质量、确保产品安全、提升组织竞争力具有重要意义。符合该标准的组织能够更好地满足法规要求和客户期望，从而在市场中获得更多的信任和认可。

如果翻译服务企业从事医疗器械内容的翻译，则应进行ISO 13485标准认证，证明其质量管理体系符合标准要求。标准的网址：https://www.iso.org/iso-13485-medical-devices.html。

五、ISO 18587：2017《翻译服务　机器翻译输出的译后编辑要求》

ISO 18587：2017《翻译服务　机器翻译输出的译后编辑　要求》（ISO 18587：2017 Translation services — Post-editing of machine translation output — Requirements）是国际标准化组织发布的机器翻译质量评估标准，旨在为机器翻译服务提供商、用户提供统一的质量评估框架和方法。以下是对ISO 18587标准的详细介绍。

1. 标准内容

ISO 18587标准规定使用机器翻译服务的文本处理流程，以确保翻译成果的质量满足用户的需求和期望。该标准包含机器翻译的前处理、机器翻译输出的编辑和修订、最终翻译文本的评估等环节。

2. 标准的适用范围

ISO 18587标准适用于使用机器翻译服务进行文本翻译的组织和个人，如翻译公司、翻译服务提供商、企业和个人用户等。该标准适用于各种类型的文本和语言对，如技术文档、商业文件、科技文献、网站内容等。

3. 标准的主要要求

(1)机器翻译前处理包括术语管理、语言风格指南、文本分析等,以确保输入文本的质量和适合机器翻译处理。

(2)机器翻译输出的编辑和修订:人工编辑和修订机器翻译的输出,以确保翻译结果的准确性、一致性和流畅性。

(3)最终翻译文本的质量评估:对经过编辑和修订的最终翻译文本进行质量评估,以验证其满足用户的质量要求和期望。

4. 标准的优势

(1)提供统一的机器翻译质量评估框架和方法,有助于机器翻译服务提供商、用户理解和应用机器翻译质量标准。

(2)提高机器翻译服务的质量和可靠性,满足用户对翻译成果质量的要求、期望。

(3)促进机器翻译技术的发展、应用,推动机器翻译服务市场的进一步发展和壮大。

总的来说,ISO 18587标准是机器翻译质量评估的国际标准,为机器翻译服务提供商、用户提供统一的质量评估框架和方法。通过遵循ISO 18587标准,机器翻译服务能够提供更加准确、一致和流畅的翻译成果,满足用户的需求和期望。

5. 建议

随着AI技术的发展,很多服务方企业和客户方企业都开始采用机器翻译译后编辑的工作模式。服务方、客户方企业应参考此标准来管理译后编辑工作。标准的网址:https://www.iso.org/standard/62970.html。

六、其他标准

以下标准在为大型医学客户提供翻译服务时也会用到。

1. ISO 14001:2015《环境管理体系要求及使用指南》

ISO 14001:2015《环境管理体系要求及使用指南》(ISO 14001:2015 Environmental management systems—Requirements with guidance for use)是环境管理体系的国际标准,旨在帮助组织建立、实施和持续改进其环境管理体系。该标准的核心是组织应该识别和控制对环境的影响,符合适用的法律法规要求,制定环境政策和目标,并持续改进。ISO 14001标准的实施有助于组织降低环境风险、提高资源利用效率、增强环境责任感,同时获得利益相关方的信任和认可。标准的网址:https://www.iso.org/standard/60857.html。

2. ISO/IEC 27001:2022《信息安全、网络安全和隐私保护　信息安全管理系统的要求》

ISO/IEC 27001:2022《信息安全、网络安全和隐私保护　信息安全管理系统的要求》(ISO/IEC 27001:2022 Information security, cybersecurity and privacy protection—Information security management systems—Requirements)是信息安全管理体系的国际标准,用于帮助组织保护其信息资产,并确保信息安全的保密性、完整性和可用性。该标准要求组织识别信息资产、评估信息安全风险、设计和实施相应的安全控制措施,并持续监测、改进信息安全管理体系。

ISO 27001标准的实施有助于组织保护机密信息、防止信息泄露、遵守法律法规、提高业务连续性,并增强在市场中的竞争力。标准的网址:https://www.iso.org/standard/27001。

3. ISO 28000:2022《安全性和弹性　安全管理系统　要求》

ISO 28000:2022《安全性和弹性　安全管理系统　要求》(ISO 28000:2022 Security and resilience—Security management systems—Requirements)是供应链安全管理系统的国际标准,用于帮助组织保护其供应链免受安全威胁和风险的影响。该标准要求组织识别和评估供应链中的安全风险,设计和实施相应的安全管理措施,并与供应链伙伴合作,以确保整个供应链的安全。

ISO 28000标准的实施有助于组织防止货物被盗、恐怖袭击、走私等安全事件,提高供应链的可靠性和可追溯性,增强供应链的竞争力。

4. ISO 45001:2018《职业健康安全管理体系要求及使用指南》

ISO 45001:2018《职业健康安全管理体系要求及使用指南》(ISO 45001:2018 Occupational health and safety management systems—Requirements with guidance for use)规定职业健康与安全管理体系的要求,如组织对工作环境、健康、安全风险的认识、控制和改进等方面。该标准强调组织应采取系统性的方法,制定、实施与健康安全相关的政策、流程、程序和措施,以确保员工的健康、安全。

ISO 45001标准适用于各种类型和规模的组织,无论其所处行业和地理位置如何。该标准旨在为各种组织提供一个通用的框架,以建立、实施和持续改进职业健康与安全管理体系。标准的网址:https://www.iso.org/standard/63787.html。

第二节　医学翻译的国内标准

一、GB/T 19682《翻译服务译文质量要求》

《翻译服务译文质量要求》(GB/T 19682)[1]是我国的国家标准,旨在规范翻译服务的质量要求,以确保翻译成果符合用户的需求和期望。以下是对GB/T 19682的介绍。

1. 标准内容

GB/T 19682标准规定翻译服务提供商应满足的基本要求,如翻译人员的资质要求、翻译文本的质量要求、翻译过程的管理要求等。该标准着重规定翻译的准确性、一致性、流畅性和风格等方面的要求,以确保翻译成果符合用户的沟通目的和语言习惯。

2. 标准的适用范围

GB/T 19682标准适用于各种类型的翻译服务,如文学翻译、商务翻译、技术翻译等。该标准适用于翻译服务提供商、翻译人员和用户,帮助他们建立、实施有效的翻译质量管理体系。

3. 标准的主要要求

(1)翻译人员的资质要求:翻译人员具有良好的语言能力、专业知识,熟悉翻译技术和工具。

(2)译文的准确性要求:译文在语言表达、用词准确、语法正确等方面符合原文要求,保证原文信息的完整性和准确性。

(3)译文的一致性要求:译文在术语、风格、格式等方面保持一致性,确保翻译成果整体性和连贯性。

(4)译文的流畅性要求:译文语言通顺、易读、符合语言习惯,避免生硬、生涩或晦涩难懂的表达。

(5)翻译过程的管理要求:翻译服务提供商建立、实施翻译质量管理体系,如翻译项目管理、质量控制、客户沟通和投诉处理等。

4. 实施与认证

翻译企业可以自愿采用GB/T 19682-2005标准,建立和实施符合标准要求的翻译质量管理体系。通过实施符合GB/T 19682-2005标准的翻译质量管理体系,组织可以提高翻译服务的质量和可靠性,增强在市场中的竞争力。

---

[1] 国家标准化管理委员会.翻译服务译文质量要求[EB/OL].(2005-03-24)[2024-06-18]. https://openstd.samr.gov.cn/bzgk/gb/newGbInfo?hcno=4F2D9ACF302B1EAE813590EF8DB2A101.

二、GB/T 19363《翻译服务规范》

《翻译服务规范》(GB/T 19363)[1]是我国的国家标准，于2006年首次发布，旨在规范翻译服务的实施、管理，提高翻译服务的质量和可靠性。以下是对GB/T 19363标准的详细介绍。

1. 标准内容

GB/T 19363标准规定翻译服务的基本要求，如服务范围、服务流程、服务质量管理、服务评价等方面。该标准涵盖了翻译服务的各个环节，从项目接受、文件评估、翻译过程、校对审定到交付和客户反馈等。

2. 标准的适用范围

GB/T 19363标准适用于各类翻译服务提供商，如翻译公司、翻译部门及自由翻译者。该标准适用于各种类型的翻译服务，如文学翻译、商务翻译、技术翻译等。

该标准包含了两个主要部分：笔译和口译。

（1）笔译是指将一种语言的书面文字翻译成另一种语言的书面文字的过程。笔译通常涉及文学、商务、科技、法律、医学等各领域的文本翻译。

在GB/T 19363标准中，笔译部分规定翻译服务提供商在进行笔译工作时应遵循的基本要求，如翻译人员的资质要求、翻译过程的管理要求、翻译质量的评估要求等。笔译部分还明确翻译服务提供商应对不同类型、领域的翻译项目进行分类和管理，以确保翻译成果符合用户的需求、期望。

（2）口译是指将一种语言的口头言语翻译成另一种语言的口头言语的过程。口译通常用于会议、谈判、法庭、医疗等各种场合。

在GB/T 19363标准中，口译部分规定翻译服务提供商在进行口译工作时应遵循的基本要求，如口译人员的资质要求、口译过程的管理要求、口译质量的评估要求等。口译部分还明确口译服务提供商应根据不同的口译场景和需求，选择恰当的口译人员，并提供必要的培训支持，以确保口译服务的质量及可靠性。

3. 标准的主要要求

（1）服务范围：明确翻译服务的类型、语种范围、专业领域等。

（2）服务流程：规定项目接受、文件评估、翻译过程、校对审定、交付等环节的流程和程序。

（3）服务质量管理：要求建立和实施翻译质量管理体系，如文件管理、术语管理、质量

[1] 国家质量监督检验检疫总局．翻译服务规范［EB/OL］．(2006-12-01)［2024-06-18］．https://baike.baidu.com/item/%E7%BF%BB%E8%AF%91%E6%9C%8D%E5%8A%A1%E8%A7%84%E8%8C%83/16330723.

控制等。

(4)服务评价：规定对翻译服务进行客户满意度调查和质量评价，以持续改进服务质量。

4. 实施与认证

组织可以自愿采用GB/T 19363标准，建立和实施符合标准要求的翻译服务体系。通过实施符合GB/T 19363标准的翻译服务体系，组织可以提高服务质量、增加客户信任度，并在市场中获得竞争优势。

总的来说，《翻译服务规范》是中国国家标准，规范翻译服务的实施和管理，有助于提高翻译服务的质量和可靠性，促进翻译服务行业健康发展。

三、协会标准规范

由于国家标准出台的周期比较长，所以作为补充，中国翻译协会邀请行业专家制定一系列标准和规范。这些标准和规范在很大程度上帮助我国国内市场建立有序的质量标准和行为准则，规范参与者的行为。由中国翻译协会制定的标准和规范有：ZYF 001—2011《本地化业务基本术语》、ZYF 001—2013《本地化服务报价规范》、ZYF 001—2014《本地化服务供应商选择规范》、ZYF 002—2014《笔译服务报价规范》、ZYF 003—2014《口译服务报价规范》、ZYF 001—2017《翻译服务采购指南　第1部分：笔译》、ZYF 001—2018《语料库通用技术规范》、ZYF 011—2019《翻译服务采购指南　第2部分：口译》、ZYF 012—2019《译员职业道德准则与行为规范》等。

除上述所列之外，中国翻译协会还制定一些与专业相关的其他标准，涉及司法翻译、专利翻译、中国文化翻译、儿童文学翻译及机器翻译等。由于这些标准与本书内容相关部分比较少，所以我们没有一一列出。感兴趣的读者可以到中国翻译协会的官方网站上检索相应内容。

第八章　需求方语言服务管理

第一节　语言服务需求方

这里的需求方是指有语言服务需求的企业,即在医学领域需要语言服务的企业,通常也称客户方。

一、笔译需求

笔译需求是医学领域语言服务的主要需求,主要来自制药企业、医疗器械生产商、合同研究机构(Contract Research Organization,CRO)及其他医疗机构等。下面对需求方分别进行介绍。

(一)制药企业

制药企业主要从事药物研发、生产和销售。这类企业需要将药品注册文件、药品说明书、研究报告、临床试验报告、法规文件等翻译成各国语言,以满足其在国际市场上销售药品的需求。其中,新药品的注册需求是语言服务需求中占比较大的部分。

每年年中,美国杂志《制药经理人》都会公布全球制药企业前50名榜单,其排名依据是上一年度各企业的营业收入。2023年全球制药企业十强名单如图8-1所示[1]。

从图8-1不难看出,榜上有名的制药公司规模很大,年营业收入为380亿~910亿美元。在其巨额的营业收入中,有不少来自国际市场。图8-2是美国辉瑞公司2021—2023年收入分布情况,从中可以看出国际市场的营业收入份额远远大于其本土市场。因此,制药公司体量庞大的语言服务需求也是医学翻译市场的主要需求之一。

(二)医疗器械生产商

医疗器械生产商设计、生产和销售各种医疗器械,如诊断设备、手术器械等,需要将产品说明、使用手册、安全信息等资料翻译成不同语言。

[1] Michael Christel. 2023 Pharm Exec Top 50 Companies[EB/OL]. (2023-06-10)[2024-06-18]. https://www.pharmexec.com/view/2023-pharm-exec-top-50-companies.

		2022 Rx Sales*	2022 R&D Spend*	2022 Top-Selling Drugs*	
1	Pfizer NEW YORK, NEW YORK [PFIZER.COM]	$91.303	$12.381	Comirnaty Paxlovid Prevnar 13	37.806 18.933 6.337
2	AbbVie NORTH CHICAGO, ILLINOIS [ABBVIE.COM]	$56.179	$6.435	Humira Skyrizi Imbruvica	21.237 5.165 3.526
3	Johnson & Johnson NEW BRUNSWICK, NEW JERSEY [JNJ.COM]	$50.179	$14.140	Stelara Darzalex Invega Sustenna	9.723 6.977 2.982
4	Novartis BASEL, SWITZERLAND [NOVARTIS.COM]	$50.079	$9.088	Cosentyx Entresto Promacta	4.788 4.644 2.088
5	Merck & Co. KENILWORTH, NEW JERSEY [MERCK.COM]	$49.627	$11.842	Keytruda Gardasil Lagevrio	20.937 6.897 5.684
6	Roche BASEL, SWITZERLAND [ROCHE.COM]	$47.909	$14.781	Ocrevus Perjeta Tecentriq	6.349 4.299 3.909
7	Bristol Myers Squibb NEW YORK, NEW YORK [BMS.COM]	$45.417	$10.016	Eliquis Revlimid Opdivo	11.789 9.978 8.249
8	AstraZeneca LONDON, ENGLAND [ASTRAZENECA.COM]	$42.998	$9.500	Tagrisso Farxiga Soliris	5.444 4.247 3.762
9	Sanofi PARIS, FRANCE [SANOFI.COM]	$40.353	$7.156	Dupixent Fluzone Pentacel	8.850 3.177 2.438
10	GSK BRENTFORD, ENGLAND [GSK.COM]	$38.254	$6.337	Shingrix Xevudy Triumeq	3.703 2.890 2.252

图 8-1　2023 年全球制药企业十强名单

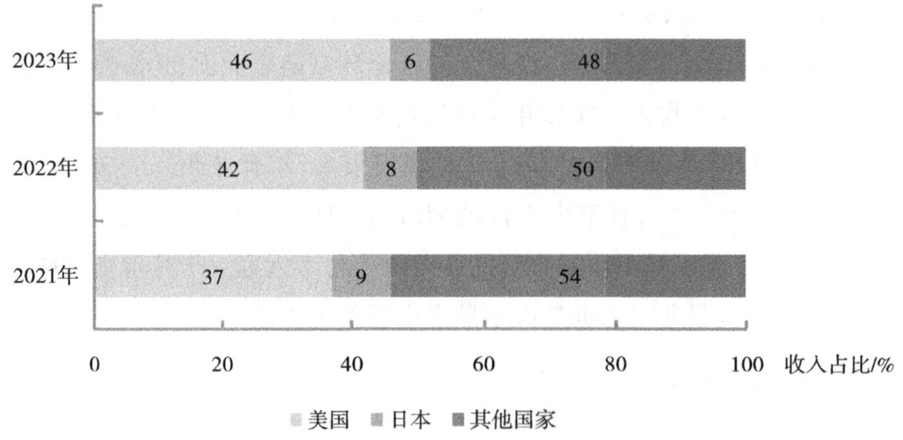

图 8-2　美国辉瑞公司 2021—2023 年收入分布情况[1]

[1] Pfizer, Inc..Annual Report 2023[EB/OL].[2024-06-18]. https://s28.q4cdn.com/781576035/files/doc_financials/2023/ar/2023-10k.pdf.

与制药行业类似，Medtech Insight（医疗技术洞察力）公司每年会根据营业收入为全球医疗器械公司确定排名。表8-1[1]是2023年全球TOP 100中的前10名。

从表8-1中可见，排名第一的美敦力公司总部在爱尔兰，但在美国运营。从图8-3中可以看到，美国医疗器械营业收入占比大于50%，而非美国区域和新兴市场的医疗器械营业收入占比已经接近一半。

表8-1　2023年医疗器械公司全球TOP 10

排名	公司	总部所在地	财年营业收入或雇员人数	
1	美敦力（Medtronic）	爱尔兰（运营总部设在美国）	312.27亿美元	95 000人
2	强生（Johnson & Johnson）	美国	274.00亿美元	—
3	西门子医疗（Siemens Healthineers）	德国	228亿美元	69 500人
4	麦朗（Medline Industries）	美国	212亿美元	35 000人
5	飞利浦（Royal Philips）	荷兰	187.18亿美元	77 233人
6	史赛克（Stryker）	美国	184.49亿美元	51 000人
7	GE医疗（GE HealthCare）	美国	183.41亿美元	50 000人
8	嘉德诺（Cardinal Health）	美国	158.87亿美元	—
9	百特（Baxter）	美国	151.13亿美元	60 000人
10	雅培（医疗设备部门）	美国	146.87亿美元	—

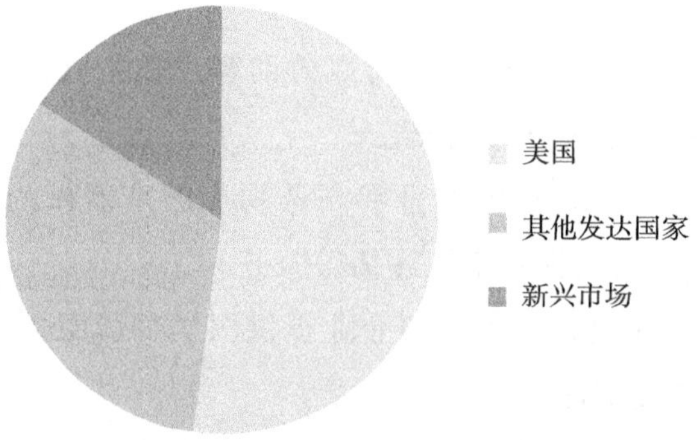

图8-3　美敦力2023财年在不同地区医疗器械营业收入占比[2]

[1] Medical Design & Outsourcing. The 2023 Medtech Big 100: The world's largest medical device companies[EB/OL]. [2024-06-18]. https://www.medicaldesignandoutsourcing.com/2023-medtech-big-100-largest-medical-device-companies/.

[2] Medtronic. Medtronic reports full year and fourth quarter fiscal 2023 financial results[EB/OL]. (2023-05-25)[2024-06-18]. https://news.medtronic.com/2023-05-25-Medtronic-reports-full-year-and-fourth-quarter-fiscal-2023-financial-results-announces-dividend-increase.

由此可见，与制药公司类似，医疗器械企业的语言服务需求也非常大，其在语言服务行业中的占比几乎与制药公司相等。

(三)合同研究机构

合同研究机构是一种提供医药、生物技术和医疗设备等行业研究服务的专业机构。CRO企业通常由一些研究专业人员组成，其目标是为客户提供全面的研究支持和解决方案。简言之，CRO为制药企业或者医疗器械企业提供外包型研究服务。

1. CRO的主要特点

(1)提供合同服务。CRO企业通过与客户签订合同，提供一系列定制化研究服务。这些合同可以涵盖临床试验、数据统计及医学翻译等广阔领域。

(2)拥有专业团队。CRO通常拥有跨学科的专业团队，如医学专家、研究人员、数据分析师、临床监察员等，以满足不同领域客户的需求。

(3)做到全球覆盖。大多数CRO企业具有全球性的业务覆盖，能够在不同国家和地区执行项目，以满足客户在全球范围内的研究需求。

(4)具有灵活性。CRO企业通常较灵活，能够根据客户的具体需求调整团队规模和服务范围，提供个性化的解决方案。

2. CRO的主要服务内容

(1)临床研究。CRO企业在临床研究领域提供更多的服务，如临床试验的设计、执行、监管和数据分析等。

(2)数据管理与统计分析。CRO企业可以协助客户收集、管理、分析临床试验和实验室研究的数据，以生成统计结果、研究报告。

(3)药物和医疗器械开发。CRO企业参与药物和医疗器械的开发过程，从前期研究到上市申请，提供临床试验、药物安全性评估等服务。

(4)医学翻译与文档管理。一些CRO企业提供医学翻译服务，确保研究文件、病例报告、研究结果等文档的准确翻译。

(5)临床试验监管。CRO企业可以协助监察并确保临床试验符合法规要求，提供与监管机构的沟通、协调。

(6)市场研究。一些CRO企业提供市场研究服务，帮助客户了解市场趋势、竞争格局和产品潜力。

CRO是一类比较独特的企业。CRO企业通过专业的团队和全面的服务，为医药和生命科学领域的客户提供支持，加速产品研发过程，确保合规性，并最终推动医学科研和医疗产业的发展。

3. CRO的语言服务需求

CRO企业在广泛的研究和业务活动中可能需要多种翻译和语言服务，以确保各项工作在全球范围内顺利推进。其可能需要的翻译和语言服务如下。

(1)医学翻译：临床试验涉及大量的医学文件，如病例报告、临床研究协议、病患信息、药物说明书等。医学翻译可以确保这些医学文件在不同语言环境下的准确传达，以满足国际法规和患者需求。

(2)临床试验文件翻译：临床试验设计、患者信息、知情同意书等文件需要被翻译成参与试验患者的语言，以确保患者能够理解试验的目的、程序和风险。

(3)研究结果报告翻译：临床研究的结果报告需要被翻译成多种语言，以进行国际学术交流，如研究论文、摘要、学术演讲稿等。

(4)药品说明书和标签翻译：针对新开发的药品，药品说明书和标签需要被翻译成各目标市场的语言，以满足国际上市和销售的需求。

(5)注册文件翻译：向监管机构提交的文件，如新药申请(NDA)和临床试验申请(CTA)等，需要在目标国家的官方语言中提供。这些文件的翻译对获得批准是至关重要的。

(6)患者招募材料翻译：为了吸引更多的患者参与临床试验，患者招募材料，如海报、宣传册等，需要被翻译成目标患者群体的语言。

(7)数据报告和统计分析翻译：数据报告和统计分析通常需要被翻译成目标读者能够理解的语言，以确保研究结果的正确传达和解释。

(8)法规文件翻译：与临床试验相关的法规文件，如合规文件、法规指南、注册沟通等，需要被翻译成适用的语言，以确保企业在国际法规框架下的合规性。

这些翻译和语言服务对CRO企业在全球范围内执行项目、与国际合作伙伴沟通及满足法规要求都是至关重要的。专业的翻译服务可以确保文档的准确性、一致性，有助于推动医学研究和医药产业的国际化发展。

随着CRO的崛起，其带来的语言服务需求也越来越多。

(四)其他医疗机构

其他医疗机构有医院、诊所、诊疗中心及一些教研机构、医学出版社等。这些机构可能需要将医学文档、临床研究报告、患者信息、医疗记录、医学专著等翻译成多种语言，以满足学术研究或者患者国际诊疗的需求。

二、口译需求

在医学领域，除前述的笔译需求之外，口译需求也占有一定比例。

（一）口译类型

一般认为，口译有以下不同的类型。

1. 同声传译（Simultaneous Interpretation）

同声传译是在说话者讲话的同时进行的口译，简称同传。通常，口译员会在隔音室内通过耳机收听说话者讲话，然后几乎实时地将翻译内容传达给听众。同声传译常见于大型国际会议、研讨会、演讲和其他需要即时翻译的场合。同声传译可以提高会议的效率，一般不会影响整个活动的时间。同声传译需要配备两名以上的口译员组成小组、单独的设备、搭建隔音室等，综合成本是所有口译类型中最高的。

2. 交替传译（Consecutive Interpretation）

在交替传译中，说话者会停顿，为口译员提供足够的时间来传达翻译内容，简称交传。通常，口译员会记笔记，以确保准确传达完整的信息。交替传译常见于小型研讨会、商务会谈、法庭审讯及需要更详细解释和对话的场合。交替传译会增加整个活动的时间。交替传译通常由一名译员进行，不需要复杂的设备，因此在设备方面成本较低。然而，由于交替传译需要额外的时间进行翻译，所以活动时间可能延长，进而增加一些成本。

3. 陪同口译（Escort Interpretation）

陪同口译是指口译员随客户、访客同行或参与活动时提供口译服务。这种口译形式通常用于商务谈判、考察访问等情境。陪同口译适用于需要持续交流的情境，如商务会议、旅行、工厂参观等。口译员需要随时提供沟通支持。虽然陪同口译对翻译质量要求相对较低，价格也相对较低，但是可能涉及差旅费用，如交通、食宿等，增加一些成本。

4. 远程口译（Remote Interpretation）

远程口译是近年来兴起的一种口译形式，是指口译员与说话者或听众不在同一地点，而是通过远程技术进行口译，一般见于在线视频会议、远程会议平台等。远程口译适用于因地理位置或其他原因而无法在同一地点进行口译的情境。远程口译通过技术工具实现即时翻译，具有更大的灵活性。虽然远程口译可以通过减少出差和设备成本来节省费用，但需要把用于支付高质量的远程会议工具和网络设备的成本考虑进去。

（二）医学口译场景

以下是医学翻译中口译需求的一些主要场景。

1. 医学会议口译

医学会议是医学专业人士分享研究成果、最新进展和临床经验的重要场合。口译人员在会议上将发表的演讲实时翻译成其他语言，以确保跨语言听众的理解。常见的医学会议有国际医学会议、专科医学会议、医学研究会议等。

(1)国际医学会议。这类会议通常涵盖广泛的医学领域，包括但不限于内科、外科、儿科、妇产科等，旨在促进医学领域的交流、分享最新的研究成果和临床实践。

(2)专科医学会议。这类会议专注于特定的医学专科，如神经学、心脏病学、肿瘤学、感染病学等。与国际医学会议不同，专科医学会议更关注某一特定医学领域的研究和进展。

(3)医学研究会议。这类会议聚焦于医学研究方法、实验设计、数据分析等方面，为科研人员提供一个分享研究成果、讨论方法和挑战的平台。

(4)国际药学会议。这类会议关注药物研究、制备、使用和监管等方面。与医学研究会议相比，国际药学会议更专注于药物科学和药学实践。

(5)全球卫生大会。这类会议通常关注全球卫生挑战、流行病学、公共卫生政策等领域，其目标是推动全球卫生合作、分享最佳实践、讨论解决方案。

(6)医学教育会议。这类会议关注医学教育的最新趋势、创新和教学方法，旨在提高医学教育质量、培养未来的医学专业人才。

2. 患者沟通口译

患者沟通口译是指在医疗环境中，为患者和医护人员提供语言沟通支持的口译服务。患者和医护人员之间语言不互通，需要口译人员作为沟通桥梁。在口译人员的帮助下，患者能够理解医疗信息，并能与医护人员有效地交流。

3. 语言沟通范围

(1)症状和疾病解释。将患者描述的症状翻译给医生，以便进行准确的病情评估。

(2)病历解释。口译人员协助将患者的病历信息翻译为患者能够理解的语言，以便他们了解自己的病情、治疗方案和医疗建议。

(3)医学术语翻译。解释医学术语，确保患者对医学术语的理解与医护人员一致。

(4)治疗方案讨论。在医护人员与患者讨论治疗方案、药物使用等方面时提供翻译服务，确保患者充分理解并能够主动参与决策。

4. 特殊的注意事项

(1)文化中介。在进行患者沟通口译时，口译员不仅要翻译语言，还要解释患者文化中的特殊概念和信仰，以确保医护人员能够更好地理解患者的需求。在文化差异引起误解或冲突时，口译员应当起到调解的作用，促进双方更好地理解。

（2）隐私与保密。翻译的内容涉及患者的隐私时，口译员需要遵守医疗隐私法规，保护患者的隐私权。同时，口译员需要事先签订保密协议，确保他们对医疗信息的处理是安全和保密的。

5. 其他场景

此外，口译也常见于以下一些场景。

（1）临床研究口译。在进行多中心、多国家的临床研究时，研究人员可能需要与国际团队进行沟通。口译人员在研究协调、数据收集和研究结果解释等方面发挥重要作用。

（2）注册咨询口译。在药物注册过程中，无论是申请前还是申请过程中，虽然已有很多指导原则可供使用，但是每个产品都存在独特的具体问题，必须与药监部门进行咨询沟通，而当需要有国外研发人员参加会议时，就需要提供高质量的专业同传服务。

（3）医学培训口译。医学培训涉及各种专业知识的传播，如手术技巧、新治疗方法等。口译人员在医学培训中发挥关键作用，确保培训内容在不同语言之间的传达一致、准确。

（4）紧急医疗情况口译。在紧急医疗情况下，患者可能需要迅速接受治疗，而医护人员可能需要与患者进行快速准确的沟通。口译人员在这种情况下是非常关键的。

（5）法律和合规口译。在处理涉及医学的法律事务或合规性审查时，口译人员可能需要协助医学专业人员与法律专业人员之间进行沟通。

（6）医学研究团队协作口译。跨国医学研究项目可能涉及来自不同国家的研究人员和专家。口译人员在团队会议和合作中发挥协调作用。

对于需求方而言，语言服务的管理包括很多方面，从顶层的决策布局到底层的具体执行，每个层面都有很多内容可以进行深入探讨。受篇幅所限，下面我们将重点讨论需求方在组织层面进行的管理活动，如组织架构、内容管理、供应商管理、资产管理、沟通管理及质量管理等方面。

第二节　组织结构管理

一、翻译项目中的角色

翻译外包项目涉及4个关键角色，每个角色都具有独特而重要的作用，它们协同合作以确保项目的成功完成。4个角色分别是翻译供应商、需求人、联络人和供应商管理团队。

（一）需求人

需求人是外包项目的发起方，也是翻译服务的最终用户。需求人负责明确项目的具体要求、目标和期望，提供原始文本并确保提出清晰而详尽的翻译要求。与翻译供应商的有效沟通对确保翻译符合预期是至关重要的，因此需求人要及时提供反馈并澄清。需求人常常来自以下人群。

1. 研发部门

研发部门负责企业的产品和技术的研发。作为需求人，它的职责是提供所需翻译的原始材料，如科研报告、实验数据、专利文档等，以确保翻译供应商理解并准确传递科学信息。

2. 法务与知识产权部门

法务与知识产权部门负责处理企业的法律事务和知识产权管理。作为需求方，其职责是提出专利文献、法律文件等的翻译需求，确保法律术语的准确翻译，并维护知识产权的翻译标准。

3. 市场营销与销售部门

市场营销与销售部门负责产品推广和销售。作为需求方，其职责是提出市场资料、广告、销售文案等的翻译需求，以确保与目标市场的有效沟通。

4. 注册部门

注册部门负责确保公司的产品在当地法规和标准下取得合法注册，其职责是提取与产品注册相关的文件，如研究报告、测试数据、生产流程等，发给翻译团队。文件翻译后，结合其他资料，注册部门递交申请，协助监管机构审查，协调并管理产品注册的整个申请过程。

（二）供应商管理团队

供应商管理团队是负责监督和管理整个外包项目的团队。他们负责制定标准，选择供应商，管理供应商的表现等。供应商管理团队需要不断评估翻译供应商的绩效，保证其能够达到需求人的服务质量和数量要求。

（三）翻译供应商

翻译供应商是外包项目的基础，负责实际的翻译工作。他们要确保准确翻译文本，保持语言风格的一致性，并遵循特定的行业术语和标准，要具备深厚的语言知识和文化理解，以满足需求人的期望。

(四)联络人

联络人是项目管理过程的中间人，负责协调、促进需求人与翻译供应商之间的沟通，如解释需求人的期望、传达项目的战略目标、协调项目时间表等。联络人需要具备良好的沟通和协调能力，确保项目信息在各方之间畅通传递。

上述4个角色之间的有效合作和沟通对翻译外包项目的成功至关重要。通过明确的责任分工和有效的协同努力，这些角色可以共同推动项目，确保翻译结果满足需求人的期望，同时保持项目的高效运作，而我们所说的组织结构管理正是通过这4个角色确定的。

二、组织结构

目前，市面上主要有3种组织结构：集中化结构、分散化结构、混合结构。

(一)集中化结构(Centralized Structure)

集中化结构就是所有翻译业务集中于一个中央团队处理，该团队一般组成为国际化团队。所有需求人都把翻译需求发给该团队，然后由国际化团队联系外部供应商完成翻译任务，再将结果交付给需求人。供应商的选择工作一般也会由国际化团队来组织。

集中化结构优势是管理简单，可以更好地控制翻译质量和一致性，对供应商有统一的管理。其劣势是处理速度相对较慢，对不同部门特殊需求的响应相对滞后。图8-4为集中化结构实例。

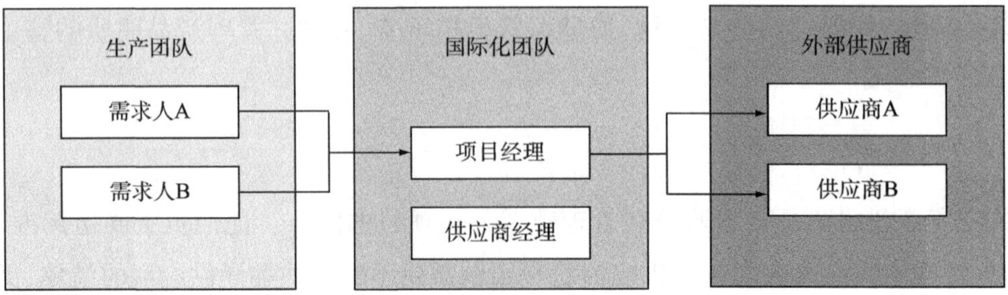

图8-4 集中化结构实例

(二)分散化结构(Decentralized Structure)

与集中化结构完全不同，分散化结构中由各需求部门负责自己的翻译需求。这种结构中，需求人直接与外部翻译供应商联系，分配工作，回收结果，没有独立的国际化团队，而是由供应商管理团队进行外部供应商的选择和管理工作。

分散化结构的优势是更灵活，能够更及时地满足各部门的需求。其劣势是可能导致各部门之间的翻译标准不一致，翻译质量难以统一管理和控制。图8-5为分散化结构实例。

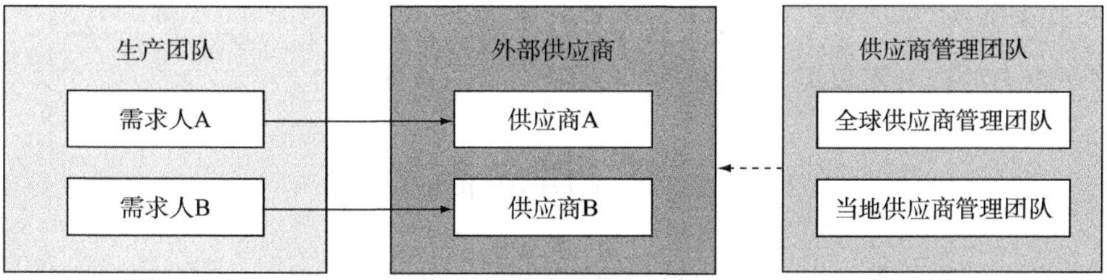

图8-5　分散化结构实例

（三）混合结构（Hybrid Structure）

混合结构结合集中化结构和分散化结构的优点，将部分翻译业务集中处理，这部分通常是常见的、通用的、应当统一管理的内容，而其他特殊的部分则由各部门自行处理。例如，某医疗企业对注册文件的翻译工作进行全球统一管理，并将各地宣传会议的口译工作交给当地的市场人员负责。

混合结构的优势是兼顾统一标准和分散灵活。其劣势是需要细致的管理来平衡中央化和分散化的需求。图8-6为混合结构实例。

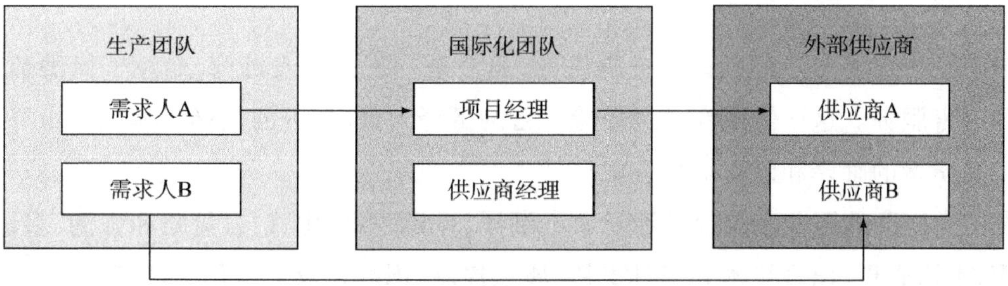

图8-6　混合结构实例

（四）注意事项

选择何种结构与多种因素有关。以下是企业作出选择时需要重点考虑的要素。

1. 战略目标

战略目标是企业希望语言服务管理达到什么程度，达成何种效果。

2. 当前情况

当前情况是企业当前的组织结构、流程和可投入的预算等情况。

3. 团队配置

任何结构都需要对应配置相应的团队。

4. 技术能力

管理能力的提升不仅需要团队,而且要有一定的技术能力。

第三节　供应商管理

我们先看一个广为流传的医学翻译史上的案例,该案例是因医学翻译错误导致的。

2007年,特丽莎·塔里(Teresa Tarry)在西班牙接受双侧乳房切除术。最糟糕的是这两次手术都是没有必要的。她最初寻求帮助的那个肿块根本不是癌。这一切都源于翻译医疗记录时出现的错误。据《每日邮报》报道,她声称因为错误的翻译出现在她的医疗记录中,医生坚信她的母亲和姐姐都患有乳腺癌,而且她在和医生交谈时遇到了困难。事实上,她的家族没有乳腺癌病史,她接受的乳房切除术是完全没有必要的。

如果我们去网络上检索,就会发现很多因翻译错误或者翻译不当造成的误解而引发的医疗事故。这些事故不仅造成巨额的经济损失,而且对患者的生命造成威胁,甚至对其人生产生严重影响。因此,医学翻译的准确性至关重要。

一、翻译供应商

翻译供应商是专业的翻译服务提供商,通常是一家公司或机构,专注于提供翻译、本地化和语言服务。这些供应商通过经验丰富的翻译人员、先进的翻译工具和技术等,为客户提供高质量的翻译和语言解决方案。

翻译供应商的服务范围通常涉及文本翻译、口译、本地化、语言策略和咨询、多语言项目管理、术语管理、语言技术和工具支持、质量控制、国际化及全球化支持等。

二、为什么选择翻译供应商

很多需求方都有这样一个疑问:为什么翻译项目要外包给供应商?多数需求方本身就是跨国企业,其员工对自己的产品非常了解,由该企业员工来做翻译项目不是更好?

其实,是否选择翻译供应商通常取决于多种因素,如专业性、效率、成本、多语言支持等。

1. 专业性

翻译是一种专业技能，需要有对两种语言和相关行业的深刻理解。翻译供应商通常由经验丰富、有专业背景的翻译人员组成，可确保翻译的准确性和专业性。

2. 多语言支持

如果需要将内容翻译成多种语言，那么翻译供应商可以更有效应对不同语言的翻译要求。翻译供应商通常具有广泛的语言专业知识，能够提供全球化支持。

3. 效率

翻译供应商通常能够提供更高效的翻译服务，特别是对于大型项目或需要快速完成的任务，有组织好的流程和专业的团队，可以更快速地满足翻译需求。

4. 成本

虽然选择翻译供应商需要支付费用，但相较于自行组建翻译团队，通常翻译项目外包是更经济高效的。外包翻译服务可以帮助企业降低人力成本，减少因雇佣和管理翻译人员而带来的复杂性。

5. 专业工具和技术

翻译供应商通常使用先进的翻译工具和技术，如计算机辅助翻译工具、术语库和机器翻译系统等。这些专业工具可以提高翻译效率和一致性。

6. 管理的复杂性

翻译供应商可以负责整个翻译过程的管理，如项目计划、质量控制、时间表等，这样可以减轻客户对翻译项目的管理负担。

实际上，虽然一些需求方的翻译是由其员工来完成的，也有一些公司在内部招募翻译人员来完成，但是相比于选择翻译供应商来说，翻译项目的质量更好，所以外包给翻译供应商是行业普遍采用的解决方案。

三、优质与劣质的翻译供应商

对于医学翻译而言，供应商的好坏可谓天壤之别。表8–2是从医学专业知识、翻译质量、项目管理、合规性、安全性等多方面所作的对比。

表8–2 优质与劣质的翻译供应商比较

对比内容	优质供应商	劣质供应商
医学专业知识	具备深厚的医学专业知识，了解医学术语、行业标准和法规，能够准确理解和翻译医学文档。	缺乏医学专业知识，可能无法准确理解和表述医学概念，导致翻译不准确或不符合医学要求。

续表

对比内容	优质供应商	劣质供应商
翻译质量和准确性	提供高质量和准确的翻译，进行严格的质量控制、审校，确保翻译文本符合客户的期望和要求。	可能出现翻译错误、术语混淆或不一致，导致文档的质量不达标。
项目管理能力	具备有效的项目管理能力，能够按时交付、合理分配资源、灵活应对变化，并提供定期的项目更新和报告。	可能缺乏组织、协调能力，导致项目延误、资源浪费或无法应对项目变更。
合规性和法规遵从性	熟练掌握医学行业的法规和合规要求，确保翻译文档符合相关法规标准，保护客户的合规性。	可能未能遵守法规，存在合规性风险，可能导致客户面临法律责任。
信息安全性和保密性	采取有效的信息安全措施，保障客户数据的安全性和保密性，符合相关法规、行业标准。	可能存在信息泄露的风险，无法有效保护客户的敏感信息。
沟通和客户服务	提供及时、清晰的沟通，积极回应客户需求，具有良好的客户服务态度。	沟通不畅、回应不及时，可能使客户感受到服务质量下降。
技术和工具支持	利用先进的翻译技术和工具，提高翻译效率，确保术语一致性，支持不同文件格式的处理。	可能不使用现代化的翻译工具，导致效率低下和术语混乱。

优质供应商带来更多价值的同时，需求方需要支付更高的成本。总的来讲，更多的成本仍然远远小于因使用劣质供应商而造成的损失。因此，需求方选择供应商时应综合考虑这些因素，以确保翻译服务全面满足自己的需求。

四、翻译服务供应商的选择流程

（一）选择流程

作为企业的采购负责人，在引入新的翻译供应商前，需要经过一系列流程来确保选择最合适的翻译供应商。下面是一个可能的引入新的翻译供应商的流程。实际工作中，具体选择流程可能根据情况进行调整。图8-7是供应商选择的一般流程。

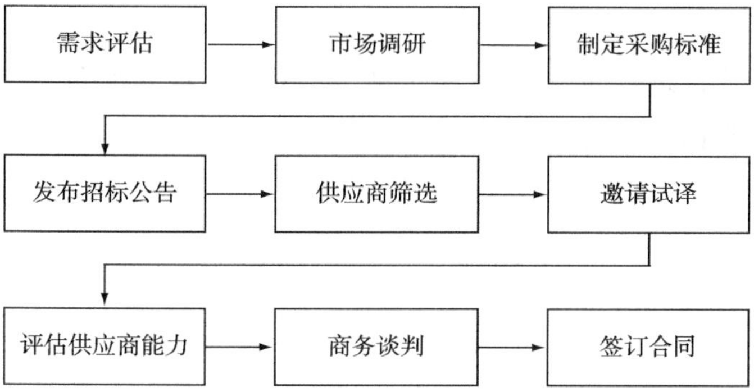

图8-7　供应商选择的一般流程

1. 需求评估

确定企业对翻译服务的具体需求，如文件类型、语言对、质量标准、交付时间等方面。

2. 市场调研

对市场上可选择的翻译服务供应商进行调研，了解其声誉、专业领域、客户反馈、价格水平等信息，还可以通过互联网搜索、参考同行业公司的选择及参与行业会议等方式获取相关信息。

3. 制定采购标准

基于需求评估和市场调研的结果，明确采购标准，如所需语言能力、专业知识、价格结构、服务水平等方面的要求。

4. 发布招标公告

如果适用，就制定、发布招标公告，明确企业寻找新翻译供应商的意向，并提供有关采购标准和要求的详细信息。

5. 供应商筛选

根据收到的回应或投标，对潜在的供应商进行初步筛选。这可能包括检查其资质、参考客户、质量控制流程等方面的信息。

6. 邀请试译

对于进入最后阶段的供应商，可以邀请他们提供样品翻译，以便评估其翻译质量和符合标准的能力。

7. 评估供应商能力

综合考虑供应商的能力、经验、质量控制措施、项目管理能力等因素，以确保他们能够满足企业的需求。

8. 商务谈判

与最终候选供应商进行商务谈判，如价格、合同条款、服务水平、保密协议等方面的细节，确保达成双方都能接受的协议。

9. 签订合同

在商务谈判完成后，签订正式合同，明确双方的责任、权利和义务，还应该包含服务水平协议、付款条款、保密条款等。

（二）招标公告

征求建议书（Request for Proposal，RFP）被作为招标公告的一种。下面是一个招标公告RFP样例，仅供参考。

1. RFP的周期

一个RFP的周期取决于项目的复杂性、所属行业及具体的需求。然而，一个典型的RFP周期可能为4～12周。RFP周期的一般时间表见表8-3。

表8-3 RFP周期的一般时间表

RFP制定（1～2周）	组织花费时间明确需求，起草RFP文件，并收集所有必要的信息。
发布RFP（1周）	RFP正式发布给潜在供应商，可能进行公告或分发给合格名单上的供应商。
供应商问题和澄清（1～2周）	供应商可能对RFP有疑问或需要澄清。组织应及时回复以确保对需求有清晰的了解。
提交提案（4～6周）	供应商在规定的截止日期前准备并提交提案。提交期允许供应商有足够的时间理解需求、提问，并准备全面的回应。
评估和初步筛选（2～4周）	组织审查收到的提案，根据预定义的标准进行评估，并初步筛选潜在的供应商。
演示或展示（如果需要，1～2周）	入围的供应商可能被邀请展示他们的提案或能力。
最终评估和选择（2～4周）	组织对入围供应商进行最终评估，考虑所有相关因素，并作出选择。
合同谈判（2～4周）	选定的供应商与组织进行合同谈判，讨论条款、条件和价格。
合同授予（1周）	最终合同被授予选定的供应商，并发送正式通知。

需要注意的是，这个时间表是一般估算，实际持续时间可能因每个RFP过程的具体情况而有所不同，更大、更复杂的项目可能需要更长的时间进行充分的提案准备和评估。此外，一些组织可能选择在简化项目或有时间限制的情况下加快流程。

2. RFP样例

RFP招标公告

项目名称：生命科学企业翻译服务供应商招标

(1)项目背景。

[公司名称]是一家专注于生命科学领域的企业，致力于推动科学研究和医疗创新。为了支持公司在全球范围内的业务拓展，我们计划引入一家翻译服务供应商，从而获得高质量的多语言翻译服务。

(2)项目范围。

本次招标涉及的主要服务包括但不限于：

•文件翻译：注册资料、科学论文、法规文件、合同文件等；

•专业术语翻译：确保行业术语准确翻译；

•文字编辑：确保翻译文件语法正确、语句通顺；

•项目管理：保证按时交付，有效沟通。

(3)要求与标准。

申请参与招标的供应商应满足以下要求：

•具备丰富的生命科学领域翻译经验；

•拥有专业的翻译团队，熟悉科学研究和医学领域；

•提供适当的质量控制流程，确保翻译文件的准确性和一致性；

•具备良好的项目管理能力，能够按时交付。

(4)合作期限与年项目量。

本次合作的期限为三年，合作期内预计年翻译项目量为1200万字左右。

(5)申请流程。

有意向参与本次招标的供应商，请将公司资质文件、翻译团队简介、相关经验案例及报价单发送至[联系邮箱]，截止日期为[截止日期]。

(6)评选标准。

招标将根据以下标准进行评选：

•经验与专业能力；

•项目报价；

•质量控制流程；

•项目管理能力。

(7)日期。

•招标公告发布日期:[发布日期]

•问题答疑截止日期:[截止日期]

•投标截止日期:[截止日期]

•中标通知日期:[通知日期]

(8)联系方式。

有关本次招标的更多信息及提交招标文件,请联系:

[公司名称][联系人姓名][联系邮箱][联系电话]

我们期待与经验丰富、专业的翻译服务供应商建立长期合作关系。

[公司名称]保留最终解释权。

五、翻译服务供应商的选择标准

作为生命科学企业的采购负责人,我们在采购翻译服务时会提前列出重点考核翻译服务供应商的一些方面,如下所列。

1. 专业能力

供应商需要有专门的生物医学领域的翻译团队,团队成员需要对生命科学领域有深刻的理解和丰富的经验,能够准确地翻译专业术语和复杂的科学概念。

2. 成本控制

虽然价格不是考察的主要因素之一,但应考虑供应商的价格是否合理,无论是单价还是总价,应在获得高质量的服务同时,得到合理的价格。

3. 质量控制

供应商要有严格的质量控制流程,包括但不限于初步翻译、编辑、审校和最终检查,应该能够保证翻译的准确性和一致性。

4. 翻译产能

供应商要能够按时交付高质量的翻译结果,应有足够的资源和能力满足紧急或大规模的翻译需求。

5. 保密性

由于翻译工作可能涉及敏感和专有的信息,供应商要有严格的保密政策和程序,应该能够保证所有翻译工作都在安全、保密的环境中进行。

6. 客户服务

供应商需要提供优质的客户服务,应该能及时回应问题和需求,并提供必要的支持。

7. ISO标准

要关注供应商是否通过所需的ISO标准认证。

在市场调研阶段,评估潜在供应商的各项指标是确保选择最合适的翻译服务供应商的关键步骤。以下是评估潜在供应商常用的一些评估指标和方法(见表8-4)。

表8-4 常用的供应商评估指标和方法

评估内容	评估指标	评估方法
专业领域	供应商是否具备相关领域的专业知识和经验,如生命科学、医学或制药等。	查看供应商的业务资料、客户案例、项目经验和员工资质,以确定其在特定领域的专业知识。
质量保证	供应商的质量保证流程和方法,如翻译审核、审校和质量控制等。	要求供应商提供其质量控制流程的描述,了解其在确保翻译质量方面的方法。
技术基础	供应商是否使用现代翻译工具和技术,如CAT工具、术语库等。	询问供应商是否使用这些工具,以提高效率和一致性,还可以要求供应商参与示例翻译,以评估其技术能力。
项目经验	供应商是否在处理类似生命科学文档的项目方面有丰富经验。	要求供应商提供以前的类似项目案例,以评估其在该领域的经验和能力。
语言能力	供应商是否具有必要的语言能力,如目标语言、源语言等。	要求供应商提供其翻译团队的语言资质和证书,以确保他们具备必要的语言技能。
参考客户	了解供应商以前客户的经验和满意度。	要求供应商提供客户推荐信或参考,同时可以自行联系以前的客户,以获取反馈意见。
服务水平	了解供应商的服务水平,如响应时间、客户支持和项目管理等。	与供应商交流并测试其响应时间,以了解其服务水平。
价格体系	供应商的价格是否在预算范围内,同时是否提供透明的价格结构。	要求供应商提供详细的报价,并与其他供应商的报价进行比较,以确保合理的价格。
认证标准	供应商是否通过必要的标准认证,如ISO 9001、ISO 27001、ISO 17100等。	要求供应商出具认证证书。

综合考虑以上评估指标和方法,可以帮助企业在市场调研阶段更全面地评估潜在供应商,以选择更符合需求的合作伙伴。这一过程有助于确保选定的供应商能够提供高质量、准确且符合专业标准的翻译服务。

六、相关ISO标准

与语言服务相关的ISO标准如下所列。

1. ISO 9001

ISO 9001是一个全球公认的质量管理体系标准。ISO 9001规定一个质量管理体系必须满足的要求。该标准为任何规模和活动领域的公司提供建立、实施、维护和持续改进质量管理体系的指导。

2. ISO 17100

ISO 17100是一个针对翻译服务的国际标准。ISO 17100规定提供符合适用规范的优质翻译服务所需的核心流程、资源和其他方面的要求。该标准旨在被翻译服务提供商、其客户及后期编辑者使用。

3. ISO 27001

ISO 27001是一个信息安全管理系统(ISMS)的全球公认标准。ISO 27001定义ISMS必须满足的一个要求。该标准为任何规模和活动领域的公司提供建立、实施、维护和持续改进信息安全管理体系的指导。

4. ISO 18587

ISO 18587是一个针对机器翻译输出后期编辑的国际标准。ISO 18587为全人工后期编辑机器翻译输出及后期编辑者的能力提供了要求。该标准旨在被翻译服务提供商、其客户及后期编辑者使用。

5. ISO 13485

ISO 13485是一个针对医疗设备行业质量管理系统的国际标准。ISO 13485用于涉及医疗设备和相关服务的设计、生产、安装和服务的组织。它也可以被内部、外部各方,如认证机构等,用于审计过程。

除上述标准之外,如果采购翻译时还涉及其他标准,那么可能会包括但不限于ISO 14971(医疗器械风险管理)、EN 15038(欧洲翻译服务)等。具体需要遵循哪些标准,可能会因具体情况和需求而有所不同。

七、价格谈判

在翻译业务谈判时,买卖双方通常会讨论价格设定、字数计算及折扣方式等。

1. 价格设定

价格设定通常是谈判的重点之一。价格可以按不同的方式设定,如字数、页数、小时、项目等。价格可能会因翻译的语言对、专业领域、难度级别和交付时间而有所不同。供应商和客户通常需要就价格达成共识，确保达到双方满意。

2. 字数计算

字数计算是确定翻译价格的关键因素之一。通常，翻译项目的价格是根据源语言的字数或字符数来计算的，以确保价格的透明性和公平性。供应商和客户通常会就字数计算的具体细节达成一致，如如何处理空格、标点符号、特殊字符等。

对于中英文互译的文件，可以原文或译文中的中文为准统计翻译字数。

3. 折扣方式

折扣方式是指供应商是否提供价格折扣，以鼓励长期合作或大宗项目。折扣可基于多种因素确定，如项目量、合同期限、忠诚度等。供应商和客户可以讨论折扣的具体条件和百分比，以便在签订合同时达成共识。

在翻译业务的谈判中，价格设定、字数计算和折扣方式通常都是因项目的具体情况和供应商的策略而有所不同。供应商通常会提供报价，其中包括价格和字数计算的详细说明，同时会列出折扣政策（如果适用）。客户可以根据这些信息进行谈判，并与供应商商定最终的合同条款。双方需要确保合同内容明确规定价格、字数计算和折扣方式，以避免后续的不明确性和争议。

第四节　内容管理

一、内容

（一）生命科学企业的文件内容

生命科学企业涉及大量的文档、文件、数据等复杂内容，包括但不限于以下内容。

（1）科研文档和报告。

（2）法规文件和合规性文档。

（3）临床研究数据和报告，如临床试验数据、病历记录、病患信息等。

（4）产品信息和规格，如产品说明书、规格书、生产流程等。

（5）标准操作程序（Standard Operation Procedure，SOP），如公司内部的操作规程、实验室流程、标准化步骤等。

（6）知识库和专业知识，如科学家、研究人员的专业知识、文献资料和学术资源等。

（7）合作项目文档。对于多部门或多地点的合作项目，需要各团队共同编辑、审批和管理项目文档。

（二）翻译和本地化后的内容

（1）公司内部沟通和培训文档。

（2）用户生成内容（User Generated Content，UGC），如用户提交的反馈、评估、评论等。

由于内容涉及的文档类型多，结构复杂，处理和使用流程各异，因此内容管理具有复杂性。一般企业都会运用内部的内容管理系统来管理。

二、内容管理系统

（一）定义与功能

内容管理系统（CMS）是一种用于创建、编辑、组织和发布数字内容的软件工具。它为用户提供一种简化、集中管理网站、应用程序或其他数字媒体内容的方式。CMS的主要目标是让非技术人员能够方便地管理和维护在线内容，而无须深入了解编程或网站开发。

一个CMS通常具有以下基本功能。

（1）内容创建。提供用户友好的编辑器，允许用户创建和编辑文本、图像、视频等内容。

（2）内容组织。允许用户创建层次结构、分类和标签，以便更好地组织和归档内容。

（3）版本控制。记录并保存内容的历史版本，使用户能够回溯和恢复之前的状态。

（4）权限管理。控制用户对内容的访问权限，确保只有授权用户可以编辑、发布或删除特定内容。

（5）模板和设计管理。允许用户选择、定制网站或应用程序的外观和样式，而无须了解编码。

（6）多语言支持。支持多语言内容管理，适应不同语言和地区的需求。

（7）搜索和检索。提供搜索引擎，使用户能够快速找到需要的内容。

（8）集成工具和插件。允许集成第三方工具、插件或应用程序，以扩展CMS的功能。

（9）发布和更新。管理内容的发布和更新，使新内容能够及时上线，同时保持网站内容的一致性。

（10）用户生成内容（UGC）管理。管理用户提交的评论、反馈和其他用户生成的内容。

（二）CMS的优势

生命科技企业使用内容管理系统可以带来多方面的帮助，特别是在处理大量科学、医学和法规文档时。以下是使用CMS的一些好处。

1. 文档管理和组织

(1)集中化存储。CMS允许企业将所有文档集中存储在一个系统中,便于统一管理。

(2)版本控制。CMS提供版本管理功能,确保用户能够追踪文档的历史修改记录,防止混淆和错误。

2. 协同工作和团队合作

(1)多用户协作。多用户可以同时编辑和查看文档,促进团队协作和信息共享。

(2)权限管理。CMS允许管理员设置不同用户的权限,确保敏感信息只能被授权人员访问和修改。

3. 工作流程优化

(1)自定义工作流程。生命科学企业通常有复杂的工作流程,CMS可以根据其需求进行定制,提高工作效率。

(2)自动化审批。CMS可以配置自动审批流程,加快文档的审批和发布过程。

4. 多语言支持和全球化

(1)翻译管理。CMS支持多语言内容管理,方便翻译和本地化管理,对全球业务拓展尤为重要。

(2)一致性保障。在多语言环境中,CMS确保内容的一致性,避免翻译错误和不一致的问题。

5. 搜索和检索功能

(1)全文搜索。CMS提供高效的全文搜索功能,使用户能够快速找到他们需要的信息。

(2)元数据标签。使用元数据标签可以更精准地对文档进行分类和检索。

6. 安全性和合规性

(1)权限控制。CMS可以设定严格的权限控制,确保敏感信息只对授权人员可见。

(2)合规性支持。针对法规要求,CMS可以帮助企业保持合规性,包括数据隐私和安全标准。

7. 模板和一致性

(1)文档模板。CMS允许创建标准化文档模板,确保企业文档的一致性和专业性。

(2)品牌一致性。CMS有助于保持品牌一致性,尤其在多个团队和项目中。

总体而言,CMS为生命科学企业提供强大的文档管理和协作工具,有助于提高工作效率、确保信息的准确性,同时满足合规性和全球化需求。

三、内容与翻译的生命周期

如果使用内容管理系统，那么我们可以清晰地看到原文内容和译文内容的生命周期。图8-8展示原文和译文所经历的各个阶段。

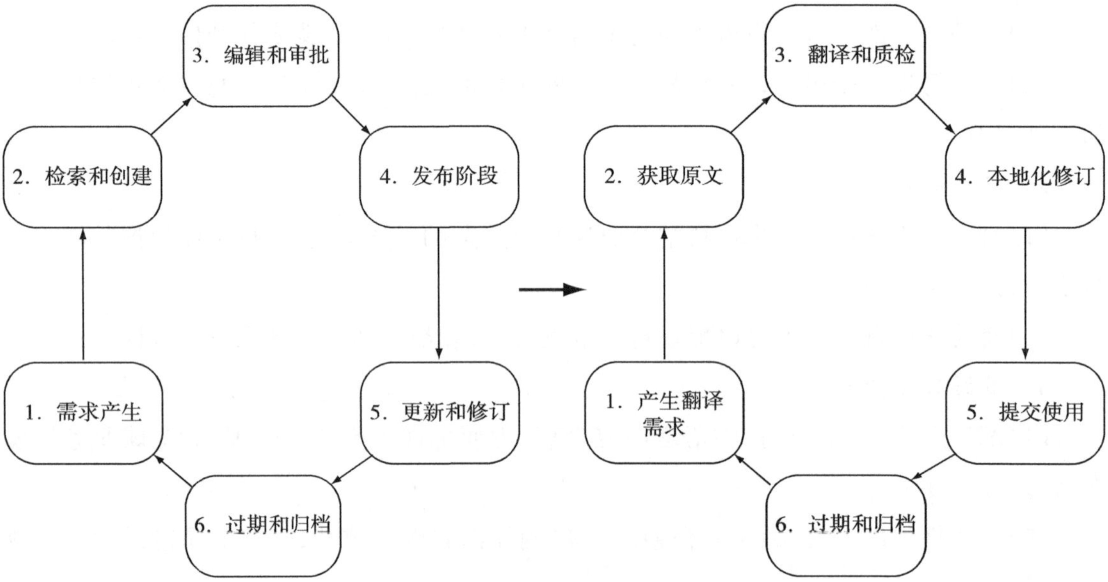

图8-8 原文内容和译文内容的生命周期

（一）原文内容的生命周期

1. 需求产生

企业的其他需求产生创建原文文档的需求，并指定专门的创作者负责后续工作。

2. 检索和创建

创作者检索现有的文档库，寻找可以复用和借用的内容，综合起来创建内容。

3. 编辑和审批

内容进入编辑和审批流程，经过多轮检查，确保准确性、合规性。

4. 发布阶段

审批通过的内容被发布，使内容被使用人可见。

5. 更新和修订

随着时间推移，内容可能需要更新、修订或扩展。

6. 过期和归档

部分内容可能会过时或不再被需要。这些内容可以被标记为过期,并存档以备将来参考。

(二)译文内容的生命周期

1. 产生翻译需求

当市场需要某个文档的译文时,翻译需求就产生了。

2. 获取原文

从内容管理系统中获取原文,一般获得的格式是使用格式,如PDF格式。如果是工作格式,那么Word、XML格式也可以。

3. 翻译和质检

通过一系列步骤进行翻译、审校、质检等,最终完成译文,确保与原文一致、准确。

4. 本地化修订

翻译完成的译文忠于原文,但是并不完全适合当地使用,需要有针对性地进行修订。

5. 提交使用

提交完成的内容,获得通过后发布使用。

6. 内容过期和归档

当内容过期时,同样进行标记和存档。

熟知内容和翻译的生命周期有利于企业实现更高效的内容管理,提高生产效率,确保内容的一致性和合规性。

四、语言资产

语言资产涉及翻译记忆库、术语库、翻译风格指南、质量反馈报告、译员问题与回答等在翻译过程中产生的与翻译相关的资产。管理并维护好各类语言资产能够在翻译质量、翻译效率、管理效率等多方面带来提升。

第五节　质量管理

作为客户方,控制翻译质量的方法有很多。除了选择合适的供应商之外,还有以下方法可供参考,以提高项目的质量。

一、安排审校流程

注意这里的审校有别于翻译服务供应商的审校。翻译服务供应商安排的审校是翻译之后的第二个步骤，属于常规翻译流程。而需求方安排的审校流程是在翻译服务供应商提交翻译结果后由第三方执行的用于检验翻译质量的流程。

审校人员可以是内部语言人员、当地市场人员或者第三方语言人员。在审校人员缺乏时，也可以由两家翻译服务供应商互相审校。

无论执行哪种检查，都需要有明确的质量标准。这里给出常用的审校方法以供参考。

1. 检查项

(1)准确性。翻译文本应准确传达原文的意思，确保专业术语、名词和文本内容无误。

(2)一致性。确保术语、风格、语法和格式等在整个文档或项目中保持一致性。

(3)流畅性。确保翻译文本通顺、自然，不拗口，符合目标语言的习惯和表达方式。

(4)文化适应。确保翻译文本在文化上适应目标受众，考虑到地域差异、文化差异和习惯用语。

(5)专业术语的正确性。确保专业术语的使用是准确、一致的，并符合特定行业或领域的规范。

(6)语法和拼写。检查翻译文本的语法结构和拼写，确保符合目标语言的语法规则和拼写标准。

(7)格式的一致性。如果翻译文本中存在格式(如标点符号、斜体、粗体等)，那么确保这些格式在整个文档中一致。

2. 错误扣分

(1)重大错误(严重影响意义)：每个错误扣除10分。

(2)一般错误(轻微影响意义)：每个错误扣除5分。

(3)不影响意义的小错误：每个错误扣除1分。

(4)其他错误，不扣分。

3. 计算得分

(1)错误率：错误扣分除以总字数得到错误率。

(2)合格标准：错误率小于1%。

二、提供翻译风格指南

翻译风格指南是一份文档或规范，用于确定说明在进行翻译工作时应该遵循的风格和规范。这种指南的目的是确保翻译的一致性、准确性，并符合特定的语境和要求。翻译风格指南通常由翻译公司、组织或专业翻译人员根据客户的需求和特定项目的要求制定。

翻译风格指南可能包含以下方面的规定。

1. 语言风格

涉及对目标语言的语法、词汇和句法的要求。确定哪些术语、短语或表达是首选，以及在特定上下文中应该如何使用。

2. 术语的一致性

指导在文档中使用一致的术语，尤其是在科学、医学、技术领域，确保专业术语的准确翻译和一致使用。

3. 文化敏感性

考虑目标受众的文化背景，确保翻译内容在文化上适合且容易理解，避免某些文化陈述或采用特定的表达方式。

4. 格式和排版

涉及翻译文档的格式、布局和排版规范，以确保翻译结果与源文档在形式上的一致。

5. 目标受众

确定文档的预期受众，并调整语言和表达方式以满足他们的需求，如是面向专业人士还是一般大众。

6. 语气和风格

明确文档应该具有的语气和风格，如正式、非正式、学术性、商务性等。

7. 法律和合规性

在必要时强调法律和合规性的要求，确保翻译内容符合相关法规、标准。

8. 约定和缩写

确定在文档中使用的约定和缩写，并提供解释或译文。

9. 品牌形象的一致性

如果翻译内容与特定品牌相关，那么应确保在翻译中保持品牌形象的一致性。

翻译风格指南有助于提高翻译质量、确保一致性，并满足特定项目的要求。在专业翻译工作中，遵循翻译风格指南通常是必要的，尤其是在涉及敏感领域或具有特殊要求的项目时。

三、提供参考文件

提供参考文件给外部翻译供应商是确保翻译工作准确、一致和符合特定需求的关键步骤。这些参考文件提供有关翻译任务的背景、上下文和专业术语等重要信息。通过提供明确的参考文件，可以帮助翻译供应商更好地理解项目的要求、提高翻译质量，并减少沟通和理解上的误差。

以下是一些需要提供的参考文件。

1. 源文件

提供原始文档或文本，即需要进行翻译的内容。这是翻译供应商理解任务的基础。

2. 上下文说明

提供关于文档背景、项目目的、受众、特定要求等上下文信息。这有助于翻译人员更好地理解翻译任务的背景和目的。

3. 行业术语词汇表

如果文档涉及特定行业的专业术语，那么提供术语词汇表可以确保一致的翻译。这对生命科学、医学等领域尤为重要。

4. 品牌指南

如果文档与公司品牌相关，那么应提供品牌指南，如公司术语、风格、标志使用等规范。

5. 先前翻译样本

如果有类似项目的翻译样本可用，那么提供给翻译供应商作为参考，确保一致性和符合预期的风格。

6. 目标受众信息

提供关于文档的目标受众信息，如受众的文化背景、专业领域、技术水平等，以便调整翻译风格。

7. 文件格式和排版要求

明确文档的格式和排版要求，确保翻译后的文档与原始文档在布局和样式上保持一致。

8. 法规和合规性要求

如果文档涉及法规或合规性要求，那么提供相应的法规文件或合规性指南，确保翻译内容符合相关法规。

9. 项目时间表

提供项目时间表，如截止日期、里程碑和其他时间敏感的信息等，以确保按时完成翻译任务。

通过提供这些参考文件，可以帮助翻译供应商更全面地理解翻译任务的背景和要求，从而提高翻译的准确性、符合度。这也有助于确保翻译任务的顺利进行，减少沟通障碍，最终提高整体翻译质量。提供必要的双语文件、原始格式的原文和之前的译文等,有助于保持翻译的统一性和品牌的一致性。

四、质量反馈意见

提供质量反馈意见是确保翻译服务达到预期水平并不断改进的重要环节。以下是对客户方的一些建议,以有效地提供质量反馈意见给翻译供应商。

1. 明确具体信息

提供具体、明确的反馈,指明具体的问题或改进方面,而不是泛泛而谈,将有助于翻译供应商更好地理解需求。

2. 及时反馈

提供及时的反馈,尽量在完成翻译任务后尽快反馈。这有助于问题得到快速解决,同时对未来的翻译工作也有指导意义。

3. 积极正面的反馈

除了指出问题之外,要在可能的情况下提供积极正面的反馈。如果有翻译质量良好的部分,那么可以给予表扬,积极的反馈有助于供应商保持优良的表现。

4. 具体例子

在提到问题时,尽量提供具体的例子或样本,以便翻译供应商能更好地认识问题,并有针对性地改进。

5. 使用标准化标注

如果可能,就使用标准化的标注系统,如track changes(跟踪变化)功能等,以便清晰地标出文档中的修改或建议,或者使用专门的反馈模板。

6. 强调重要性

强调对业务或项目的重要性,尤其是涉及专业术语、法规或品牌形象的部分。

7. 开放式沟通

保持开放和积极的沟通。如果有任何不确定的地方,那么随时询问并与翻译供应商进行交流,确保理解后达成共识。

8. 客观性和建设性

保持客观和建设性,避免使用负面或批评的语言。提供改进建议时,强调是为了使双方合作更顺畅。

9. 考虑培训或资源

如果问题涉及特定领域或专业术语,那么应考虑提供一些培训材料或资源,帮助翻译供应商更好地理解客户方的行业背景。

10. 周期性评估

定期进行评估，而不只是在问题发生时。这有助于持续改进，并确保翻译服务一直符合客户方的期望。

通过以上方法，客户方可以有效地向翻译供应商提供质量反馈意见，促使双方更好地合作，提高翻译质量，确保项目的顺利进行。

五、疑问管理

翻译过程中，译员会提出一些问题，如某处原文的背景等，这些信息往往需要需求方作出解答。良好的互动和及时的答疑解惑能够保证译员对原文、需求方意图的准确把握，从而保证翻译质量。

（一）查询管理系统（Query Management System）

译员提出的问题从专业角度说就是查询（query），而管理这些问题的系统就是查询管理系统。查询管理系统是一种用于有效处理、管理在翻译项目中由翻译人员提出的查询的系统。这样的系统旨在促进客户方和翻译人员之间的沟通，解决翻译过程中的不确定性，确保最终的翻译成果符合客户方的期望。

以下是查询管理系统的主要特征和功能。

1. 查询提交和跟踪

允许翻译人员提交关于文档中不清晰或需要澄清的问题。该系统会自动跟踪、记录这些查询，确保它们得到及时处理。

2. 优先级设定

提供设定查询优先级的功能，以便客户方和翻译人员能够区分、处理紧急或重要的查询。

3. 自动通知和提醒

该系统可以自动发送通知和提醒，以确保相关方在查询提交后能够被及时关注、回复。

4. 查询分类和标签

允许将查询按照不同的类别和标签进行分类，以方便组织、检索。

5. 文档链接

关联查询与特定的文档部分，帮助翻译人员和客户方在回答查询时更好地理解相关上下文。

6. 标准回复模板

提供标准回复模板，以便在处理类似查询时提供一致的回应。

7. 协同工作平台

允许多个团队成员协同处理查询，确保团队内的信息共享和协作。

8. 查询历史记录

保留查询的历史记录，方便在后续的项目中查找、分析类似的问题，并改善翻译质量。

9. 权限管理

根据角色设定权限，确保只有授权人员能够查看、处理或关闭查询。

10. 分析和报告

提供对查询数据进行分析的工具，以便客户方和项目经理了解翻译过程中的模式、趋势，帮助以后改进。

查询管理系统有助于在翻译项目中建立透明、高效的沟通渠道，减少因不明确而导致的错误，提高翻译质量。该系统是一个重要的项目管理工具，特别是在大规模翻译项目或多语言项目中应用较多。

（二）查询

管理翻译过程中的查询是确保翻译工作准确、一致且符合期望的关键环节。以下是关于回答译员提问的一些建议。

在翻译项目中，译员提出的查询可能涉及多种类型的问题，这些问题通常根据性质和内容分为不同的类别。回答这些查询的责任通常由不同的团队成员或角色承担。以下是一些常见的查询类型及其回答责任方。

1. 术语疑问

（1）类型：与文档中的特定术语或专业词汇相关的疑问。

（2）回答责任：术语疑问通常由术语专家或项目经理回答，确保在翻译中使用正确的术语。

2. 文化差异疑问

（1）类型：与文化背景、礼仪或习惯有关的疑问。

（2）回答责任：由项目经理或文化专家回答，提供有关文化差异的指导。

3. 上下文理解疑问

（1）类型：关于文档中某些句子或段落的整体理解问题。

（2）回答责任：通常由项目经理或编辑回答，提供更全面的上下文信息。

4. 法规、合规性疑问

(1)类型:关于翻译内容是否符合法规和合规性要求的疑问。

(2)回答责任:由法务团队、合规专家或项目经理回答。

5. 格式和排版疑问

(1)类型:与文档格式、标点符号或排版要求有关的疑问。

(2)回答责任:由编辑、排版人员或项目经理回答,确保格式的一致性。

6. 专业领域问题

(1)类型:关于文档涉及的特定领域(如医学、科技等)的专业问题。

(2)回答责任:由该领域专家、科学家或项目经理回答,确保专业术语的准确使用。

7. 文档意图疑问

(1)类型:关于整体文档的目的、受众和使用场景的疑问。

(2)回答责任:由项目经理或客户方回答,提供关于文档整体目标的指导。

8. 时效性问题

(1)类型:关于项目截止日期、优先级和时间表的疑问。

(2)回答责任:由项目经理回答,提供有关项目时间表的信息。

这些回答并不是都需要客户方回答,有时翻译供应商的专家团队也需要参与。我们需要在系统中确定问题类型,可以把问题自动推送给负责人,而无须提问者指定,所以疑问管理中的设定系统和机制是关键。

第九章　服务方管理

作为一种企业组织,语言服务商的管理以企业管理为主,但是其语言服务特性也赋予这种组织区别于其他企业的特点。本章重点从3个方面分析语言服务企业的特殊管理:通用翻译流程、翻译项目管理、组织管理。3个方面从微观到宏观,涉及语言服务的不同层次。

第一节　通用翻译流程

为了保证翻译质量,语言服务的历史上出现了多种翻译流程。这里,我们介绍主要的翻译流程。

一、基本翻译流程

这里所说的基本翻译流程是指翻译人员进行翻译操作的流程。

(一)TEP 流程

翻译流程中的T、E、P分别代表翻译(Translation)、编辑(Editing)、通读(Proofreading),这一流程通常被称为TEP流程。这是一种标准的质量管理和保证流程,确保翻译文件的质量和准确性。以下是3个环节的详细说明。

1. 翻译

翻译阶段的主要目标是将源语言文本准确地转换为目标语言,传达原始信息的意义和语境。

执行人员:专业的翻译人员通常是以母语为目标语言的人员,同时对源语言也有深入了解。

工作过程:翻译人员阅读源文本,理解内容,然后以目标语言准确表达原文的意思,使用翻译记忆库、术语库来确保一致性和效率。

2. 编辑

编辑阶段旨在提高翻译文本的质量,确保语法、拼写、流畅性和风格的准确性。

执行人员:专业的编辑人员通常是以母语为目标语言的人员,具有翻译或编辑经验。

工作过程：编辑人员对翻译文本进行详细检查，修改任何语法、拼写或结构错误，确保文本在目标语言中自然流畅，符合客户的风格和要求。

3. 通读

通读阶段侧重于最终的检查和确认，确保文档的准确性、一致性及符合最终交付的标准。

执行人员：专业的通读人员通常是以母语为目标语言的人员，具有语言、通读方面的专业知识和能力。

工作过程：通读人员对翻译文本进行最终检查，关注拼写、标点、格式等细节，以确保最终文件的质量。通读人员还可能与编辑人员进行沟通，确保所有修改的准确。

TEP流程是最早出现在翻译行业中的流程，也是行业广为熟知的。TEP流程确保翻译文件在语言、语法和风格上的准确性，提高最终交付文件的质量。这种分阶段的质量管理方法有助于发现、纠正翻译过程中的潜在错误，同时确保最终的翻译结果符合客户的要求和期望。

（二）TR流程

TR流程，就是翻译（Translation）和审校（Review），简称译审，是一种相对简化的翻译流程。与TEP流程相比，TR流程省去编辑和通读两个环节。以下是TR流程的详细介绍及其与TEP流程的区别。

1. 审校

审校阶段侧重于对翻译文本的质量进行评估和改善，确保翻译质量、一致性和符合客户的要求。

2. 执行人员

由专业的审校人员执行，通常是以母语为目标语言的人员，具有翻译或审校经验。

3. 工作过程

审校人员对翻译文本进行审校，关注语法、拼写、流畅性等方面，以确保翻译达到预期的质量水平。审校人员可能提供反馈和建议，但与编辑不同，他们可能不直接对文本进行修改。

TR流程的出现是和技术进步密切相关的。2010年前后，CAT、TM等多种技术逐步成熟并应用，大大促进技术翻译领域效率的提高。经过多方测试，国际上开始推动以TR流程为主、替代TEP流程。目前，TR流程是技术类文档翻译的主流。当然，一些对质量要求高的项目仍然采用TEP流程。

（三）TQ 流程

随着翻译技术的广泛应用，出现了 TQ 流程。该翻译流程只包括翻译阶段和质量保证（Quality Assurance，QA）阶段，更加简化，质量保证成为一个关键步骤。以下是这种情况下的翻译流程。

1. QA 阶段

QA 阶段是对翻译文本进行质量保证的步骤。质量保证人员会对翻译进行深入的检查，确保文本符合预定的质量标准、术语的准确性、文化适应性等。

2. 反馈和修正

如果在 QA 阶段发现问题，那么反馈将被提供给翻译人员，由翻译人员进行修正。这个过程可能会重复多次，直到符合所需的质量标准。

3. TQ 流程的适用场景

这种流程特别适合对翻译质量要求不高的项目，如科学文献参考等，还适合翻译团队成熟稳定、内容简单、流程非常完善的情况。

（四）MTPE 流程

MTPE（Machine Translation Post-Editing）流程是指在机器翻译完成后进行人工编辑的过程。由于机器翻译被广泛应用，目前正越来越多地被应用在各行业的翻译领域。以下是一般的 MTPE 流程。

1. 机器翻译阶段

初始阶段是由机器翻译引擎自动完成翻译。机器翻译系统通过算法和模型学习大量语言数据，从而自动完成源文本到目标语言的翻译过程。

2. 人工编辑阶段

人工编辑者首先会对机器翻译的结果进行初步检查，然后开始对机器翻译的内容进行逐句或逐段地编辑。在这个阶段，编辑者要确保翻译更加自然、流畅，同时确保翻译的准确性。

MTPE 流程的适用场景通常为大量文本需要翻译且完成时间紧迫。机器翻译能提供快速的翻译解决方案，而且通过人工编辑的方式进一步提高翻译的质量，使翻译内容更符合专业要求和语言习惯。

虽然因为机器翻译的局限性，目前 MTPE 流程与纯人工翻译相比尚有一定差距，但是机器翻译的成本低，该流程能够带来更好的经济效益。

此外，机器翻译的质量受到机器翻译引擎的影响，要获得优质的机器翻译成果，需要对机器翻译引擎提前进行训练,因此项目前期投入的成本较高。

二、辅助翻译流程

辅助翻译流程是指非翻译人员为了帮助翻译人员或者使整个翻译流程更高效而进行的工作流程。

(一)前后处理

翻译项目的处理任务可以分为翻译前(pre-translation)和翻译后(post-translation)两个阶段。

1. 翻译前的处理任务

(1)项目评估和规划。在翻译项目启动前,进行项目评估和规划,确定项目的范围、目标语言、目标受众、交付时间等关键因素。

(2)术语库和翻译记忆库准备。创建或更新术语库和翻译记忆库,以确保在整个项目中使用的专业术语具有一致性并沿用之前正确的翻译内容。

(3)译前排版。将不可编辑的文档格式,如PDF、扫描体、图片等,制作成可以翻译的可编辑格式。

(4)文件准备。整理、准备原始文档,确保文档的格式正确、清晰,并可以轻松导入翻译工具。

(5)分析源文档。使用翻译工具对源文档进行分析,了解文档的大小、重复度、潜在的翻译记忆库匹配等信息,以更好地规划翻译流程。

(6)选择合适的翻译工具。根据项目的需求和文件类型选择适用的翻译工具,如CAT工具等,以提高效率和一致性。

(7)任务分配和团队协作。可以有多人团队参与翻译,进行合理的任务切割和分配,并协调团队成员之间有效合作,确保整个项目在确定的周期内顺利进行。

2. 翻译后的处理任务

(1)格式调整和检查。在翻译后阶段,对文档进行格式调整,确保翻译完成的文档的格式与原文一致,最终检查拼写、语法和标点符号。

(2)最终文件生成。根据客户的需求生成最终的翻译文件,确保格式、结构和内容都符合要求。

(3)交付和反馈。将最终翻译文件交付给客户,并获得其反馈,根据反馈进行必要的修改和完善。

(4)术语和翻译记忆库更新。将新的术语和翻译添加到术语库、翻译记忆库,以便在以后的项目中再次使用,提高翻译的一致性。

(5)项目总结和文件存档。对整个项目进行总结,记录项目中遇到的问题、解决方案和获得的经验。将相关文件进行存档,以备将来参考。

翻译前和翻译后的项目处理任务是确保翻译项目高效、准确和质量达到预期的重要环节。

(二)测试

测试在确保翻译质量方面发挥着关键作用,这里我们主要涉及语言测试和回译。语言测试主要侧重于最终译文在环境中的质量检查,而回译则是在翻译过程中的一种检查方法。这些任务通常与其他质量保证措施结合使用,以确保最终交付的翻译成果质量达到预期水平。

1. 语言测试(Language Testing)

语言测试是在翻译完成后将译文合成到最终产品上。语言人员从最终产品的用户角度对译文进行检查,以发现翻译问题。

语言测试的出现是因为在翻译项目管理下翻译人员是脱离实际环境进行翻译的,译员看到的要么是单独的一串字符,要么是处于原文件中的某段文字(这段文字可能与其他内容或者代码组合在一起)。因此,在这种情况下翻译后的译文可能与原文对比来讲是正确的,但是放在环境中就是不合适的。正是因为发现了很多这样的问题,所以行业达成的共识是翻译完成后一定由语言人员在最终产品上进行语言验证。这就是语言测试。

不同于其他翻译的步骤,语言测试更像一类测试性任务,符合测试工作的特点,如测试的无限性,所以在进行语言测试的时候,要进行良好的测试规划,确定测试计划、测试策略及测试用例,从而进行比较有效的测试。

2. 回译(Back Translation)

回译是将已经翻译好的文本再次翻译回原文,以评估翻译的准确性和语境的保留情况。这个过程通常用于评估特定翻译的质量和确保翻译结果符合原文的本意。以下是回译的主要步骤。

(1)选择回译人员:选择具有目标语言和源语言的双语能力的翻译人员,以确保他们理解文本的语境和含义。

(2)进行回译:提供已翻译好的文本,要求翻译人员将其译回原文。这个过程的重点是检查原文的语境是否被保留,以及翻译是否准确。

(3)对比原文和回译结果:对比原文和回译的译文,检查其差异。这有助于发现潜在的翻译问题、歧义或错误。

(4)提供反馈:将对比的结果反馈给翻译人员或团队,以指导他们进行必要的修改和完善。

三、其他翻译流程

在医学翻译中,语言验证(Linguistic Validation)是一种专门用于确保医学文档在不同语言版本之间保持严格的一致性和等效性的过程。这个流程通常应用于临床试验、健康研究和医学调查。

语言验证是一种非常严格的保证质量的方法,包含多个流程步骤。每家公司执行起来也不尽相同。以下是一个典型案例的步骤。

1. 文档准备

医学文档原始版本准备好后,进行初步的评估,确保文档的清晰度、一致性和可理解性。

2. 源文档翻译

将原始文档翻译成目标语言。在这一步骤中,翻译人员需要具备医学领域的专业知识,以确保准确传达文档中的医学概念和术语。

3. 回译

对已翻译的文档进行回译,即将目标语言版本翻译为原始语言。这一步骤的目的是确保翻译的准确性、一致性和等效性,尤其是在术语和语言风格上。

回译评估:对回译的结果进行评估,与原始文档进行比较,检查是否存在潜在的语言或文化差异,并确定是否需要进一步调整。

4. 调整

在回译评估的基础上进行协调和调整,确保目标语言版本与原文在语境、文化和专业术语上保持一致。这一步骤可能涉及翻译人员、医学专业人士和文化顾问的合作。

5. 合并专业知识

与医学专业人士一起审校翻译,确保医学内容的准确性。这可能会有医生、护士或其他相关领域的专业人员参与。

6. 认证

由相关方,如专业医生、研究者或认证机构等,对翻译进行最终认证。这一步骤可确保翻译成果符合医学行业的标准和要求。

7. 最终版本生成

根据语言验证的结果生成最终的目标语言版本。这个版本将用于跨国研究或国际医学试验使用。

整个语言验证流程旨在确保医学文档在多语言环境中的准确性、一致性和等效性，从而保障医学研究和临床实践的可靠性、可比性。这个过程需要高度专业的翻译人员和医学专业人士的合作。

第二节 翻译项目管理

翻译项目管理是指对翻译项目进行规划、组织、执行和监控的过程，旨在确保翻译任务按时、按质、按量完成。

一、医学翻译项目的特点

医学翻译项目与普通翻译项目相比具有一些独特之处，主要源于医学领域的专业性和敏感性。以下是医学翻译项目与普通翻译项目的不同之处。

1. 专业术语的复杂性

医学领域涉及大量的专业术语和特定领域的语言，这些术语对准确传达医学概念至关重要。医学翻译项目需要翻译人员具备深厚的医学知识，以确保正确理解和表达专业术语。

2. 法规和合规性

医学文件通常涉及患者隐私、临床试验、医疗设备等方面的法规和合规性要求。医学翻译项目需要严格遵循相关法规和行业标准，确保翻译结果的合规性。

3. 文档的敏感性

医学文件可能包含个人健康信息、研究结果等敏感信息。在医学翻译项目中，保护患者隐私和保密性是至关重要的，需要采取额外的保护措施。

4. 临床试验和研究

医学翻译项目可能涉及临床试验和医学研究文件，要求翻译人员了解相关研究方法、数据收集和医学统计学等领域的知识。

5. 多语言和多文化

医学翻译通常需要跨多个国家和文化，因为医学研究和医疗设备的使用涉及全球范围。处理不同文化、语境对翻译的适应性提出更高要求。

6. 审批和认证要求

一些医学翻译文件可能需要通过审批、认证，以确保其准确性和专业性。这可能涉及专业医生或认证机构的参与。

7. 紧急性和时效性

在医学领域，有时需要紧急翻译，如紧急临床情况、医学会议等。项目经理需要具备应对紧急情况的能力，并确保及时完成翻译。

8. 跨学科的团队协作

医学翻译项目通常需要与医生、研究人员、法务人士等不同领域的专业人员合作。项目团队需要具备跨学科的协作能力。

总体而言，医学翻译项目相较于普通翻译项目更加复杂、专业化，要求项目经理、翻译团队具有专业的医学知识、法规和合规性意识及较高的专业素养。

二、医学翻译项目经理

由于医学翻译项目的特殊性，所以医学翻译项目经理在承担专业且敏感的医学翻译项目时需要具备多方面的素质。医学翻译项目经理应该具备的关键素质，如医学专业知识、优秀的语言能力、跨文化沟通技能、项目管理能力、法规和合规性意识、团队管理和沟通能力、解决问题能力、时间管理能力、持续学习的能力等。

医学翻译项目经理需要在医学、语言和项目管理等方面具备全面的素质，以确保医学翻译项目的成功和高质量交付。下面是一份对医学翻译项目经理的职位描述。

职位名称：医学翻译项目经理

职责：

(1)项目规划与评估：负责与客户合作，制定医学翻译项目的规划和评估，明确项目目标、范围、预期交付时间、目标语言和文化要求等。

(2)资源分配与团队建设：确保项目团队具备足够的医学专业知识和语言技能，合理分配翻译人员、编辑人员和其他专业人士。

(3)术语库和翻译记忆库管理：维护、更新术语库和翻译记忆库，以提高翻译的一致性和效率。

(4)质量管理与审校：设定质量标准，监督和审校翻译结果，确保医学翻译符合专业标准。

(5)客户沟通：与客户保持紧密联系，理解客户需求，及时回应客户的变更请求，确保客户满意度。

(6)风险管理:识别和管理项目中的潜在风险,制订风险管理计划,确保项目按计划进行。

(7)文档管理:维护项目文档,如合同、项目计划、翻译记忆库、术语库等,确保文档的及时更新和易于访问。

(8)法规和合规性:了解医学领域的法规和合规性要求,确保翻译项目符合相关法规和行业标准。

(9)紧急情况处理:在需要时处理紧急翻译需求,确保及时完成翻译任务。

(10)团队协作:与医学专业人士、翻译人员和其他专业人员合作,确保团队有效协作。

(11)资质要求:医学或相关领域的学士及以上学历;具备深厚的医学知识,熟悉医学研究、临床试验和医学统计学;卓越的语言技能,精通医学领域的专业术语;项目管理经验,熟悉项目管理工具和方法;出色的沟通、团队管理技能;对法规和合规性有清晰的了解,能够确保翻译项目符合相关法规和标准;解决问题和应对紧急情况的能力;时间管理和组织能力优异;持续学习的意愿,保持对医学领域的关注;具备跨文化沟通和协作的能力。

三、翻译项目管理的重点

项目经理在管理医学翻译项目时应当重点关注以下方面。

(一)项目规划

在医学翻译项目中,项目规划是确保项目成功实施的关键步骤。

1. 客户沟通和需求分析

客户沟通:组织初步的会议或交流,了解客户的预期、项目目标、文档类型、目标受众及其他特殊需求。

需求分析:仔细分析客户提供的文档,确定医学领域的特殊要求,如患者隐私、合规性、术语偏好等。

2. 项目目标和范围确定

项目目标:确定项目的主要目标,可能包括翻译文档、完成时间表、需要符合的特定法规等。

范围确定:项目的范围可能包括需要翻译的文档数量、类型及可能的文化适应需求。

3. 项目计划制订

时间表制定:制定项目的时间表,如起止日期、关键里程碑(时间点)和交付期限等,考虑医学翻译项目的紧急性和时效性。

资源规划：确定项目所需的人力、技术和其他资源，分配翻译、审校和医学专业人员的任务。

4. 风险识别与管理

风险识别：识别可能影响项目进度或质量的风险，如文档变更、术语不一致、专业知识缺乏等。

风险管理计划：制订已识别的风险的应对计划，确保团队能够及时、有效地应对潜在问题。

5. 术语库和翻译记忆库准备

术语库建立：创建或更新术语库，确保项目团队在整个项目中使用一致的专业术语。

翻译记忆库管理：维护翻译记忆库，利用先前翻译的内容提高翻译一致性和效率。

6. 评估和预算

成本估算：评估项目所需的成本，包括人力、技术、工具和其他相关费用。

预算制定：制定项目预算，确保项目能够在经济可行的框架内完成。

7. 团队培训和准备

培训计划：制订团队成员的培训计划，确保他们了解医学领域的要求、熟悉使用的工具和流程。

团队准备：确保整个团队做好应对项目挑战的准备，了解项目目标和预期。

8. 项目文件制定

项目计划书：撰写详细的项目计划书，如项目背景、目标、范围、时间表、预算和风险管理计划等内容。

沟通计划：制订项目沟通计划，明确团队成员之间的沟通方式、定期进度报告及与客户之间的沟通流程。

（二）质量控制

质量控制的内容将在第四节质量管理中详细说明，此处不做赘述。

（三）风险管控

在医学翻译项目中，成功的关键不仅是翻译的专业水平，更在于项目管理团队如何有效地管理、应对各种风险。医学领域的特殊性使风险管理成为项目成功不可或缺的一环。

1. 风险识别与评估

方法说明：在项目启动阶段，团队应该进行全面的风险识别工作。通过会议、头脑风暴和经验分享，识别可能影响项目进度、质量或成本的各种风险。对每种风险进行评估，如概率、影响和优先级等，以确定应对的优先级。

2. 风险计划制订

方法说明：基于风险评估的结果，制订详细的风险计划。风险计划应该包括明确的应对措施、责任人、时间表和监测机制。确保整个团队了解并遵循风险计划。

3. 风险监测与控制

方法说明：在项目执行过程中，定期监测项目的风险状态。通过定期的风险评估会议跟踪风险的变化，及时调整风险计划，确保团队对风险的变化有敏锐的感知。

4. 问题管理

方法说明：将已发生的问题纳入风险管理范围。建立问题报告和跟踪机制，迅速响应已发生的问题，采取解决措施，并将解决方案纳入风险管理，以避免类似问题再次发生。

5. 应急预案制定

方法说明：针对高优先级的风险，制定详细的应急预案。这些预案应该明确指导团队在面临特定风险事件时采取紧急措施，以减少影响并保障项目进度。

6. 供应商风险管理

方法说明：对涉及的供应商进行风险评估，确保供应商的稳定性和可靠性，防范因供应链问题引发的风险。

7. 风险回顾与学习

方法说明：在项目结束后，组织风险回顾会议，总结项目面临的风险，分析应对措施的有效性，并总结风险管理的经验教训，以推动团队学习和提升。

（四）财务管理

医学翻译项目的成本管理和财务管理是项目成功的关键组成部分，要在保证翻译质量的前提下有效地控制项目开支。

1. 成本估算和预算制定

在医学翻译项目的初期，项目管理团队需要对整个项目的成本进行成本估算和预算制定。这包括但不限于以下方面：

（1）人力成本，如翻译人员、审校人员、项目经理等的薪酬和福利。

（2）工具和技术成本包括翻译工具的购买和维护费用，以及其他可能需要的技术支持。

（3）培训成本。对团队成员进行培训，以提高其专业水平和项目效率。

2. 项目执行中的成本监控

在项目执行过程中，及时监控和调整成本是确保项目经济效益的关键。

(1)费用追踪。实时追踪项目各方面的费用,确保费用处于预算范围内。

(2)提高效率。寻找提高翻译效率的方法,如优化翻译流程、使用先进的翻译工具等,以减少人力资源的浪费。

(3)变更管理。对可能导致费用变更的项目变更进行全面评估,确保变更合理且不超出预算。

3. 财务透明度与客户沟通

财务透明度是确保项目顺利推进的关键,需要注意以下方面。

(1)清晰的报告和账单。向客户提供清晰明了的项目报告和账单,让客户了解项目进展、费用分配。

(2)定期沟通。定期与客户沟通项目的财务状况,及时解除客户可能存在的财务疑虑。

4. 风险管理与备用计划

在医学翻译项目中,一些潜在风险可能导致额外的费用支出,因此需要注意以下方面。

(1)风险识别。在项目开始前,识别可能导致额外成本的潜在风险,制订相应的风险应对计划。

(2)备用计划。在预算中预留一定的备用资金,以应对在项目执行中可能发生的未知情况。

5. 项目结束后的成本总结

项目结束后,进行成本总结是项目财务管理的最后一步。

(1)实际成本与预算比较。对项目实际成本与预算进行比较,分析差异原因,总结经验教训。

(2)财务报告。提供详细的财务报告,向客户、团队成员展示项目的财务状况和费用分配情况。医学翻译项目的成本和财务管理需要在确保高质量翻译的同时,保证项目在财务方面的健康运作。通过明确的成本估算、实时监控、财务透明度和风险管理,项目可以更好地实现财务目标和确保客户的满意度。

(五)沟通管理

医学翻译项目的成功不仅依赖专业的翻译技能,而且沟通管理也是关键的环节。在医学领域,准确、明确的沟通是确保项目实现高质量翻译并令客户满意的不可或缺的一环。

1. 项目团队内部沟通

在医学翻译项目中，项目团队的内部沟通对确保每个团队成员了解项目目标和任务至关重要。

（1）团队会议。定期召开团队会议，讨论项目进展、遇到的问题及解决方案，确保每个成员都有机会分享信息和提出建议。

（2）沟通工具。使用有效的沟通工具，如团队聊天平台、项目管理工具等，以便实时交流，避免信息滞后。

2. 与客户的沟通管理

与客户的清晰沟通是医学翻译项目成功的关键。在这方面，项目管理团队需要注意以下方面。

（1）项目启动会议。在项目启动阶段召开启动会议，明确项目目标、时间表、质量标准等，以确保客户和团队对项目有一致的期望。

（2）定期进度报告。提供定期的进度报告，让客户了解项目的实际进展情况，及时发现和解决潜在问题。

（3）客户反馈收集。主动收集客户的反馈，了解他们的期望和需求，并根据反馈进行调整、改进。

3. 与利益相关者的沟通

除了团队和客户之外，项目还涉及其他利益相关者，如公司管理者、审核者、第三方合作者等。在与利益相关者的沟通中，需要注意以下方面。

（1）明确角色和职责。确保每个利益相关者都清楚其在项目中的角色和职责，以免信息传递的混淆。

（2）及时解决问题。如果存在与项目相关的问题，要及时与利益相关者进行沟通，以确保问题得到及时解决。

4. 紧急问题处理

医学翻译项目可能遇到紧急问题，需要迅速而有效地处理。在这方面，项目管理团队应该做到以下方面。

（1）建立紧急沟通渠道。设立专门的紧急沟通渠道，确保在紧急情况下能够及时与团队成员和客户进行沟通。

（2）制订紧急计划。提前制订应对紧急情况的计划，包括人员调配、工作流程调整等。

5. 沟通效果的评估与改进

项目结束后，对项目中的沟通进行评估和总结是必要的。

(1)项目回顾会议。召开项目回顾会议,总结项目中沟通的效果,清楚成功的实践和需要改进的地方。

(2)改进沟通策略。根据项目经验教训,不断完善沟通策略,以提高项目的整体沟通效果。医学翻译项目的沟通管理是协调项目各方利益、确保信息畅通的关键一环。通过明确的内部沟通、与客户的有效对话及与其他利益相关者的协作,项目团队可以更好地应对挑战,确保项目顺利完成。

(六)语言资产管理

语言资产包括建立和管理术语库、翻译记忆库等资产,需要长期维护。这里,我们只阐述在项目管理中如何关注语言资产管理。

1. 建立

在项目管理中,应注意建立、维护统一的术语库和翻译记忆库。虽然术语的数量一般不多,但需要高度统一,所以每个客户应当确定一个且仅有一个术语库。这个术语库在该客户的所有项目中是通用的。

相比而言,每个客户可以有多个翻译记忆库,其中包括一个所有翻译句对的总库,各个产品线都有子库,子库仅包含本产品线的翻译句对,这样的好处是可以避免不同产品线之间的干扰。

2. 更新

术语库的更新频度较低,一般很少更新。因为术语的影响范围大,如果有术语更新,就一定要分析清楚影响的范围,服务方和客户方共同商定如何处理,如之前的哪些翻译需要更新、如何更新等。

翻译记忆库的更新是常态。每当有新的翻译任务完成时,确认后的翻译就应被更新到翻译记忆库中。这一步可以快速完成,并不需要额外的确认或者批准。这样,更新后的库就可以反映最新的翻译情况,有新的翻译任务开始时,就可以用翻译记忆库进行匹配,从而实现更高的准确性和更好的一致性,也使经济效益最大化。

还有一种情况,翻译记忆库也需要更新。当收到客户反馈或者发现翻译问题时,如果这些问题影响到翻译记忆库中已经存在的翻译句对,则需要手动对翻译记忆库进行修改。这种小范围的修改看似影响很小,实际上对维护一个库的正确性和有效性非常重要。

此外,语言资产还包括双语文件、风格指南、翻译人员的疑问和解答等,都需要进行有效的管理。

第三节　翻译项目案例

前面所说的项目管理内容是通用的一般性的内容。为了更好地说明翻译项目的特点，让读者更好地理解，下面介绍几个典型的翻译项目案例。

一、案例：整套医药注册资料的翻译和递交服务

（一）背景说明

ABC医药公司是一家全球领先的顶级制药企业，致力于开发创新药物，以满足全球患者的医疗需求。2021年，ABC公司计划向药监机构提交针对新药XYZ的生产上市注册申请（New Drug Application，NDA）。

XYZ是一种针对特定疾病的创新药物，经过多年的临床研究和试验，显示出显著的疗效和安全性。为了确保申请顺利通过，ABC医药公司向翻译公司寻求协助，进行NDA文件的翻译和电子递交准备工作。

（二）项目分析

整套新药申请文件体量庞大，此次翻译的总字数大约100万字。整个项目的时间跨度为8个月。一套完整的新药申请文件通常包含以下各项内容。

（1）申请信或申请表格包含基本信息、药物描述、临床试验概要等内容。

（2）药物概述或药物信息文档是对药物的基本信息、药理学特性、临床试验结果等进行详细描述。

（3）临床试验报告包括各阶段临床试验的报告，如Ⅰ期、Ⅱ期和Ⅲ期临床试验报告等。

（4）质量相关文件包括制剂工艺、质量控制、稳定性研究等质量相关文档。

（5）非临床试验报告包含药代药理毒理学研究、体内外评价等非临床试验结果。

（6）生产工艺文档描述药物的生产工艺、原料药制备、成品制备等，以及药物的合成路线、原料药的合成路径等。

（7）药物标签和说明书包括药物的标签、说明书、用药指导等。

（8）化学、制剂、药理、临床总结文档是对药物的化学特性、制剂配方、药理学特性、临床试验总结等进行综合总结。

（9）不良事件报告包括临床试验中发生的不良事件的报告和分析。

（10）人体试验伦理委员会和药物审批机构通信包括与伦理委员会和药物审批机构之间的通信、提交的研究计划、审批文件等。

(11)统计分析计划和报告包括临床试验数据的统计分析计划和最终的统计分析报告。

(12)专利文件包括与药物相关的专利申请、专利证书等。

(13)其他支持性文件包括与药物研发和审批相关的其他支持性文件,如市场调研报告、竞品分析等。

(三)关键工作

(1)翻译公司负责所有与NDA相关的文件,包括但不限于以上各种文件和报告,还包括客户临时增加的内容。这些文件对申请药物批准至关重要,需要确保翻译准确无误。

(2)在翻译完成后,该公司将这些文档按照监管机构规定的电子递交格式进行整理,以确保递交材料符合标准,便于监管机构审阅。

(3)翻译公司确保翻译准确无误,而且文档内容符合国家监管机构的相关要求,以增加XYZ药物获批的机会。

(四)项目阶段及工作内容

1. 翻译准备阶段(2020年10月)

翻译公司首先组建专门的项目团队,确定团队成员及各自的职责分工;与ABC医药公司进行详细的沟通,制订精细的工作计划;完成项目资源的选定、术语库的建立及翻译工具的选择等必要的准备工作。

2. 翻译阶段(2020年11月—2021年3月)

翻译公司选择经验丰富且专业的翻译人员,对相关内容进行翻译。在翻译完成后,翻译公司进行严格的校对和修订,确保语言表达清晰、符合规范,并进行翻译质量检查,确保达到所要求的质量标准。

3. 电子递交格式整理阶段(2021年4月)

翻译公司按照药监机构要求的电子递交格式,对翻译后的文档进行排版和整理,进一步校对文档的格式、标签、链接等,确保其符合规范。最后,进行最终的质量检查和全面审阅,以确保文档完整无误。

4. 递交阶段(2021年5月)

翻译公司准备了所有必要的文件、材料,确保递交材料的完整性和准确性。客户顺利递交了材料,并通过监管机构的审批流程。

(五)项目管理举措

在项目执行过程中,存在一些挑战,如术语的准确性、翻译的一致性和对项目进度的把控等。为了应对这些挑战,翻译公司采取了一系列措施,包括建立专门的术语库、制定严格的翻译标准和流程,并且通过定期沟通、协调保持团队的合作和效率。翻译公司还积极与客户进行沟通,及时调整工作计划,以应对任何意外情况和挑战。

1. 项目团队

项目团队由一些具有丰富经验和专业知识的专家组成,他们在医学翻译领域中有着卓越的表现。团队成员包括资深翻译人员、药学专家、项目经理和质量控制专家。他们在医药行业的背景和具有的专业知识为项目的顺利进行奠定了坚实的基础。团队成员之间紧密合作、相互配合,以确保项目的每个阶段都能够高效地完成。

2. 质量控制措施

为了确保翻译的质量和准确性,翻译公司在翻译过程中采取严格的质量控制措施。除了翻译人员自身的校对和修订之外,翻译公司还建立了专门的质量控制团队,负责对翻译成果进行最终的审阅和评估。审阅团队由具有丰富经验的专业人士组成,他们会对翻译文档进行全面的审查,确保语言表达清晰准确、术语一致性良好,以及符合客户和监管机构的要求。通过这些质量控制措施,翻译公司能够提供高质量、可靠的翻译成果,为客户的项目成功提供有力的支持。

3. 翻译工具与流程

为了提高翻译效率和质量,翻译公司采用先进的翻译工具和科技手段。在翻译过程中,翻译公司主要使用了行业领先的计算机辅助翻译工具,如Trados、MemoQ等。这些工具不仅能够提高翻译速度,还能够确保术语的一致性和翻译的准确性。同时,翻译公司还结合人工翻译和机器翻译的优势,通过术语库、记忆库的建立实现翻译过程的自动化和标准化。

4. 翻译人员的协作

在项目中,翻译人员之间的协作是非常重要的。翻译公司建立了一个紧密配合的团队,翻译人员之间通过专业的术语库和协作平台进行信息共享、沟通。在翻译过程中,翻译公司注重团队之间的相互支持和协作,及时解决翻译中的问题、疑问,并确保翻译的一致性和质量。通过有效的团队协作,翻译公司能够更加高效地完成翻译任务,并提供高质量的翻译成果。

（六）项目结果

依靠团队的努力和专业性，翻译公司成功完成了对ABC医药公司的XYZ药物的翻译工作，并将相关文件整理成符合电子递交格式的文件。这些工作为客户成功获得药物批准提供关键支持，推动这一创新药物在国内市场的进一步发展和推广。

客户对翻译公司的工作给予了高度评价，认为其提供的翻译质量和服务水平都达到了他们的预期，为他们顺利通过监管机构的审批流程提供了重要支持，对XYZ药物的成功批准起到了关键作用。

（七）项目经验教训

虽然整个项目按时交付，客户也成功完成了新药生产上市注册申请，但是翻译公司在总结项目时还是发现了很多需要提升的方面。

由于项目总量很大，参与者众多。在提交的中间过程中，一些人员并没有按期提交，导致后面的校对步骤受到了影响。虽然该问题并未对整体提交时间造成影响，但是增加了整个项目的风险。这一点需要在以后项目开始计划时，从资源选择、协同管理、进度检测等多方面进行改进。

客户沟通的效率。从项目前期到中期的一段时间内，翻译公司感觉与客户的沟通效率偏低。这主要是由于双方的工作习惯和重点不同，所以项目中间翻译公司专门与客户进行了面对面的讨论，制订了沟通改进的计划，在项目中后期解决了这个问题。在未来的项目中，应尽量在前期发现沟通过程中的效率问题，提前解决。

在翻译进行中，出现了一些术语中间修改的情况。一般对短期项目来讲，不会出现这种情况，但是这个项目持续时间比较长。前期整理的项目术语中有几段译文发生了变化。术语不同于普通翻译，一旦术语的译文发生变化，需要全面检查所有文件，保证内容翻译的统一。大型项目要尽量避免这种术语中间变化的风险。

二、案例：DEF公司中外专家交流会的口译任务

（一）项目背景

DEF公司是一家著名的医药行业咨询机构。该公司在美国纽约举办一场专家交流会，旨在探讨医药审批规则方面的重要议题。此次会议邀请了60多位来自世界各地的中外专家，如医学院校教授、药物研发专家、监管机构代表等。除了现场专家之外，还有100多位在线参与者，他们来自不同国家和地区，需要通过同传服务跨越语言障碍，参与会议

的讨论和交流。

会议议程涵盖了医药审批规则方面的多个重要主题，如临床试验设计、药物注册申请流程、药品监管政策等。参与者就这些议题展开了深入的讨论、交流，分享了各自的经验和见解。

会议邀请了来自世界各地的知名专家，他们在医药领域具有丰富的经验和权威。每位专家都对自己的专业领域有深入的研究和贡献，为会议的顺利进行、有效交流提供了重要支持。会议中需要提供中英文同声传译，以保证出席的中方专家能够无障碍地与其他专家交流。

（二）项目分析

DEF公司举办的中外专家交流会的口译任务涉及多方参与和复杂的组织管理，面临着一系列挑战。

1. 同传设备和技术支持

现场和线上的参与者都需要通过同传设备提供的口译服务，需要提供先进的同传设备和技术支持，以确保语音传输的清晰、稳定。

2. 会场布置和环境构建

现场会议的成功举办需要合适的会场布置和环境构建，如舒适的座位、清晰的音响设备等，以保障现场参与者的舒适和会议效果。

3. 线上参与者的支持服务

线上参与者通过在线平台参与会议，需要提供多语言通道和技术支持，以确保他们能够顺畅听到会议内容并参与讨论。

4. 口译人员的专业水平

口译人员需要具备高超的口译技巧和专业知识，能够应对复杂的医药专业术语和领域知识。对口译人员的选拔和培训是确保口译质量的关键。

5. 会议时间和日程安排

会议涉及多个专家和议题，需要合理安排会议时间和日程，确保各项议题能够被充分讨论、交流，同时不影响参与者的参与度和体验。

6. 保密性和安全性

会议可能涉及商业机密和敏感信息，需要加强保密措施，确保会议内容和参与者的信息安全不受威胁。

7. 沟通和协调

会议涉及多方参与和复杂的组织管理，需要加强沟通、协调，确保各项工作能够顺利进行，达到预期的目标和效果。

（三）工作内容

1. 口译人员的安排

翻译公司精心安排了一支专业的口译团队，该团队由两名经验丰富的线下口译员和一名备用的线上口译员组成。他们在不同语言之间流畅地进行口译，确保现场和线上参与者能够顺利交流。

2. 同传设备和现场环境构建

翻译公司提供了先进的同传设备，如耳麦、同传设备和翻译台等，以支持现场口译服务。同时，协调会场的布置和环境构建，确保现场参与者的舒适度和会议效果。

3. 线上参与者的支持服务

为了满足线上参与者的需要，翻译公司开通了多语言通道，提供在线技术支持，确保他们能够顺利地听到会议内容并参与讨论。

（四）问题的解决

针对DEF公司中外专家交流会口译任务所面临的各项挑战，翻译公司采取了以下措施。

1. 同传设备和技术支持

（1）提前检查和测试同传设备，确保设备的正常运转和语音传输的清晰稳定。

（2）配备专业的技术团队，提供实时的技术支持，及时解决现场和线上参与者可能遇到的技术问题。

2. 会场布置和环境构建

（1）提前规划、设计会场布置和环境构建方案，确保会场布置符合口译和会议需求，提供舒适的会议环境。

（2）确保现场的音响设备、视听设备的正常运转，提供清晰的语音和影像传输。

3. 线上参与者的支持服务

（1）开通多语言通道，并提供清晰的在线语音传输和视频传输服务，确保线上参与者能够顺利听到会议内容和发言者的讲话。

（2）配备专业的在线技术支持团队，及时解决线上参与者可能遇到的技术问题和困难。

4. 口译人员的专业水平

（1）严格选拔口译人员，确保具备相关的口译资质和专业背景，并有丰富的医药领域口译经验。

(2)提供系统的培训和技术支持,帮助口译人员提升专业水平和技能、熟悉医药领域的专业术语和相关知识。

5. 会议时间和日程安排

(1)合理安排会议时间和日程,确保各项议题能够被充分讨论和交流,同时保证会议的高效组织和参与者的积极参与。

(2)定期评估和调整会议日程安排,根据参与者的反馈、需求进行合理的调整、优化。

6. 保密性和安全性

(1)确保会议内容和参与者的信息安全不受威胁,制定严格的保密措施、政策,对会议文件、资料进行加密和安全存储。

(2)加强对参与者的身份验证、访问控制,确保只有授权人员能够进入会议现场和在线平台。

7. 沟通和协调

(1)设立专门的项目管理团队,负责会议的统筹规划和组织管理,加强各方之间的沟通、协调。

(2)定期召开筹备会议,评估、解决可能出现的问题和挑战,确保项目进展顺利并按计划进行。

(五)会议效果和反馈

会议取得了圆满成功,参与者积极参与并就医药审批规则等议题展开了热烈的讨论。会议的内容丰富、深入,取得了预期的效果。与会者对会议的口译服务等方面给予高度评价,表示会议对推动医药行业的发展具有重要意义。

三、案例:医疗器械公司的CT设备多语言本地化项目

(一)项目背景

医疗器械公司X是一家国际领先的医疗器械生产商,专注于研发、生产先进的医疗设备。近日,该公司成功研发了一款高端的CT设备,该设备具有先进的技术和性能,适用于临床诊断、治疗。为了拓展国际市场,该公司决定对该CT设备的软件和说明书进行多语言本地化,以便更好地满足全球客户的需求。

(二)项目目标

该项目的主要目标是将CT设备的软件界面、用户手册、技术规格说明书等内容本地化为20多种语言,包括英语、法语、西班牙语、汉语、日语等,以便适应不同国家和地区的市场需求。通过本地化,该公司希望提高该产品在国际市场上的竞争力,扩大全球客户群,实现销售增长和品牌影响力的提升。

(三)工作内容

本地化项目的工作内容如下。

(1)软件界面的翻译和本地化,确保用户操作界面符合当地习惯和语言规范。

(2)用户手册、技术规格说明书的翻译和本地化,确保内容准确清晰,并符合当地法律法规和技术标准要求。

(3)考虑文化差异和语言特点,调整翻译表达方式,以提升产品的接受度和用户体验。

(四)项目挑战

在本地化过程中,该项目团队遇到了一些挑战。

1. 多语言翻译的复杂性

将软件界面、用户手册和技术规格说明书翻译成20多种语言涉及不同语言的语法、词汇和表达习惯的差异,需要翻译团队具有丰富的语言知识和翻译经验,以确保翻译质量和准确性。

2. 术语的统一性和准确性

医学器械领域涉及大量专业术语和技术术语,各语言版本之间需要保持术语的一致性和准确性,否则可能导致误解或错误使用,因此需要建立并严格执行术语管理机制。

3. 文化适应性和法规要求

不同国家和地区的文化背景、法规要求不同,翻译团队需要考虑当地文化习惯和法律法规的差异,调整翻译表达方式和内容,以满足当地市场的需求和标准。

4. 技术和术语理解

翻译团队需要充分理解CT设备的技术原理和功能特点,以确保翻译文档的准确性、专业性。此外,翻译团队还需要了解医疗器械领域的专业术语和行业标准,以确保翻译质量达到要求。

5. 翻译的一致性

整个本地化项目包含多个模块,其中用户手册和技术规格说明书会包含一部分操作界面的信息。这部分信息的译文必须与软件界面的译文保持一致,否则用户操作器械时会遇到问题，不仅影响使用，甚至可能出现医疗事故。

6. 项目管理和协作困难

跨语言和跨文化的本地化项目需要翻译团队与产品开发团队之间的密切协作、沟通，但时区差异、文化差异、语言障碍等可能带来沟通、协作困难，影响项目进度和质量。

(五)问题的解决

针对这些问题，该项目团队采取了一系列措施。

1. 项目团队

建立了由20多个语种的母语人士组成的翻译团队、由医疗器械方面的专家组成的专家团队及由熟知当地法规的专业人士组成的团队。这些专业人士、项目经理、项目工程师等组成专业的项目团队。

2. 制定规范

项目团队提前制定翻译规范、协作规范、风格指南、版式要求、审查规范，并查询当地的法规标准要求。这些规范、标准为项目工作提供了明确的质量标准和行为指南。

3. 术语库和语料库

项目团队提前请语言专家分析原文档，建立术语库，并安排专门的流程进行术语翻译审核批准，从而保证术语的统一。同时，建立语料库，将所有确认后的翻译放在语料库内，后续的翻译都参考语料库，从而保证不同翻译之间的一致性。

4. 语言测试

针对可能出现的翻译不一致情况，项目团队特别安排了语言测试环节。在最终形成的本地化之后的产品上进行检查，保证软件界面内容的翻译与用户手册及技术说明书的翻译是完全一致的。

5. 答疑系统

项目团队建立了一套询问和回答的系统。任何参与者发现原文有疑问时，都可以寻找专家来解答。通过提问答疑系统，能够让一些存在的问题尽早被发现、尽早被解决。翻译人员对技术和术语能够做到比较好的理解，从而提供准确的翻译。

6. 法规审查

对于所有翻译之后的内容，项目团队聘请熟悉当地法规的专业人士进行合规检查。将发现的问题提交给项目组，在与客户沟通之后进行相应的修正。通过这一措施，能够满足文化适应性和法规要求。

(六)项目成果

经过团队的不懈努力,成功完成了CT设备的多语言本地化项目。CT设备的软件界面、用户手册和技术规格说明书已经被翻译为20多种语言,并成功进入国际市场。本地化后的产品得到了客户的广泛好评,大大提高该公司在国际市场上的竞争力和影响力。

四、案例:国际医疗器械公司骨科医疗器械注册资料翻译项目

(一)项目背景

医疗器械公司Y是一家国际知名的医疗器械生产商,专注于研发、生产先进的骨科医疗器械产品。最近,该公司计划在中国进行一款先进的骨科医疗器械的注册申请,以进入国内市场,满足国内患者的需求。

(二)项目目标

该项目的主要目标是帮助医疗器械公司Y将骨科医疗器械的注册资料翻译成中文,以便提交给我国监管部门审批。翻译资料包括产品说明书、临床试验报告、质量管理文件、技术规格和安全报告等。翻译公司需要确保翻译准确无误,并符合我国监管部门的要求和标准。

(三)工作内容

该项目的工作内容如下。

(1)翻译产品说明书和技术规格,确保产品性能、功能的准确表达。

(2)翻译临床试验报告和医疗器械质量管理文件,确保符合我国监管部门的要求、标准。

(3)考虑中国市场的特点、法规要求,调整翻译表述方式、内容,以确保翻译资料符合我国市场的需求和标准。

(四)面临的挑战

1. 专业术语的翻译

骨科医疗器械涉及大量专业术语和技术名词,翻译团队需要具备医学背景与丰富的医学术语知识,以确保翻译的准确性、专业性。

2. 法规和标准的理解

我国医疗器械注册的法规、标准可能与国际标准有所不同,翻译团队需要深入了解国

内监管部门的要求、规定，确保翻译资料符合国内法规和标准。

3. 文化差异和语言习惯

翻译团队需要考虑国内市场的文化背景和语言习惯，调整翻译表述方式、内容，以适应我国患者的需求和习惯。这可能需要进行一定程度的本地化处理。

4. 项目进度和质量控制

项目的翻译工作需要在有限的时间内完成，并确保翻译质量和准确性。翻译团队需要合理安排工作进度，加强质量控制和校对工作，确保翻译资料的准确无误。

5. 跨文化沟通和协作

由于涉及国际医疗器械公司和国内监管部门之间的跨文化沟通、协作，可能存在沟通障碍和误解，因此需要翻译团队具备良好的跨文化沟通和协作能力，以确保项目顺利进行并完成。

（五）解决措施

针对上述挑战，翻译团队采取了以下措施。

1. 专业术语的翻译

（1）建立专业术语库。整理、建立医疗器械领域的专业术语库，确保在翻译过程中术语的一致性和准确性。

（2）聘请专业翻译人员。选择具有医学背景和丰富翻译经验的专业人员，对翻译团队进行培训、指导，提高翻译质量和准确性。

2. 法规和标准的理解

（1）深入了解国内法规和标准。翻译团队需要进行系统的学习、调研，深入了解国内监管部门的法规、标准要求，确保翻译资料符合规定。

（2）寻求专业支持。如有必要，可以与国内专业的法律顾问或医疗器械注册专家合作，获得专业指导和支持。

3. 文化差异和语言习惯

（1）本地化处理。根据国内市场的文化背景、语言习惯，调整翻译表达方式、内容，使之更符合国内患者的需求和习惯。

（2）与国内专业人士合作。与国内医疗专家或翻译专家合作，获得对当地文化和语言的深入了解、指导，确保翻译质量和适应性。

4. 项目进度和质量控制

（1）合理安排工作进度。制订详细的项目计划和时间表，合理安排工作进度，确保在有限的时间内完成翻译任务。

（2）强化质量控制。建立专门的质量控制团队，加强翻译资料的校对、审核工作，确保翻译质量和准确性。

5. 跨文化沟通和协作

（1）建立良好的沟通机制。建立高效的沟通渠道和协作平台，加强与国际医疗器械公司、国内监管部门之间的沟通和协作，及时解决问题、困难。

（2）培养跨文化意识。加强团队成员的跨文化培训和意识，提高跨文化沟通、协作能力，促进项目顺利进行并完成。

（六）项目成果

通过团队的不懈努力，成功完成了骨科医疗器械注册资料的翻译工作，并顺利提交给国内监管部门审批。翻译资料准确无误，符合国内监管部门的要求和标准，为医疗器械公司Y在国内市场的注册申请提供了有力支持，为其进入国内市场打下坚实基础。

五、其他案例

（一）医学病历翻译项目

1. 项目背景

一位患者前往美国进行医学治疗。由于语言障碍，所以患者的病历记录和医疗文件需要被翻译成英文，以便医疗团队进行诊疗、治疗。

2. 项目目标

该项目的主要目标是将患者的医学病历记录、诊断报告、用药说明等翻译成英文，确保医疗团队能够理解、使用这些信息，为患者提供准确的医疗服务。

3. 工作内容

该项目的工作内容如下。

（1）翻译医学病历记录，如患者的个人信息、病史、就诊记录、诊断结果等。

（2）翻译诊断报告和医嘱，如医生的诊断意见、治疗方案、用药建议等。

（3）考虑医学术语和文化背景，确保翻译准确无误，并符合医学术语和英语表达习惯。

4. 多语言翻译与文化适应

由于患者来自非英语国家，所以翻译团队需要考虑患者的语言、文化背景，调整翻译表达方式和内容，以确保患者能够理解、接受翻译文档。

5. 项目成果

通过翻译团队的努力，成功完成了患者的医学病历翻译工作，并将翻译文档提供给医疗团队使用。医疗团队能够准确理解患者的病情、治疗需求，为患者提供个性化的医疗服务，提高了治疗效果和患者满意度。

（二）医疗教学系统多语言翻译项目

1. 项目背景

一家医学院或医疗机构开发了一套医疗教学系统，旨在为医学生、医疗专业人士提供在线学习和培训资源。由于受众涉及全球范围内的医学、医护人员，所以该系统需要进行多语言翻译，以便全球用户能够理解、使用。

2. 项目目标

该项目的主要目标是将医疗教学系统的所有内容，包括课程资料、视频讲座、在线测验、学习指南等，翻译成多种语言，以满足全球用户的学习需求。

3. 工作内容

该项目的工作内容如下。

（1）翻译课程资料和学习指南。将教学课程的所有资料和学习指南翻译成目标语言，确保学生能够理解、使用。

（2）翻译视频讲座和在线教学资源。对所有视频讲座和在线教学资源进行语言配音或字幕翻译，以便全球用户能够理解其内容。

（3）考虑医学术语和文化背景。确保翻译准确无误，并符合医学术语和目标语言的表达习惯。

4. 多语言翻译与文化适应

考虑不同国家、地区的文化背景和语言习惯，翻译团队需要调整翻译表述方式、内容，以适应不同用户群体的需求。

5. 项目成果

经过翻译团队的努力，成功完成了医疗教学系统的多语言翻译工作，并将系统上线发布。全球用户能够准确理解、使用系统的所有内容，提高了医学教育的国际化水平，促进全球医学教育的交流、合作。

（三）学术会议论文翻译项目

1. 项目背景

一场国际性的学术会议即将举行，会议邀请来自世界各地的学者和专家参与。为了促进学术交流、合作，会议组织者决定将所有中文论文翻译成英文，并将所有英文论文翻译成中文，以便全球参会者能够理解、交流。

2. 项目目标

该项目的主要目标是将学术会议的所有中文论文翻译成英文,以及所有英文论文翻译成中文,以满足全球参会者的学术交流需求,促进学术成果的传播、应用。

3. 工作内容

该项目的工作内容如下。

(1)中文论文翻译成英文。将所有中文论文的标题、摘要、正文、图表、参考文献等内容翻译成英文。

(2)英文论文翻译成中文。将所有英文论文的标题、摘要、正文、图表、参考文献等内容翻译成中文。

(3)考虑学术术语和专业性。确保翻译准确无误,并符合学术术语、目标语言的表达习惯,以保证论文的专业性和科学性。

4. 多语言翻译与文化适应

考虑到不同语言和文化的差异,翻译团队需要调整翻译表述方式、内容,以适应不同参会者的需求、习惯。

5. 项目成果

经过翻译团队的努力,成功完成了学术会议论文的双语翻译工作,并将论文收入会议论文集。全球参会者能够准确理解、使用所有论文的内容,促进了学术交流与合作,提高了会议的学术影响力和国际知名度。

第四节 质量管理

作为翻译企业,质量管理至关重要。有效的质量管理能够在同时满足客户的质量预期,与维持合理成本的前提下按时完成项目,使客户方、服务方及合作方都满意。相反,糟糕的质量管理不仅不能达成客户的预期,还会因为拖延时间带来成本的增加、减少客户的信心,以致因失去信任而导致客户流失,并最终损害公司的长远利益。本节重点讨论服务方如何做好质量管理。

质量管理是一种系统性的方法,旨在确保翻译服务的高质量、准确性和一致性。质量管理的主要内容是制定质量目标、建立质量控制流程、合理安排翻译人员、与客户进行有效沟通、使用恰当的工具和技术、持续改进。

一、制定质量目标

质量目标是组织为了提高服务质量和满足客户期望而设定的具体、可度量的目标。

明确质量目标，确保其与组织的使命、愿景和战略方向保持一致。

1. 质量目标的特征

质量目标具有以下几个特征。

（1）质量目标应具体、可衡量，并能够指导翻译服务的实际执行。

（2）质量目标应当考虑客户的期望和需求，将质量目标与客户满意度联系起来，包括准时交付、翻译的准确性、文化适应性等方面。

（3）质量目标是可度量、可追踪的，以便实际绩效能够被监测、评估，如通过具体的指标来衡量翻译准确性、术语一致性、客户投诉率等。

（4）质量目标应与当前的战略定位一致。如果服务方将自己定位为最好的翻译企业，那么质量目标就应该比竞争对手高。

（5）目标既要有一定的挑战性，激励团队不断追求卓越，又要确保可实现，避免因期望过高导致员工失去信心。

2. 目标示例

这里，举两个常见的质量目标的例子（见表9–1、表9–2）。

表9–1　一般的质量目标概述

目标	标准	衡量方法
翻译的准确性	翻译结果的错误率不高于0.5%。	通过客户的第三方检查评分。
准时交付	按照合同约定的交付日期准时完成，交付延误率不超过1%。	每月统计已完成项目的交付日期，并计算延误率。
客户满意度	保持客户满意度评分在4.5分（满分5分）以上。	定期进行客户满意度调查，分析、反馈并采取措施提高客户满意度。

此外，翻译公司在实际操作中也会根据某一阶段的阶段性重点制定一些额外的质量目标。

表9–2　实际操作中的质量目标概述

目标	标准	衡量方法
术语的正确性	在翻译项目中，确保术语和专业术语的准确率达到99.9%。	通过术语库的使用和定期审校，记录正确使用术语的比例。
质量管理体系认证	通过ISO 17100认证，确保公司的质量管理体系符合国际标准。	进行内部审核和外部审核，以确保质量管理体系符合ISO 17100标准的要求。

续表

目标	标准	衡量方法
客户反馈的及时响应	确保对客户提出的翻译质量问题在24小时内作出初步回应。	记录客户反馈的处理时间,并定期评估响应时效。
项目质量检查	每完成一个翻译任务,都要进行一次内部质量检查。	记录每个项目的内部质量检查结果,检查是否有任务漏检。
技术工具的使用效率	提高翻译团队对CAT(计算机辅助翻译)工具的使用率,达到95%以上。	监测CAT工具的使用情况,并根据使用情况进行培训和支持。

二、建立质量控制流程

制定详细的翻译质量控制流程,如编辑、审校、反馈机制等,确保每个翻译项目都经过多个层面的质量检查。质量控制流程包括标准流程和自定义流程。

1. 标准流程

在公司层面建立质量控制流程是质量管理部门和翻译部门的共同职责。双方应根据市场情况及公司自身情况建立标准的各项质量操作流程,正如本章前面提到的标准翻译流程中的编辑、审校、质量检查等流程都是对前一个流程的质量评估与提升。这些流程是翻译行业中的标准流程,所以应当作为公司的标准流程被定义和规范,包括输入要素和输出结果的要求、操作方法、使用工具、参与者的资质、工作效率要求、操作规范等。

在这些流程被明确定义后,翻译部门应当对翻译人员进行流程培训,培训合格后认证参与者资质。获得资质的人员就可以从事相应流程的操作。而在实际项目中,项目管理者不再需要对这些流程进行详细定义,只提供输入要素即可。

2. 自定义流程

所谓自定义流程,就是由于客户的特殊需要而单独安排的流程。例如,某个医药客户提供的原始文件中包含大量的标签,这些标签是客户自己定义的,有特殊含义,存在特殊配对要求。客户要求服务方不仅完成翻译,还要在最终的翻译文件中检查这些标签,以保证这些标签与原文一一对应。那么,这个流程就不属于标准流程,需要项目经理在实际项目中进行独立安排。

当自定义流程出现时,项目经理需要与生产团队及翻译团队进行沟通,共同探讨操作的可行性,然后由项目经理提供除了输入要素和输出结果之外的其他所需要素,这样生产团队才能够按照清晰的指导操作目标要求完成工作。

一般来讲,任何一个项目都是独立的项目,都需要项目经理发挥管理能力,通过自定义流程和标准流程的组合,更好地保证项目的质量。

3. ISO质量管理体系

谈到质量控制流程时,不得不提的是ISO质量管理体系。ISO发布了一系列与翻译质量管理相关的标准。参考相应的标准,有助于企业提高质量管理的水平。而作为翻译服务方,应当参考ISO的质量标准审核自己的质量控制流程。因为翻译行业的特殊性,其本身对质量控制的要求很高,所以我们认为翻译企业应当把符合ISO的要求作为最低质量标准,在此基础上通过更多的流程控制来保证质量。

以下是翻译服务应遵守的一些ISO标准。

(1)ISO 9001:2015。ISO 9001是一种通用的质量管理体系标准,适用于任何组织,包括翻译服务提供商。在这个标准中,组织需要建立、实施和持续改进质量管理体系,以确保产品和服务符合顾客需求。

(2)ISO 17100:2015。ISO 17100是针对翻译服务提供商的质量管理标准。它规定了专业翻译服务的核心要求,包括译员的资质、项目管理、质量控制等方面。该标准旨在确保提供高质量、一致和客户满意的翻译服务。

(3)ISO 18587:2017。ISO 18587关注机器翻译的译后编辑。它提供了在使用MT系统的情况下进行编辑和审校的要求,并包含与MT相关的术语、定义。

因为ISO标准的权威性,所以很多客户方企业在招标的时候都把ISO认证作为一项硬性指标。

三、合理安排翻译人员

合理安排翻译人员是指在翻译项目中根据项目需求、翻译人员的专业领域和经验水平,以及项目时间要求等因素,科学、灵活地分配翻译任务,以获得最佳的翻译质量、效率。

在翻译项目中,合理安排翻译人员是实现质量管理的关键方法之一。这涉及有效地分配任务、管理团队、考虑翻译人员的专业领域和水平,以确保整个项目在质量、效率和时效性方面都具有最佳的表现。下面的一些方法和步骤详细描述如何合理安排翻译人员。

(一)一般考虑因素

1. 项目需求分析

在项目启动阶段,仔细分析项目需求,了解项目的性质、领域、专业性质及客户的期望,确定项目的紧急性、规模和复杂性,以制定相应的翻译人员安排策略。

2. 翻译人员的专业领域和技能匹配

根据项目领域,确保分配给翻译人员的任务与其专业领域相匹配。考虑翻译人员的语言组合、使用工具、母语水平、文化背景等因素,以确保翻译的文本自然流畅、表达准确。

3. 翻译团队的协同工作

人员安排应当促进翻译团队的协同工作,确保他们能够有效地共享信息、解决问题,并互相支持。利用团队的多元化,确保涉及多语言和文化的项目受到恰当的关注。

4. 任务分配的平衡

在任务分配时要平衡工作量,避免给单个译员分配过多任务,以确保质量和效率。考虑每位翻译人员的速度、工作风格和专业领域,以确保任务分配的合理性。

5. 紧急任务和截止日期的管理

对于紧急任务,要优先考虑经验丰富、高效率的翻译人员。管理截止日期,确保分配给每位翻译人员的任务能够在规定时间内完成。

6. 灵活应对变化

在项目进展中,灵活调整翻译人员的分配,以应对项目变更和客户需求的变化。提前识别潜在的问题,调整任务分配,确保项目进展顺利。

(二)额外考虑因素

合理安排人员,也可以做一些额外的考虑。

1. 持续监测和反馈

持续监测翻译人员的工作表现,及时发现问题并调整。

2. 定期培训和发展

当适合某个项目的翻译人员比较少时,每当有新项目时,项目经理都会有捉襟见肘的感觉。为了解决这个问题,应该对其他翻译人员进行培训,使其具备参与项目的能力,为未来发展储备人才。

四、进行有效的客户沟通

在翻译项目中,有效的客户沟通是非常重要的环节。客户沟通在任何一个领域都非常重要,而对质量管理来说,客户沟通这个貌似软性的技能,能够在很大程度上辅助公司质量管理的硬性能力。

关于质量管理的客户沟通应注意以下几个方面。

1. 项目启动会议

安排项目启动会议，与客户深入交流，明确项目的目标、要求和期望，讨论项目的特殊要求、行业术语、风格偏好等。这也是双方讨论商定项目质量目标的一个好时机。在项目未执行前明确质量目标是非常必要的。很多项目往往在结束后，客户才提出各种质量要求，这样会让服务方措手不及、面临两难处境。如果能够在项目启动会议上把质量预期明确下来，对不符合实际情况的预期通过与客户沟通进行磋商，最终形成可执行的预期，就能够在项目执行阶段有效地完成。

2. 详细的项目规格书

当询问客户对翻译结果有什么质量要求时，一般客户很难给出具体的要求。此时，可以与客户沟通，按照具体的模板格式，要求客户提供详细的项目规格书，包括项目的目的、受众、语言要求、文件格式等信息，通过规格书的方式来询问客户对质量标准、术语一致性、风格偏好等方面的期望，从而把抽象模糊的质量要求落实到具体的可细化、可衡量、可执行的标准上。

3. 样本文件和参考资料

另一种方式是要求客户提供样本文件或参考资料，这样可以更好地理解其风格和专业术语的偏好，也可以分析样本文件，确定客户对语言风格、行业术语和文体的具体期望。通过这种间接的方式，可以制定项目合理的质量标准。

4. 定期沟通

随着项目的进行，客户的质量预期有可能会调整，有时调整的幅度还会很大，与项目开始前所制定的目标相差甚远，所以应当与客户保持定期的沟通，通过邮件、电话或在线会议，及时获取客户的反馈和调整要求，这样一旦发生了需求变更，也可以及时与客户沟通，重新明确目标，争取了进行调整的宝贵时间。设想一下，如果客户需求在项目中进行了变更，而我们在交付项目文件后才得知，这样就很难处理。

注意沟通时主动提出问题，引导客户说出自己的想法。在沟通中出现的每个问题都要落实、澄清，不要让潜在的风险成为未来的问题。

与客户确认的事项，需要以文本记录下来方便传达，传达给相关的项目人员，以便执行和确认。

五、恰当的工具和技术

在翻译行业，有许多工具和技术可以帮助管理质量。在这里，简要列出能够帮助管理质量的工具和技术。

(1)翻译记忆库通过存储的旧有翻译为新翻译提供建议和重用来保障翻译的一致性。数据库通过提示术语和术语译文来保证翻译中的术语正确。

(2)CAT工具内部QA通过内置的QA检测方式发现常见的翻译问题,如缺少译文、数字错误、标签不匹配等。

(3)第三方QA工具通过一些规则和算法发现更多的翻译质量问题。

(4)语法检查工具检查目标语言,以保证其拼写和语法正确。

(5)质量评估工具评估翻译的质量,给出评分。

六、持续改进

持续改进需要从两方面入手。一方面是处理发现的问题,重点是客户反馈的问题处理。另一方面是组织内部人员进行定期的培训和学习,以应对市场中的新技术、新问题,防患于未然。

(一)客户反馈的处理

处理客户反馈问题是质量管理中至关重要的环节,它需要系统的方法来确保问题得到妥善解决。以下是客户反馈问题处理的各个阶段。

1. 问题的确认

在这一阶段,项目团队需要确保准确理解客户提出的问题,明确问题的范围和性质。具体步骤通常包括以下几个。

(1)接收反馈。接收客户反馈的渠道可能是电子邮件、在线平台、电话等。确保能够及时获取客户的反馈信息。

(2)问题分类。对反馈问题进行分类,以便更好地组织和分析,如可能涉及翻译准确性、术语使用、风格偏好等方面。

(3)明确问题描述。与客户进一步沟通,确保明确问题的描述。了解问题的具体情况,以便更好地理解客户的关切。

2. 问题原因的分析

在这一阶段,项目团队需要深入分析问题,找到问题的根本原因,为制订解决方案提供基础。具体步骤通常包括以下几个。

(1)调查原因。对问题进行深入的调查和分析,了解问题发生的背景、相关因素、可能的原因等。这可能涉及查阅相关文件、与翻译团队沟通等。

(2)团队讨论。在项目团队内部进行讨论,分享关于问题原因的观点。涉及问题的人员可能提供关键信息。

(3)客户沟通。如果问题的原因不清楚,就可能需要与客户进行更多的沟通,以获取更多的背景信息、明确问题的具体情况。

3. 制订方案

在确定问题原因的基础上,制订解决方案。这需要考虑如何纠正问题,确保类似问题不再发生。具体步骤通常包括以下几个。

(1)明确目标。明确解决问题的具体目标。这可能包括修复翻译文本、改进翻译流程、加强团队培训等。

(2)制订方案。制订详细的解决方案,包括具体的任务、责任人、时间表等,确保方案具体、可行,并在团队中清楚传达。

(3)获得支持。确保获得相关团队成员的支持,并可能需要协调其他资源,如培训、技术支持等。

4. 执行方案

将制订的解决方案付诸实践。在执行阶段,确保按照方案进行,并保持与客户的透明沟通。具体步骤通常包括以下几个。

(1)任务分配。将方案中的任务分配给相应的团队成员,并明确责任,确保每个任务都有负责人。

(2)监控进度。监控方案执行的进度,及时发现和解决可能的问题,确保整个过程按计划推进。

(3)客户沟通。保持与客户的沟通,及时更新问题解决的进展。在有需要的情况下,提供已经采取的纠正措施。

5. 检查结果

在执行阶段之后,对解决方案的效果进行评估,确保问题得到妥善解决,学习经验教训,为持续改进提供基础。具体步骤通常包括以下几个。

(1)效果评估。评估执行后的效果,确保问题得到解决。这可能涉及对翻译文本的重新审校、客户再次反馈等。

(2)经验教训。总结解决问题的经验教训,了解导致问题的根本原因,并提出改进建议。

(3)文件学习。将问题处理的经验记录下来,形成文件,以便今后处理类似问题有依据。

(二)定期培训和学习

定期培训和学习是翻译企业进行有效质量管理的重要步骤之一,旨在不断提升翻译团队的专业水平、熟练度及增加对新技术和行业趋势的了解。以下是具体的步骤。

1. 识别培训需求

在定期培训和学习计划开始之前，首先需要明确翻译团队的培训需求。这可以通过以下方式实现。

(1)反馈收集。收集来自翻译团队成员的反馈，了解他们认为需要提升的领域及可能存在的挑战和问题。

(2)质量评估。分析过去项目的质量评估结果，确定翻译团队在哪些方面可能存在不足或需要改进。

(3)行业趋势分析。跟踪行业内的最新趋势和技术发展，以确定新的培训需求。

2. 制订培训计划

根据培训需求的识别，制订一个详细的培训计划。该计划应包括以下要素。

(1)培训主题。确定培训的主题，可能涉及语言技能、专业领域知识、CAT工具的使用、行业标准和规范等。

(2)培训形式。确定培训的形式，如面对面培训、在线培训、研讨会、工作坊等。

(3)培训负责人。指定负责每个培训主题的负责人，确保培训内容的专业性和有效性。

(4)时间表。制定培训时间表，如培训的日期、时间、地点等信息。

3. 执行培训计划

一旦培训计划确定，就开始培训。这一步骤包括以下几个。

(1)组织培训活动。安排培训活动，确保培训主题的有序展开。这可能涉及多个培训场次，每次围绕一个主题。

(2)利用专业资源。如果培训需要，那么可以邀请行业内专业人士或领域专家参与培训，分享他们的经验和见解。

(3)使用互动手段。利用互动手段，如讨论、案例分析、实际演练等，提高培训的参与度和实效性。

4. 反馈和评估

在培训结束后，收集参与者的反馈，并进行培训效果的评估。

(1)反馈收集。通过问卷调查、面谈等方式收集参与者对培训的反馈，了解他们的学习体验和对培训内容的理解。

(2)效果评估。分析培训后翻译团队的表现和质量改进情况，评估培训的效果。

5. 调整和改进

根据收集的反馈和评估结果，进行培训计划的调整和改进：

（1）完善培训内容。根据反馈意见和评估结果，对下一次培训的内容进行调整，确保更好地满足团队的需求。

（2）优化培训形式。考虑调整培训的形式和方式，以提高培训的参与度和学习效果。

（3）更新培训计划。根据每次培训的经验，更新整体的培训计划，确保能够持续地满足团队的学习需求。

通过定期培训和学习，翻译企业能够确保翻译团队走在行业前沿，不断提高专业水平，以应对不断变化的翻译环境。

第五节　组织管理

翻译公司的组织管理是确保公司高效运转、项目顺利进行的关键方面，涉及对公司内部结构、人员分工、流程优化及沟通机制的有效设计和实施。

首先，翻译公司的组织管理需要明确定位各个部门的职责和任务。通常，翻译公司的组织结构包括项目管理部门、翻译团队、质量控制部门、客户服务和销售团队等。每个部门都有其独特的职能，共同协作以实现公司的整体目标。

其次，在人员分工方面，翻译公司需要根据项目的性质和规模合理分配翻译人员、审校人员、项目经理等。同时，要确保团队成员具备相应的专业背景和技能，以适应不同领域和项目的要求。

再次，流程优化是翻译公司组织管理的关键方面。建立高效的翻译流程，如项目接收、分配、执行、质量控制和交付等环节，可以提高工作效率，减少错误，并确保项目按时交付。

最后，有效的沟通机制是组织管理中至关重要的一环。在翻译公司中，项目经理、翻译人员和客户服务人员之间需要建立通畅的沟通渠道，以确保项目进展顺利，客户需求被准确理解和满足。此外，团队内部的沟通也需要加强，以促进信息共享和团队协作。

翻译公司的组织管理是一个综合性的任务，需要综合考虑人员、流程和沟通等多个因素。一个设计良好的组织结构和高效的管理流程将有助于提高公司的竞争力，确保在复杂的翻译项目中取得成功。前文已经对一些要素进行描述，下面继续探讨其他方面的组织管理内容。

一、人员分工

医学翻译公司的结构中一般包含以下人员。

(一)高层管理者

高层管理者包括CEO等高级管理人员。

1. 首席执行官(CEO)

(1)职责:全面负责公司的战略规划、业务发展和整体运营。与高级管理团队合作,确保公司达到商业目标。

(2)技能要求:领导和战略规划能力,深刻的行业理解。

2. 首席运营官(COO)

(1)职责:管理公司日常运营,确保各个部门协调合作,实现高效的业务流程。

(2)技能要求:运营管理经验、卓越的组织协调和执行能力。

3. 首席财务官(CFO)

(1)职责:负责公司财务管理、预算和财务战略,监督财务报告和风险管理。

(2)技能要求:会计和财务专业背景,出色的财务分析和战略规划能力。

4. 首席技术官(CTO)

(1)职责:领导公司的技术团队,推动技术创新和解决方案的发展,确保公司在技术方面保持竞争力。

(2)技能要求:强大的技术背景,对行业趋势和创新敏感。

值得一提的是,每个公司对高级岗位的职责定位不一样,有的公司会设置VP(即副总裁)分管不同部门。

(二)部门管理者

部门管理者是指管理某个部门的人。其主要的职责是人员管理,同时承担一部分业务需求。

1. 医学翻译总监

(1)职责:管理整个翻译团队,确保提供高质量、专业的医学翻译服务。

(2)技能要求:医学专业背景,翻译经验,大型团队管理能力。

2. 项目团队总监

(1)职责:管理项目经理团队,对所负责客户群的所有项目负责,包括总体收入、利润率和客户满意度。

(2)技能要求:项目管理经验,客户服务意识,领导和管理团队能力。

其他部门管理者有排版部门经理、技术部经理、供应商经理、人事行政经理等。

(三)基层管理者

基层管理者是指负责某一个团队的管理人员,往往既管理团队,又承担一部分实际工作,如各个团队的组长等。

(1)职责:管理整个翻译团队,确保提供高质量、专业的服务。

(2)技能要求:相关背景和经验,团队的资深人员,团队领导能力。

(四)执行者

执行者是指具体执行某项工作的人。与前面管理者不同,其职责是只对自己的工作负责。其工作绩效往往只与其完成工作的数量和质量相关。

1. 翻译人员、审校人员、质检人员

(1)职责:进行医学文档的翻译、审校、检验,确保准确性。

(2)技能要求:医学专业背景,优秀的翻译、语言能力。

2. 排版人员、工程人员

(1)职责:进行医学文档的排版和工程准备工作,确保及时准确。

(2)技能要求:技术背景,工作细致,及时高效。

3. 技术人员、行政支持人员

(1)职责:为公司各团队提供日常行政和技术支持。

(2)技能要求:专业背景,良好的工作能力。

4. 项目经理

项目经理不是对人负责,而是对项目负责。

(1)职责:管理翻译项目的全过程,与客户沟通,安排项目生产,确保项目按时交付和符合质量标准。

(2)技能要求:项目管理经验,优秀的沟通和协调能力。

5. 销售与市场人员

(1)职责:开发新客户关系,维护现有客户关系,促进公司业务增长。

(2)技能要求:销售经验,客户服务经验,出色的沟通和谈判能力。

二、组织结构

组织结构是指一个组织内部成员之间相互关系的形式和框架。它涉及各个部门、职

能、岗位及人员之间的层级和协作关系。组织结构反映一个组织的层级关系、权责分配、沟通渠道和工作流程，为组织内部的协调、管理提供基本框架。

常见的组织结构类型如下。

1. 功能式结构

根据不同的职能划分部门，如销售、市场、财务、人力资源等。每个部门具有特定的职能领域。

2. 产品或项目结构

根据产品线或项目划分部门，每个部门负责特定的产品或项目。这种结构侧重于项目或产品的独立性。

3. 矩阵结构

兼具功能式结构和产品或项目结构的特点，形成矩阵结构，员工可能同时向多个领导汇报。

4. 分公司或地理结构

根据地理位置或分公司划分，每个地区或分公司独立运作。

5. 网络结构

将组织看作一个网络，强调协作和信息共享，而不是传统的层级关系。

翻译公司的组织结构可以因公司规模、业务模式和发展阶段等因素而异。以下是一些常见的翻译公司组织结构形式及其特点。

（一）平面式组织结构（见图9-1）

1. 特点

（1）平面式组织结构相对扁平，层级较少，决策路径短。

（2）员工之间的沟通较为直接，信息流通较为迅速。

（3）适用于小型翻译公司，强调灵活性和高效沟通。

2. 优势

（1）快速决策，适应市场变化。

（2）激励员工发挥主动性和创新。

3. 劣势

（1）可能导致管理过于集中，部分业务需要的专业知识可能不足。

（2）不适用于较大规模的翻译公司。

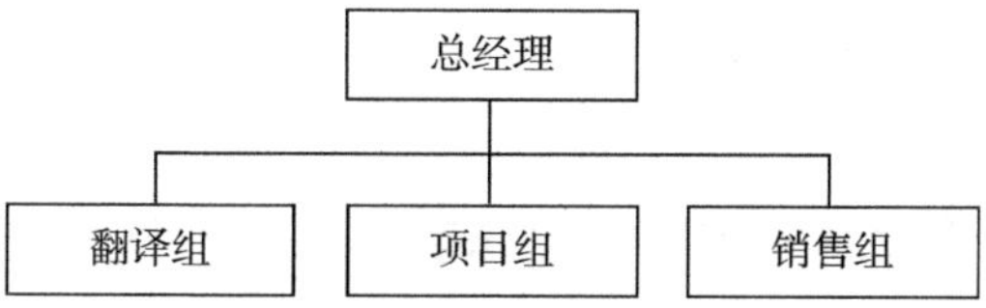

图9-1　翻译公司的平面式组织结构

(二)功能型组织结构(见图9-2)

1. 特点

(1)将组织按照功能划分为不同的部门,如翻译部、质控部、销售部等。

(2)各部门独立执行特定的职能。

2. 优势

(1)各部门专业化,能更好地应对不同领域的挑战。

(2)适用于较大规模的翻译公司,有利于资源的合理分配。

3. 劣势

(1)可能导致信息沟通不畅,协作需要跨部门合作。

(2)部门之间可能存在信息壁垒。

(3)一些小问题往往需要上升到总经理层面进行协调。

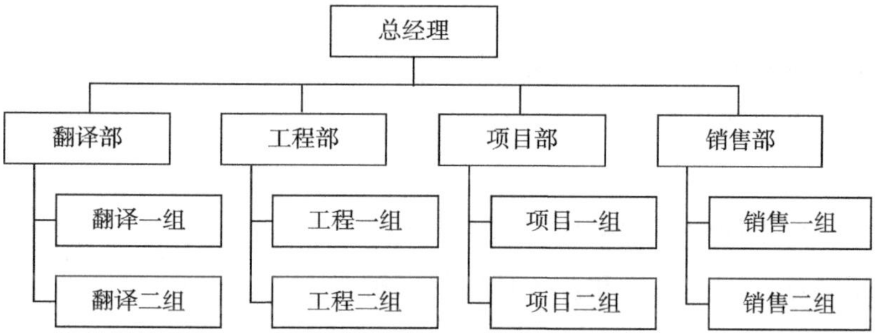

图9-2　翻译公司的功能型组织结构

(三)客户矩阵结构(见图9-3)

1. 特点

(1)将组织按照客户划分为不同的团队。

(2)不能划分的部分组成共享部门。

2. 优势

(1)灵活应对不同客户的需求,提高项目执行效率。

(2)促进员工跨部门合作和经验共享。

3. 劣势

(1)双重汇报关系可能导致管理的复杂性增加。

(2)需要更好的协调机制以确保资源合理利用。

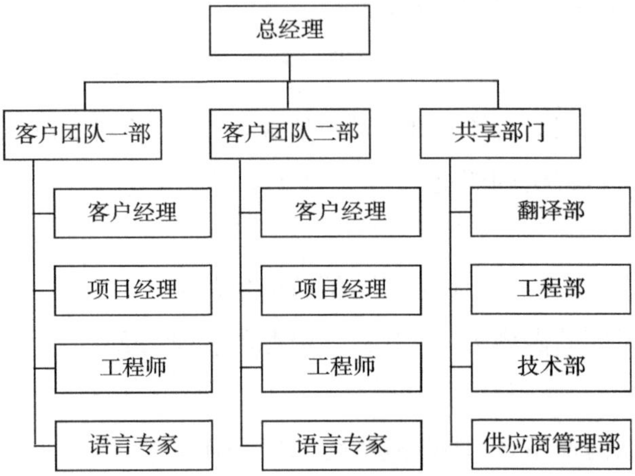

图9-3　翻译公司的客户矩阵结构

(四)地域型组织结构(见图9-4)

1. 特点

(1)根据地理位置划分不同的分支机构或办事处。

(2)各地区分支机构负责当地的市场和客户。

2. 优势

(1)更好地适应不同地区的文化和市场需求。

(2)有助于增进对当地法规和业务环境的了解。

3. 劣势

(1)可能使公司内部协调和一致性受到挑战。

(2)跨地区协同合作可能受到限制。

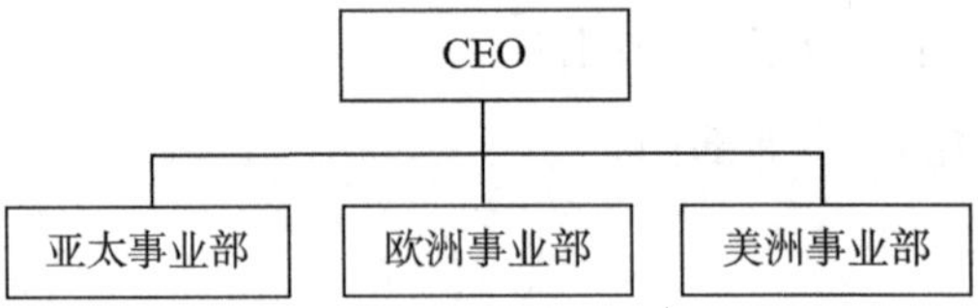

图9-4　翻译公司的地域型组织结构

三、译员的组织与管理

作为翻译公司的核心生产力量，翻译人员的组织与管理是重中之重。多数翻译企业中有两类翻译人员：属于企业内部员工的内部翻译人员、与企业签约合作的外部翻译人员。

（一）内部译员与外部译员的区别

内部译员和外部译员在医学翻译公司中有一些关键的区别，这些区别涉及雇佣关系、沟通方式、项目管理等多个方面。以下是二者的主要区别。

1. 雇佣关系与劳动合同

（1）内部译员是公司的全职员工，享有公司的福利和培训机会；与公司签订长期劳动合同，通常包括薪资、福利和职业发展路径等方面的协议。

（2）外部译员以合同形式与公司合作，通常是兼职或自由职业者；雇佣关系较为灵活，合同内容涵盖项目期限、费用、质量要求等方面。

2. 项目分配和工作的灵活性

（1）内部译员通常负责公司内的各种翻译项目，可能需要同时处理多个项目；有时会有较为固定的工作时间和工作地点。

（2）外部译员以项目为单位被分配工作，根据项目需求定期合作；具有更大的工作灵活性，可能远程或在自己选择的工作地点工作。

3. 沟通与协作方式

（1）内部译员更容易直接与公司内部的项目管理团队和其他团队成员沟通；有更紧密的协作机会，能够更容易获取内部资源和支持。

（2）外部译员与公司通过电子邮件、在线项目管理工具等远程方式进行沟通；需要更强调远程协作和独立工作的能力。

4. 培训和专业发展

（1）内部译员享有公司提供的培训和发展机会，有更多机会提升专业技能；公司通常会为其提供更多的职业发展支持。

（2）外部译员负责自己的培训和发展，可能依赖外部培训资源提升技能；更强调独立学习和职业发展的主动性。

5. 项目管理和质量控制

（1）内部译员在公司内部项目管理体系中与项目经理直接协作；公司更容易进行内部质量控制和监督。

(2)外部译员通过项目管理工具与公司的项目经理进行协作,有一定的独立性。公司需要更加注重外部质量控制机制,确保项目质量。

这些差异反映了内部译员和外部译员在医学翻译企业中的不同职业特点。企业通常会根据项目的性质和规模,灵活选择与内部译员和外部译员的合作方式,以最大程度地满足业务需求。

(二)内部译员

作为医学翻译企业,内部翻译人员是公司最核心的资产之一。译员管理工作堪称关键中的关键。下面我们将从几个方面介绍内部译员的管理工作。

1. 招募流程

(1)识别需求。根据项目的需要和对未来的预测,公司管理团队提出招募需求。

(2)招聘广告发布。在多个渠道发布招聘广告,如在线招聘平台、专业社交媒体、行业论坛等,以吸引潜在的医学翻译人才。

(3)简历筛选。仔细审查收到的简历,关注应聘者的教育背景、工作经验、专业资质、语言能力等方面。

(4)初步面试。与通过简历筛选的应聘者进行初步电话或视频面试,以了解他们的翻译经验、专业知识、应聘动机等。

(5)翻译测试。符合要求的应聘者将接受一项医学翻译测试,测试内容涵盖医学术语、语言表达能力、文档理解能力等方面。测试的目的是评估应聘者的翻译水平和适应能力。

(6)专业背景核实。核实应聘者的专业背景、资质,确保其具备医学领域的相关知识和经验。

(7)面试评估。符合要求的应聘者将接受面对面的终审面试,企业会进一步评估其沟通能力、团队合作精神、工作态度等方面。

(8)参考检查。对于一些资深的应聘者,可能会联系其提供的介绍人,了解他们在之前工作中的表现和专业能力。

(9)招聘决定。综合考虑以上各项因素,在应聘者中选择最合适的几位加入企业翻译团队,并向他们发出录用通知。

2. 对应聘者的要求

应聘翻译人员需要具备一些条件,如语言能力、专业知识、沟通技巧和工作态度等方面。以下是应聘翻译人员所需具备的一些基本条件。

（1）语言能力。应聘翻译人员需要精通源语言和目标语言，能够准确地理解、表达两种语言之间的含义和文化差异。语言能力不仅包括词汇量和语法掌握，还需要具备良好的口头、书面表达能力。

（2）专业知识。根据翻译领域的不同，应聘者需要具备相应的专业知识。在医学翻译企业的招募中，医学背景至关重要。拥有相关专业学位或证书会增加应聘者的竞争力。

（3）翻译经验。具有一定的翻译经验能够提高应聘者的竞争力，如相关领域的实际工作经验、翻译项目经验等，能够展示应聘者的翻译技巧和能力。

（4）沟通技巧。良好的沟通能力是成为一名优秀翻译的重要条件之一。除了语言表达能力之外，应聘者还需要具备良好的听力技巧和跨文化交流能力，能够准确理解原文意思并将其准确传达给目标受众。

（5）专业工具技能。熟练使用翻译工具和软件（如CAT工具等）是一项重要的技能。这些工具可以提高翻译效率和质量，对于大型项目或术语繁多的领域尤为重要。

（6）工作态度。应聘者需要具备积极的工作态度和良好的职业道德，能够按时完成任务并对自己的翻译质量负责。灵活应对工作压力和紧急情况也是一种重要的能力。

（7）持续学习的意识。翻译行业日新月异，应聘者需要具有持续学习的意识，不断增长自己的翻译技能和专业知识，跟上行业发展的步伐。

下面是一家国际企业招聘翻译人员的启事。

医学翻译人员招聘

我们是一家专注于医学翻译领域的公司，致力于提供高质量、专业化的翻译服务。为了满足业务发展需要，我们诚邀有志于医学翻译事业的优秀人才加入团队。

职位：医学翻译人员。

工作地点：北京，或者远程工作。

职责与要求：精通源语言和目标语言（至少一种为英语）；具备医学领域的专业知识，能够准确理解和翻译医学文档；具有良好的翻译技巧和语言表达能力，能够准确、流畅地翻译医学术语；熟练使用翻译工具和软件，如CAT工具等；良好的沟通能力和团队合作精神；有相关医学翻译经验者优先。

待遇与福利：优厚的薪资待遇，根据个人能力和工作表现提供有竞争力的薪酬；可灵活选择工作地点和工作时间，支持远程办公；提供专业的医学翻译培训和发展机会，帮助员工不断增长自己的翻译技能和专业知识；提供广阔的职业发展空间和晋升机会。

申请方式：请将个人简历及翻译作品发送至hr@abc.com，并在邮件标题中注明“医学翻译人员招聘—姓名”。

我们将认真审阅每一份申请，并将与合适的应聘者进行联系。期待您的加入，与您一起共同成长、共创未来！

3. 内部培训

无论是新加入的翻译人员还是有经验的译员，企业都应当提供一系列专业化的培训，旨在帮助他们不断提升翻译技能、扩展专业知识，并更好地适应工作需求。以下是通常提供的培训项目。

(1)医学术语培训。医学领域术语繁多复杂，为翻译人员提供系统的医学术语培训，帮助他们深入理解医学专业术语的定义、用法和翻译规范。

(2)翻译工具培训。提供计算机辅助翻译工具培训，如如何使用常见的翻译软件、术语库的建立与管理、标签处理等方面。

(3)医学文档翻译技巧培训。企业针对不同类型的医学文档(如临床试验报告、研究论文、药品说明书等)提供相应的翻译技巧培训和实践经验分享，帮助翻译人员更好地应对各类医学文档的翻译挑战。

(4)跨文化交流与沟通。重视跨文化交流和团队协作，在培训中注重提升翻译人员的跨文化沟通能力和团队合作精神，以更好地满足客户需求。

(5)术语标准化培训。为了保证翻译质量和一致性，对内部术语标准化进行培训，帮助翻译人员正确使用、管理术语库，确保翻译结果的准确性和统一性。

(6)质量控制与审核流程。介绍公司的质量控制标准和审核流程，培训翻译人员如何进行自我校对和质量控制，以及如何应对审核反馈并不断提高翻译质量。

(7)行业动态与知识更新。医学翻译行业日新月异，定期组织行业动态和最新研究成果的分享会，帮助翻译人员了解行业最新发展趋势，保持专业知识的更新和学习。

通过以上培训项目，能够帮助内部翻译人员不断提高自身能力，提高翻译质量和效率，更好地满足客户需求。

4. 导师制度

导师制度是一种帮助新加入译员融入公司文化、熟悉工作流程、提升翻译技能的培训和指导机制。导师通常是公司内部资深的翻译人员，他们负责指导和辅助新加入译员，帮助他们适应新环境，并提高工作效率和质量。在医学翻译公司中，新加入译员会得到导师的如下帮助。

(1)熟悉公司文化和价值观。导师可以向新加入译员介绍公司的文化、价值观、工作理念和规范，帮助他们更快地融入公司团队。

(2)熟悉工作流程和系统。导师可以向新加入译员介绍公司的工作流程、项目管理系统、翻译工具和资源库等,帮助他们熟悉工作环境、工作方式。

(3)提供技术和专业指导。导师可以向新加入译员传授翻译技巧、术语管理方法、文档处理技能等,帮助他们提高翻译质量和效率。

(4)解答疑问和解决问题。新加入译员在工作中遇到问题或困惑时,可以向导师寻求帮助、建议,导师会及时解答疑问、提供支持和指导。

(5)提供反馈和评估。导师可以定期对新加入译员的工作进行评估和反馈,指出其优点和改进之处,帮助他们不断提高自己的翻译能力和专业水平。

(6)促进交流和合作。导师可以促进新加入译员之间的交流与合作,组织学习小组、分享会议等活动,促进团队协作和共同成长。

通过导师制度,新加入译员可以更快地适应公司的工作环境、工作要求,提高工作效率、质量,同时有助于培养公司内部的人才和提升团队凝聚力。

5. 工作安排

译员的工作安排需要考虑项目的复杂程度、工作量、紧急程度及译员的个人能力和工作效率等因素。以下是常见的译员工作安排流程。

(1)项目接收。译员接到项目任务后,首先应该仔细阅读项目说明和要求,确保对项目内容和期限有清晰的理解。

(2)项目评估。译员根据项目的复杂程度和工作量,评估完成项目所需的时间、资源,并确定合理的工作安排。

(3)时间规划。根据项目的期限和工作量,译员制定详细的时间规划,明确每个阶段的工作内容和完成时间,确保按时完成任务。

(4)翻译和校对。译员按照时间规划开始进行翻译工作。完成翻译后,进行自我校对和修改,确保翻译质量达到要求。

(5)审稿和修改。对于重要项目或需要高质量翻译的文件,项目经理会与其他同事或专业人士进行审稿和修改,提出意见、建议,进一步提高翻译质量。

(6)最终交付。在项目期限内,译员完成所有翻译、修改工作,并按时交付给项目经理,确保翻译文件的格式、布局和质量符合客户要求。

(7)反馈和改进。完成项目后,译员可以与客户或项目经理沟通,收集反馈意见,并针对意见和建议进行改进、学习,提高自身的翻译水平和工作效率。

以上是一个译员工作安排的基本流程,根据实际情况和项目需求,译员可能需要调整具体的工作安排和时间规划,以保证工作的顺利进行和高质量的翻译成果。

6. 表现评估

对内部译员的表现评估是确保翻译质量和工作效率的重要环节。

(1)评估方法。

①翻译质量评估。定期对译员提交的翻译样本进行质量评估,包括准确性、流畅性、术语使用、文体和语法等方面。可以通过专门的质量评分表或评估指标来进行评估,对翻译质量进行量化评估。

②工作效率评估。考察译员完成任务的速度和效率,包括翻译速度、按时完成任务的能力等方面。可以根据任务的复杂程度和工作量进行评估。

③客户反馈评估。收集客户的反馈意见和评价,了解客户对译员翻译质量和服务态度的满意度,作为评估译员表现的重要参考。

④团队合作评估。考察译员在团队合作中的表现,包括与其他团队成员的沟通和协作能力、共享资源和经验的积极性等方面。

⑤自我评估和反思。鼓励译员对自己的翻译工作进行自我评估和反思,及时发现、解决问题,不断提升自己的翻译水平和专业能力。

⑥培训和发展需求评估。根据评估结果和译员的个人发展需求,制订个性化的培训计划和发展路径,帮助译员不断提升自身能力和适应公司的工作需要。

综合以上各项评估指标,可以对内部译员的表现进行全面评估,及时发现问题、加强培训,并为译员的职业发展提供指导、支持。

(2)评估周期。评估周期应该根据公司的具体情况和业务需求进行确定,但一般来说,评估周期可以选择为每个项目结束后、每个季度或每半年进行一次。

(3)打分标准。

打分标准可以根据每个公司的实际情况进行制定。下面是一个基础的打分标准。注意这个标准是不能直接使用的,因为每家公司都有自己的侧重点。在实际使用之前,应当根据自己公司的侧重点调整相应的分数分布。

①翻译质量(40分)。准确性(10分):译文是否准确表达原文意思;流畅性(10分):译文是否通顺自然,读者易于理解;术语使用(10分):译文中的术语是否准确、一致;语法和拼写(10分):译文中的语法和拼写错误数量、严重程度。

②工作效率(20分)。任务完成时间(10分):按时完成任务的能力;翻译速度(10分):单位时间内完成的翻译量。

③客户满意度(20分):客户反馈(10分):客户对译员翻译质量和服务态度的满意度;问题处理能力(10分):译员处理客户反馈和投诉的能力。

④团队合作(20分):沟通和协作(10分):与团队成员的沟通和协作能力;共享资源(10分):分享经验和资源,促进团队合作、学习。

⑤个人发展(20分)。自我评估(10分):译员对自己工作的评估和反思能力;学习和成长(10分):参与培训和学习的积极性、效果。

(4)评估结果。每项指标根据打分标准评估,得分越高表明译员表现越优秀。根据总分排名,对译员进行评级,如优秀、良好、一般、需改进等。同时,发现表现优秀的译员,并给予奖励和认可,鼓励其继续保持良好表现。

7. 职称等级和晋升

医学译员的职称和晋升方式通常会根据公司的具体情况和制度而有所不同,但以下是一般情况下可能适用的情况。

(1)初级译员。初级译员通常是刚刚加入医学翻译团队的新人,可能还没有太多的工作经验和专业知识。初级译员的工作主要是完成一些简单的翻译任务,需要在实践中积累经验和提高翻译能力。

(2)中级译员。中级译员是具有一定工作经验和翻译技能的人员,能够独立完成一些中等难度的医学翻译任务,可能已经掌握一些专业知识、术语,能够比较熟练地运用翻译工具和资源。

(3)高级译员。高级译员是经验丰富、翻译能力强的人员,具有较高的专业水平和翻译技巧,通常负责处理复杂、技术性强的医学翻译项目,还可能负责指导、培训初级译员和中级译员。

(4)晋升方式。

①工作表现。译员的工作表现是晋升的关键因素之一,包括翻译质量、工作效率、团队合作等方面。

②培训和学习。参加相关的培训课程和学习活动,增加自己的专业知识和翻译技能是晋升的一种途径。

③项目经验。积累丰富的项目经验,特别是处理复杂、高难度的医学翻译项目,可以提高晋升的机会。

④业绩评估。公司可能会定期对译员的业绩进行评估,根据评估结果决定是否晋升,并给予相应的职称和薪资调整。

⑤团队贡献。在团队合作中表现出积极的态度和良好的沟通能力,对团队的发展、业绩有积极的贡献,也是晋升的重要考量因素之一。

总的来说，医学译员的职称和晋升方式主要取决于个人的工作表现、专业能力和团队贡献，同时受到公司的制度和评估体系的影响。

四、与外部译员的合作

翻译企业在与外部译员合作时需要注意以下方面。

(1)招募与选拔。制定清晰的招募标准，确保译员具有医学领域的专业知识和翻译能力；进行面试和测试，评估其医学背景和翻译技能；参考其之前的工作经验和客户评价，选择合适的译员。

(2)建立合同与协议。制定明确的合同，包括项目报酬、交付期限、保密协议等条款；确保译员理解、同意公司的质量标准和工作要求。

(3)培训与指导。提供关于医学翻译标准、术语和风格的培训；提供翻译工具和技术的培训，确保译员能够有效使用公司采用的工具。

(4)沟通与协调。建立有效的沟通渠道，确保译员了解项目要求和公司政策；定期召开会议或通过电子邮件保持联系，分享公司、项目的更新信息。

(5)质量控制。实施质量控制机制，对译员的翻译进行定期检查和评估；提供具体的反馈，指导译员改进翻译质量。

(6)项目分配与管理。根据译员的专业领域和技能，合理分配项目任务；确保项目进度按时开展，监督任务完成情况。

(7)激励与奖励。设立激励机制，如提供项目奖金、奖励计划等，以鼓励译员提供高质量的工作；为表现优异的译员提供更多参与项目的机会，建立长期稳定的合作关系。

(8)技术支持。提供技术支持，确保译员能够有效使用公司的翻译工具和技术；解决译员在工作中遇到的技术问题，保障项目的顺利进行。

(9)保密与安全。强调保密责任，确保译员了解并遵守公司的保密协议；采取措施保护客户的敏感信息，确保安全的翻译环境。

(10)评估与绩效管理。定期进行绩效评估，根据工作表现调整译员的项目分配和报酬；提供成长和发展的机会，激发译员的专业发展动力。

(11)问题处理与纠纷解决。建立有效的问题处理机制，及时解决项目中的问题和纠纷；如果有分歧，采取合理的沟通、协商方式解决。

通过以上措施，医学翻译公司可以更好地协调、管理外部兼职译员，确保项目高效、质量可控。

五、安全保密管理

医学翻译企业的安全保密管理是确保客户敏感信息和翻译项目安全的重要方面。以下详细说明各方面的安全保密管理。

（一）内部服务器管理

1. 物理安全

（1）将服务器部署在受控制的物理环境中，确保只有授权人员才能访问服务器设备。

（2）配备安全设备，如监控摄像头、门禁系统等，以监测和限制物理访问。

2. 网络安全

（1）采用防火墙和入侵检测系统，保护服务器免受网络攻击。

（2）使用加密技术确保数据在传输过程中的安全。

（二）访问控制和权限管理

1. 用户身份验证

（1）采取强身份验证机制，如双因素认证等，以确保只有授权人员才能登录系统。

（2）定期更新用户密码，防止未经授权的访问。

2. 权限管理

（1）坚持分配最小必要权限原则，确保用户只能访问其工作职责所需的信息。

（2）定期检查和更新用户权限，确保权限与职责的变化保持一致。

（三）内部人员的保密管理

1. 背景调查

（1）对员工进行全面的背景调查，以确保其信任度和适应性。

（2）对新员工进行保密协议的培训和签订。

2. 员工守则

（1）制定明确的员工守则，强调对机密信息的责任和义务。

（2）提供定期的保密培训，加强员工对保密政策的认识。

（四）保密协议

1. 合同中的保密条款

（1）在合同中明确客户和公司之间的保密协议。

（2）保密条款包括对敏感信息的定义、使用规则、保密期限等内容。

2. 供应商保密协议

(1)确保与外部供应商签订保密协议,要求其遵循同等的保密标准。

(2)定期审查供应商的安全措施,确保其符合公司的标准。

(五)ISO/IEC 27001标准

1. 认证

(1)采用ISO/IEC 27001标准作为信息安全管理体系的基础,进行认证。

(2)定期进行内部和外部的安全审计,确保符合标准的要求。

2. 持续改进

(1)建立持续改进机制,根据标准的变化和公司的实际情况,不断提升安全管理水平。

(2)参与安全社区,及时了解最新的信息安全威胁和防护措施。

(六)翻译时的内容切分和分配

1. 分级保密

(1)根据信息的敏感程度对翻译内容进行分级,确定不同的保密级别。

(2)确保高保密级别的信息只有经过授权的译员才能访问。

2. 分配机制

(1)使用安全的项目管理平台,实施对内容的访问控制,只允许特定的译员组访问相关内容。

(2)采用加密技术,确保内容传输和存储过程的安全。

(七)保密教育

1. 定期培训

(1)定期为团队成员提供保密培训,强调信息安全和保密政策。

(2)提供模拟演练,帮助员工更好地理解和应对潜在的安全威胁。

2. 安全搜索工具

(1)使用安全搜索工具,以确保只有经过授权的人员才能检索和访问敏感信息。

(2)采用脱密检索的日志记录,用于监控和审计。

以上措施的目的是确保医学翻译企业在处理敏感信息和翻译项目时能最大程度地保护客户的隐私并达到保密要求。